·执业医师资格考试通关系列·

中西医结合执业（含助理）医师资格考试表格速记

（医学综合）

吴春虎　主　编

阿虎医考研究组　组织编写

全国百佳图书出版单位
中国中医药出版社
·北　京·

图书在版编目(CIP)数据

中西医结合执业(含助理)医师资格考试表格速记/吴春虎主编. --北京：中国中医药出版社，2025.3.
(执业医师资格考试通关系列).
ISBN 978-7-5132-9189-7

Ⅰ.R2-031

中国国家版本馆 CIP 数据核字第 2024J9N134 号

中国中医药出版社出版
北京经济技术开发区科创十三街 31 号院二区 8 号楼
邮政编码　100176
传真　010-64405721
北京盛通印刷股份有限公司印刷
各地新华书店经销

开本 787×1092　1/32　印张 18.5　字数 443 千字
2025 年 3 月第 1 版　2025 年 3 月第 1 次印刷
书号　ISBN 978-7-5132-9189-7

定价　89.00 元
网址　www.cptcm.com

服务热线　010-64405510
购书热线　010-89535836
维权打假　010-64405753

微信服务号　zgzyycbs
微商城网址　https://kdt.im/LIdUGr
官方微博　http://e.weibo.com/cptcm
天猫旗舰店网址　https://zgzyycbs.tmall.com

如有印装质量问题请与本社出版部联系(010-64405510)

前　言

执业医师资格考试是行业准入考试，是评价申请医师资格者是否具备从事医师工作所必需的专业知识与技能的考试。其特点是考点覆盖面广、涉及科目多、难度要求高，所以每年总通过率往往不足40%。因此，在成为一名医生之前，执业医师资格考试是一道必须通过的难关。

欲过此关，首先要做到知己知彼。

知彼　执业医师资格考试涉及科目众多，跨越中医基础、临床各科、伦理法规等多个方面。考试题量大、时间紧，许多没有提前进行过模拟试卷演练的考生甚至来不及做完。

知己　国家规定医学生本科毕业后一年方可报考执业医师资格考试，而此时多数考生已进入临床工作或研究生阶段，临床、科研工作繁重，复习时间紧张。如果没有高度总结、重点突出的复习资料，很可能在复习中投入的时间不少，却难以提高成绩。因此，一本系统、简练的参考书非常重要。

针对上述情况，我社作为国家中医药管理局中医师资格认证中心大纲、指导用书的指定出版社，在紧扣2025版大纲的最新要求，潜心研究历年真题的基础上，特为广大考生编写了这本《中西医结合执业（含助理）医师资格考试表格速记》。本书主要供参加中西医结合执业、助理医师资格考试的考生使用，其中标注“（助理医师不考）”的内容，对参加助理医师资格考试的考生不作考核。该书的特色如下：

去粗取精 市面上多见的执业医师资格考试辅导书厚如砖头，其中40%的内容是很少甚至从不出题的知识点。本书大胆地删去这些大纲虽然要求但很少出题的内容，标出出题率高的考点，为考生节省复习时间。

全文表格 本书用表格的方式归纳整理考试内容，使考点有序整齐，文字精炼，重点词突出，方便考生记忆。书中将重要考点的表格标题加星，并将表格中局部的重要内容标色，让考生一目了然、抓住重点。

小巧便携　本书设计为口袋本，方便考生随身携带，随时翻阅，充分利用碎片时间，见缝插针，积少成多，记下每一个考点，最终敲开执业医师的大门。

希望本书能够陪伴各位考生在执业医师资格考试的备考之路上顺利前行，马到成功。更希望各位考生在未来的职业生涯中不断求索，勇攀高峰。

目　　录

第一篇

中医基础理论

第一单元　中医学理论体系

考点　中医学理论体系的主要特点

<table>
<tr><td>特点</td><td colspan="3">具体内容</td></tr>
<tr><td rowspan="2">整体观念</td><td colspan="3">人体是一个有机的整体</td></tr>
<tr><td colspan="3">人与自然环境、社会环境具有统一性</td></tr>
<tr><td rowspan="5">辨证论治</td><td colspan="2">病、证、症</td><td>①病——疾病。②证——证候。③症——症状和体征</td></tr>
<tr><td rowspan="2">辨证论治的概念</td><td>辨证</td><td>①分析四诊所收集的资料、症状和体征。②辨清疾病的病因、性质、部位，邪正之间的关系。③概括、判断为某种性质的证</td></tr>
<tr><td>论治</td><td>根据辨证结果，确定相应的治疗方法</td></tr>
<tr><td colspan="2">同病异治</td><td>同一疾病可因人、因时、因地不同，出现不同的证型，采用不同的治法</td></tr>
<tr><td colspan="2">异病同治</td><td>不同的疾病在发展过程中出现性质相同的证型，采用同样的治疗方法</td></tr>
</table>

第二单元　阴阳学说

考点　阴阳学说的基本内容★

基本内容	概念	举例
对立制约	互相斗争、互相制约、互相排斥	寒者热之，热者寒之；阴胜则阳病，阳胜则阴病
互根互用	相互依存、相互为用	孤阴不生，独阳不长；阴阳离决，精气乃绝
交感互藏	相互感应而交合，相互作用、包含	天地氤氲，万物化醇；男女构精，万物化生
消长平衡	对立双方的增减、盛衰、进退	阴消阳长，阴长阳消
相互转化	在一定条件下向其相反的方向转化	重阴必阳，重阳必阴；寒极生热，热极生寒
常考选句：天地者，万物之上下也；阴阳者，血气之男女也；左右者，阴阳之道路也；水火者，阴阳之征兆也；阴阳者，万物之能始也		

考点　阴阳学说在中医学中的应用

在组织结构和生理功能方面的应用★

阴阳分类	脏腑分阴阳	昼夜分阴阳
阳中之阳	心	上午
阳中之阴	肺	下午
阴中之阴	肾	前半夜
阴中之阳	肝	后半夜
阴中之至阴	脾	

第三单元　五行学说

考点　五行学说的概念

五行归类★

自然界						五行特性	人体					
五味	五色	五化	五气	方位	季节		五脏	五腑	五官	形体	情志	五声
酸	青	生	风	东	春	木曰曲直	肝	胆	目	筋	怒	呼

续表

自然界						五行特性	人体					
五味	五色	五化	五气	方位	季节		五脏	五腑	五官	形体	情志	五声
苦	赤	长	暑	南	夏	火曰炎上	心	小肠	舌	脉	喜	笑
甘	黄	化	湿	中	长夏	土爰稼穑	脾	胃	口	肉	思	歌
辛	白	收	燥	西	秋	金曰从革	肺	大肠	鼻	皮	悲	哭
咸	黑	藏	寒	北	冬	水曰润下	肾	膀胱	耳	骨	恐	呻

考点　五行学说的基本内容

分类	概念	举例
相生	五行之间有序的递相资生、助长和促进的关系	木→火→土→金→水→木
相克	五行之间存在着有序的递相克制、制约的关系	木→土→水→火→金→木
制化	五行中一行亢盛时，必然随之有制约，防止亢而为害	
相乘	一行对其所胜的过度制约或克制（太过、不及）	木乘土，土乘水，水乘火，火乘金，金乘木
相侮	一行对其所不胜的反向制约和克制（太过、不及）	木侮金，金侮火，火侮水，水侮土，土侮木

续表

分类	概念	举例
母病及子	五行中一行异常，影响其子行，导致母子两行皆异常	肝病及心
子病及母	五行中一行异常，影响其母行，导致母子两行皆异常	肝病及肾

第四单元　五脏

考点　五脏的生理功能与特性★

脏	特性	生理功能	生理意义
心	①心主通明。②心火宜降	主血脉	①心气充沛，推动血液运行。②心有生血作用
		藏神（主神志）	心为五脏六腑之大主，君主之官
肺	①肺为华盖。②肺为娇脏。③肺气宣降	主气，司呼吸	①主呼吸之气。②主一身之气（生成宗气、调节全身气机）
		主行水	肺为水之上源
		朝百脉，主治节	助心行血

续表

脏	特性	生理功能	生理意义
脾	①脾气上升。②喜燥恶湿。③脾为孤脏	主运化	脾为气血生化之源，运化水谷和水液
		主统血	脾气统摄血液在脉中运行
肝	①肝为刚脏。②肝气升发	主疏泄	①促进血液和津液的运行。②促进脾胃运化和胆汁分泌排泄。③调畅情志。④促进男子排精和女子行经
		主藏血	①涵养肝气。②调节血量。③濡养筋目
肾	①主蛰藏。②肾气上升	藏精，主生长发育生殖与脏腑气化	肾具有贮存、封藏精的生理功能；肾精、肾气促进机体生长发育与生殖机能成熟
		主水	有赖于肾阳气化
		主纳气	保持吸气的深度，防止呼吸表浅

考点　五脏之间的关系★

五脏	两者/三者之间的关系	五脏	两者/三者之间的关系
心、肺	血液运行，呼吸吐纳	肺、脾、肾	水液代谢
心、肾	水火既济、精神互用、君相安位	肝、脾	疏泄与运化的相互为用、藏血与统血的相互协调
心、肝、脾	血液运行		
肺、脾	气的生成、水液代谢	肝、肾	精血同源，藏泄互用
肺、肝	气机升降	脾、肾	肾为先天之本，脾为后天之本
肺、肾	水液代谢、呼吸运动、阴阳互资		

考点　五脏与五体、五官九窍、五志、五液和季节等的关系★

五脏	五体	外华	五官九窍	五志	五神	五液	季节
肝	筋	爪	目	怒	魂	泪	春
心	脉	面	舌	喜	神	汗	夏
脾	肉	唇	口	思	意	涎	长夏
肺	皮	毛	鼻	忧（悲）	魄	涕	秋
肾	骨	发	耳及二阴	恐（惊）	志	唾	冬

第五单元　六腑

考点　六腑的生理功能与特性、五脏与六腑之间的关系★

腑	别称	生理功能	特性	与五脏关系（表里关系）
胆	①中正之官。②中精之府	贮藏和排泄胆汁 主决断	胆气主升，性喜宁谧	肝：分泌胆汁，肝主疏泄；胆：贮藏胆汁，胆主决断
胃	①水谷之海。②太仓	主受纳水谷 主腐熟水谷	胃气通降，喜润恶燥	脾胃：纳运相成，升降相因，燥湿相济
小肠	受盛之官	主受盛化物 主泌别清浊 主液	升降相因，清浊分别	心：心火下降，保证小肠化物；小肠：泌清，保证心血充足
大肠	传导之官	主传化糟粕 大肠主津	以降为顺，以通为用	肺：肺司呼吸，有赖于大肠通畅；大肠：主传导，主津，有赖于肺气肃降
膀胱	①津液之府。②州都之官	汇聚水液 贮存和排泄尿液	司开阖	肾：主水、司开阖，控制膀胱开阖；膀胱：开阖有度则贮尿排尿正常

续表

腑	别称	生理功能	特性	与五脏关系（表里关系）
三焦	①决渎之官。②中渎之腑。③孤腑	通行诸气，运化水液（三焦气化）	上主纳，中主化，下主出	

第六单元　精、气、血、津液、神

考点　精

精的概念	广义	包括气、血、津液等人体一切精微物质
	狭义	专指生殖之精
精的生成	由禀受于父母的先天之精及来源于吸入清气与水谷精微的后天之精相融合而生成	
精的功能	繁衍生命	由先天之精与后天之精合化而生成的生殖之精，具有繁衍生命的作用
	濡养作用	精能滋润濡养人体各脏腑形体官窍
	化血作用	①精可以转化为血，是血液生成的来源之一。②精既可以单独存在于脏腑组织中，也可不断地融于血液中
	化气作用	先天之精可以化生先天之气（元气），水谷之精可以化生谷气，再加上肺吸入的自然界清气，综合而成一身之气

续表

精的功能	化神作用	精是神化生的物质基础之一
	抗邪作用	精具有保卫机体、抵御外邪入侵的功能

考点　气★

气的运动、气的功能

气的运动	基本形式：升、降、出、入	
	脏腑之气运动规律：升已而降、降已而升，升中有降、降中有升	
气的功能	推动作用	①推动人体的生长发育。②推动脏腑经络组织器官的功能活动。③推动津液的生成、输布和排泄
	温煦作用	温暖全身
	防御作用	防御外邪入侵并驱逐侵入体内之病邪
	固摄作用	固护统摄体液
	中介作用	气能感应传导信息以维持机体的整体联系

气的分类

<table>
<tr><th>分类</th><th>概念</th><th colspan="2">组成</th><th>功能</th></tr>
<tr><td>元气</td><td>原气（人体生命活动的原动力）</td><td colspan="2">先天之精化生的先天之气</td><td>推动和调节人体的生长发育和生殖功能;推动和调控各脏腑、经络的生理活动</td></tr>
<tr><td>宗气</td><td>胸中之气</td><td rowspan="3">脾胃运化的水谷精气</td><td>肺吸入之清气</td><td>行呼吸、行血气、资先天</td></tr>
<tr><td>营气</td><td>运行于脉中、具有营养作用的气</td><td>水谷之精气</td><td>化生血液、营养全身</td></tr>
<tr><td>卫气</td><td>行于脉外、具有保卫作用的气</td><td>水谷之悍气</td><td>防御外邪、温养全身、调控腠理</td></tr>
</table>

考点　血

<table>
<tr><td rowspan="4">血的生成</td><td colspan="2">生化之源</td><td>①水谷之精化血。②肾精化血</td></tr>
<tr><td rowspan="3">与血生成相关脏腑</td><td>脾胃</td><td>脾胃运化水谷精微所产生的营气和津液是其主要物质基础</td></tr>
<tr><td>心肺</td><td>营气和津液上输心肺，与吸入之清气结合，心阳温煦，化赤为血</td></tr>
<tr><td>肾</td><td>肾藏精生髓，精髓化生为血；肾精化生元气，促进脾胃运化助血生成</td></tr>
<tr><td colspan="2" rowspan="2">血的功能</td><td colspan="2">濡养作用：营养和滋润全身</td></tr>
<tr><td colspan="2">化神作用：为机体精神活动的主要物质基础</td></tr>
</table>

续表

血的运行	影响因素		①气的推动、温煦、固摄。②脉道通畅无阻。③血液的质量。④病邪
	影响血液运行的相关脏腑	心	心气推动血液在脉中运行，为基本动力
		肺	肺气宣发肃降，调节气机，助心行血
		肝	肝主疏泄并主藏血，调节血液循环与血液量的平衡
		脾	脾主统血而使血在脉内运行，防止其溢出脉外

考点　津液

津液的生成	①脾主运化。②小肠主液。③大肠主津	
津液的输布	肺气	宣降以行水
	脾气	转输布散津液
	肾气	蒸腾气化水液
	肝气	疏泄促水行
	三焦	决渎利水道
津液的排泄	汗液和呼气	在肺之宣发和呼吸的作用下排出体外
	尿液的形式	在肾气作用下排出体外
	粪便的形式	在脾主运化作用下排出体外
津液的功能	滋润濡养	滋润皮毛、肌肤、眼、鼻、口腔，濡养内脏、骨髓及脑髓
	充养血脉	是组成血液的主要成分，化生血液，滋润、濡养血脉

考点 神

神的概念	广义	指人体生命活动的主宰及其外在总体表现的统称
	狭义	指意识、思维、情志等精神活动
神的生成	先天之神，是神志活动的原动力，由先天精气所生，为生命之根本	
	物质基础：精、气、血、津液	
神的功能	①调节精气血津液的代谢。②调节脏腑的生理机能。③主宰人体的生命活动	

考点 精、气、血、津液、神之间的关系

气与血、气与津液的关系

	两者关系		具体概念	举例
气与血	气为血帅	气能生血	血的生化过程离不开气化	治疗血虚病证时配合益气药
		气能行血	气行则血行，气滞则血瘀	治疗血行瘀滞时配合补气药
		气能摄血	气使血循于脉中，依赖于脾气统血	治疗大出血时用益气固脱法
	血为气母	血能养气		血足气旺
		血能载气		气随血脱

续表

	两者关系	具体概念	举例
气与津液	气能生津	气是津液化生的动力	
	气能行津	津液的输布排泄依赖气的升降出入	
	气能摄津	气对津液具有固摄作用	
	津能载气	津液是气的载体，津液的流失会使气损	气随汗脱；吐下之余，定无完气
	津能生气	脏腑阳气蒸腾温化，津液化生为气	

精、血、津液之间的关系★

三者关系	具体概念
精血同源	精与血都由水谷精微化生和充养，化源相同；两者之间又互相资生，互相转化，并都具有濡养和化神等作用
津血同源	血和津液都由饮食水谷精微所化生，都具有滋润濡养作用，二者之间可以相互资生，相互转化。由于汗由津液化生，故又有“汗血同源”之说

精、气、神之间的关系

三者关系	具体概念
气能化精、摄精	气的运行不息能促进精的化生；气又能固摄精，防止其无故耗损外泄
精能化气	人体之精在气的推动激发作用下可化生为气。各脏之精化生各脏之气，而藏于肾中的先天之精化为元气，水谷之精化为谷气
精与气化神	精与气都是神得以化生的物质基础，神必须得到精和气的滋养才能正常发挥作用
神驭精气	人体脏腑形体官窍的机能活动及精气血等物质的新陈代谢，都必须受神的调控和主宰

第七单元　病因

考点　六淫★

分类	性质特点
风邪	①轻扬开泄，易袭阳位。②善行数变。③百病之长。④风性主动
寒邪	①寒为阴邪，易伤阳气。②寒性凝滞。③寒主收引
暑邪	①暑为阳邪，其性炎热。②暑性升散，易扰心神，伤津耗气。③暑多夹湿

续表

分类	性质特点
湿邪	①湿为阴邪，易伤阳气。②湿性重浊。③湿性黏滞，易阻气机。④湿性趋下，易袭阴位
燥邪	①燥性干涩，易伤津液。②燥易伤肺
火邪	①火为阳邪，燔灼炎上。②易扰心神。③伤津耗气。④生风动血。⑤易致疮疡

考点　七情内伤

七情与脏腑的关系	肝在志为怒，心在志为喜，脾在志为思，肺在志为忧，肾在志为恐
七情内伤致病特点	怒则气上，喜则气缓，思则气结，恐则气下，惊则气乱，悲则气消

考点　劳逸失度

分类	致病特点
过度劳累	劳力过度伤气，劳伤筋骨，如“久立伤骨，久行伤筋”
	劳神过度伤心脾
	房劳过度伤肾精
过度安逸	安逸少动，气机不畅
	阳气不振，正气虚弱，如“久卧伤气，久坐伤肉”
	用脑过少，神气衰弱

考点　痰饮

概念	痰饮是指人体水液代谢障碍所形成的病理产物
分类	较稠浊者称为痰，痰分为有形之痰和无形之痰
	清稀者称为饮，痰饮、悬饮、溢饮、支饮
特点	①阻滞气血运行。②影响水液代谢。③易于蒙蔽心神。④致病广泛，变化多端

考点　瘀血

概念	体内因血行滞缓或四液停积而形成的病理产物
形成原因	①气虚血瘀。②气滞血凝。③血寒气涩。④外伤血溢，离经之血停聚。⑤血热致瘀
致病特点	①易于阻滞气机。②影响血脉运行。③影响新血生成。④病位固定，病证繁多
病证特点	①疼痛。②出血、肿块。③色紫暗。④肌肤甲错。⑤脉涩或结代

第八单元　发病

考点　发病的基本原理

正气不足是发病的基础	①正虚感邪而发病。②正虚生邪而发病。③正气强弱可决定发病的证候性质
邪气是发病的重要条件	①邪气是疾病发生的原因。②影响发病的性质、类型和特点
正邪相搏的胜负与发病	邪气伤人，正胜邪却则不发病，邪胜正负则发病

考点　发病类型

类型	概念	临床意义
感邪即发	感邪后立即发病、发病迅速	新感外邪较盛、情志剧变、毒物所伤及外伤、感受疠气
徐发	感邪后缓慢发病	内伤邪气致病
伏而后发	感受邪气后，病邪在机体内潜伏一段时间，或在诱因的作用下，过时发病	外感性疾病及某些外伤
继发	在原发疾病的基础上，继而发生新的疾病	肝阳上亢所致的中风
合病	指外感病初起时两经同时受邪而发病	感邪较盛，正气相对不足
并病	一经病证未罢又出现另一经病证的发病特点	病位传变过程中
复发	疾病的缓解阶段，在某些诱因的作用下，引起疾病再度发作或反复发作	余邪未尽，正气未复，或慢性病变宿根未除

第九单元　病机

考点　邪正盛衰

邪正盛衰与虚实变化

虚实病机	邪气盛则实，精气夺则虚	
虚实变化	虚实错杂	虚中夹实，如脾虚湿滞
		实中夹虚，如邪热炽盛兼津液损伤
	虚实真假	真实假虚，又称为“大实有羸状”
		真虚假实，又称为“至虚有盛候”

邪正盛衰与疾病转归

分类	概念	临床意义
正胜邪退	正气渐复并趋强盛，邪气渐趋衰减	病势好转或痊愈
邪去正虚	正气抗御邪气，邪气退却而正气大伤	
邪胜正衰	邪气亢盛，正气渐弱，机体抗邪无力	病势恶化或危险

续表

分类	概念	临床意义
邪正相持	正气不甚虚弱，邪气亦不亢盛，邪正双方势均力敌	病势迁延缠绵难愈
正虚邪恋	正气大虚，余邪未尽，或邪气深伏伤正，正气无力祛邪	

考点　阴阳失调

分类		病机特点及概念
阴阳偏盛	阴偏盛	阴盛则寒，阴胜则阳病
	阳偏盛	阳盛则热，阳胜则阴病
阴阳偏衰	阴偏衰，即阴虚	阴气不足，阴不制阳，阳气相对亢盛的虚热证
	阳偏衰，即阳虚	阳气不足，阳不制阴，阴气相对偏亢的虚寒证
阴阳互损	阴损及阳	阴虚为主的阴阳两虚状态
	阳损及阴	阳虚为主的阴阳两虚状态
阴阳格拒	阴盛格阳	表现为真寒假热证
	阳盛格阴	表现为真热假寒证
阴阳亡失	亡阴	体液大量耗损，阴液严重匮乏而欲竭的危重证候
	亡阳	体内阳气极度衰微而表现出阳气欲脱的危重证候

续表

分类		病机特点及概念
阴阳转化	由阳转阴	“重阳必阴”“热极生寒”
	由阴转阳	“重阴必阳”“寒极生热”

考点　精、气、血失常

分类	包含内容
精的失常	精虚、精的施泄失常（失精、精瘀）
气的失常	气虚：化生不足、耗伤太过、功能减退所导致
	气滞：气的运行不畅，郁滞不通
	气逆：气升太过/降之不及，以致气逆于上
	气陷：气的上升不足或下降太过，气虚升举无力而下陷
	气闭：气机闭阻，失于外达，清窍闭塞，昏厥
	气脱：气不内守，大量脱失，功能突然衰竭
血的失常	血虚、血瘀、出血
精气血失调	精气两虚、精血不足、气滞精瘀、血瘀精阻
气血失调	气滞血瘀、气虚血瘀、气不摄血、气随血脱、气血两虚

考点 津液代谢失常

分类	表现（或包含内容）
津液不足	大汗、出血、吐泻、多尿、燥热
输布排泄障碍	湿浊困阻、痰饮凝聚、水液潴留
津液气血失调	水停气阻、气随津脱、津枯血燥、津亏血瘀、血瘀水停

第十单元 防治原则

考点 治则★

分类		应用
正治（逆治）	寒者热之	寒证
	热者寒之	热证
	虚者补之	虚证
	实者泻之	实证

续表

分类		应用
反治（从治）	热因热用	阴盛格阳的真寒假热证
	寒因寒用	阳盛格阴的真热假寒证
	塞因塞用	用补益药物治疗有闭塞不通症状的虚证，即真虚假实证
	通因通用	用通利药物治疗有通泻症状的实证，即真实假虚证
治标	急则治标	如鼓胀，宜先治腹水，后治肝病
治本	缓则治本	如肺痨肺肾阴虚证，宜滋补肺肾之阴
标本兼治	标本错杂并重	如素体气虚，反复感冒
调整阴阳	“壮水之主，以制阳光”，阳病治阴	虚热证
	“益火之源，以消阴翳”，阴病治阳	虚寒证
三因制宜	因时制宜	用寒远寒，用热远热
	因人制宜	少年慎补，老年慎泻
	因地制宜	根据不同地域或环境特点考虑用药

第 二 篇

中医诊断学

第一单元　望诊

考点　望神

分类	临床表现						临床意义
	神志	面色	两目	动作	呼吸	肌肉	
得神	清楚	荣润	明亮	灵活	平稳	不削	正气充足，精气充盛（健康）；正气未伤，精气未衰（病轻）
少神	不振	少华	乏神	迟缓	倦怠乏力，少气懒言	松软	正气不足，见于素体虚弱、病情较轻、病后恢复期
失神：精亏神衰	萎靡	无华	晦暗	艰难	微弱	肉削著骨	正气大伤，常见于久病、重病
失神：邪盛神乱	神昏谵语，循衣摸床，撮空理线，猝然昏倒，两手握固，牙关紧闭						急重患者
假神	精神转佳，目光转亮，言语不休，想见亲人，欲进饮食，两颧泛红如妆						精气衰竭已极，阴不敛阳，虚阳外越，“回光返照”

考点 望面色

五色主病的临床表现及其意义(一)★

五色	所主病证	临床表现	临床意义
赤色	热证、戴阳证	满面通红	外感发热、实热证
		两颧潮红	阴虚阳亢的虚热证
		久病面色苍白,颧部泛红如妆,游移不定	属戴阳证,属病重
白色	虚证、寒证、失血、夺气	面色淡白无华,唇舌色淡	血虚证、失血证
		面色㿠白	阳虚证
		面色㿠白而虚浮	阳虚水泛
		面色苍白(白中透青)	亡阳证、实寒证、大失血
黄色	脾虚、湿证	面色萎黄(淡黄、枯槁无光)	脾胃气虚
		面色黄胖(面黄虚浮)	脾虚湿蕴
		面色阳黄(鲜明如橘子色)	湿热熏蒸
		面色阴黄(晦暗如烟熏)	寒湿郁阻

五色主病的临床表现及其意义（二）★

五色	所主病证	临床表现	临床意义
青色	寒证、气滞、血瘀、疼痛、惊风	面色淡青、青黑	寒盛、痛剧
		突然面色青灰，口唇青紫，肢冷脉微	心阳暴脱证
		久病面色与口唇青紫	心阳虚衰、肺气闭塞
		面色青黄（苍黄）	肝郁脾虚
		小儿眉间、鼻柱、唇周色青	惊风、惊风先兆
黑色	肾虚、寒证、水饮、瘀血、剧痛	面黑暗淡	肾阳虚
		面黑干焦	肾阴虚
		面色黧黑，肌肤甲错	血瘀日久
		眼眶周围发黑	肾虚水饮、寒湿带下

考点　望头面五官

望头发的主要内容及其临床意义

分类	临床表现	临床意义
色泽	小儿头发稀疏黄软，生长迟缓	先天不足，肾精亏损
	小儿发结如穗，枯黄无泽，面黄肌瘦，腹大便溏	疳积病

续表

分类	临床表现	临床意义
脱发	突然片状脱发，脱落处显露圆形光亮头皮，为斑秃	血虚受风
	青壮年头发稀疏易落，眩晕健忘、腰膝酸软	肾虚
	头皮瘙痒，多屑多脂	血热生风

腮肿的临床表现及其意义

分类	临床表现	临床意义
痄腮	以耳垂为中心漫肿，边缘不清，皮色不红，灼热疼痛	外感温毒
发颐	颧骨之下，腮颌之上，耳前红肿，伴寒热、疼痛	阳明经毒热上攻

目的脏腑分属★

目的内容	黑睛	两眦	眼睑	白睛	瞳仁
五轮分属	风轮	血轮	肉轮	气轮	水轮
脏腑分属	肝脏	心脏	脾脏	肺脏	肾脏

望目态的主要内容及其临床意义

分类	临床表现	临床意义
目睛凝视	固定上视（戴眼反折）	肝风内动
	固定前视（瞪目直视）	
	固定侧视（横目斜视）	
睡眠露睛	睡后胞睑未闭合，睛珠外露	脾气虚弱，气血不足
胞睑下垂	双睑下垂	先天不足，脾肾亏虚
	单睑下垂	外伤

望口、唇、齿的主要内容及其临床意义

	临床表现	临床意义
望口	口角流涎	儿童多属脾虚湿盛，成人多属中风
	口疮	心脾二经积热上熏
	口糜	湿热内郁，上蒸口腔
	鹅口疮	感受邪毒，心脾积热，上熏口舌
望唇色	樱桃红	煤气中毒

续表

	临床表现	临床意义
望齿色	干燥	胃阴已伤
	燥如枯骨	肾阴枯竭
	齿焦有垢	胃肾热盛，气液未竭
	齿焦无垢	胃肾热盛，气液已竭

考点　望躯体四肢（助理医师不考）

望颈项的临床表现及其临床意义

分类	临床表现	临床意义
瘿瘤	结喉处有肿块突起，可随吞咽运动上下移动	肝郁气结痰凝、水土失调，痰气搏结
瘰疬	颈侧颌下，肿块如豆，累累如串珠	肺肾阴虚，虚火灼津，结成痰核
项强	项强兼表证	风寒侵袭太阳经脉，经气不利
	项强兼壮热、神昏、抽搐者	温病火邪上攻，脑髓有病

考点 望皮肤

望斑疹的内容及其临床意义

分类	临床表现		临床意义
斑	红色、青色	片状斑块，平摊于皮肤，摸之不应手，压之不褪色	外感温热邪毒，内迫营血；脾气虚衰，血失统摄；阳衰寒凝血瘀
疹		粟粒状疹点，高出皮肤，抚之碍手，压之褪色	外感风热时邪、过敏、热入营血

考点 望排出物

望痰的内容及其临床意义

分类	临床表现	临床意义
寒痰	痰白清稀量多	寒伤阳气，气不化津，湿聚为痰
热痰	痰黄稠有块	热邪煎熬津液
燥痰	痰少而黏，难于咳出	燥邪伤肺或肺阴亏损
湿痰	痰白滑量多，易咳出	脾虚湿蕴，聚而为痰
痰中带血，色鲜红		肺阴亏虚或肝火犯肺或痰热壅肺→热伤肺络
脓血腥臭痰		热毒蕴肺，腐败酿脓→肺痈

望涕的内容及其临床意义

临床表现	临床意义
新病清涕	外感风寒
新病浊涕	外感风热
久流浊涕，质稠量多，腥臭	鼻渊，湿热蕴阻
阵发性清涕，量多如注，喷嚏频作	鼻鼽，风寒束于肺卫

望呕吐物的内容及其临床意义（助理医师不考）

呕吐物性状	临床意义
清稀无臭	寒呕（胃阳不足，腐熟无力；寒邪犯胃，损伤胃阳，水饮内停）
秽浊酸臭	热呕（邪热犯胃；肝经郁热）
酸腐，夹杂不消化食物	伤食
呕吐黄绿色苦水	肝胆湿热，郁热
暗红有血块，夹有食物残渣	胃有积热，肝火犯胃，胃腑瘀血
清水痰涎，伴胃脘振水声	饮停胃脘，胃失和降

考点　望小儿食指络脉

望食指络脉要点	临床表现	临床意义
三关测轻重	食指络脉达于风关	邪气入络，邪浅病轻
	食指络脉达于气关	邪气入经，邪深病重
	食指络脉显于命关	邪入脏腑，病情严重
	食指络脉直达指端（透关射甲）	病情凶险，预后不良
浮沉分表里	食指络脉浮而显露	病邪在表，外感表证
	食指络脉沉隐不显	病邪在里，内伤里证
红紫辨寒热	食指络脉鲜红	外感风寒表证
	食指络脉紫红	里热证
	食指络脉青色	疼痛、惊风
	食指络脉紫黑	血络郁闭，危重
	食指络脉淡白	脾虚、疳积
淡滞定虚实	食指络脉浅淡而纤细	虚证
	食指络脉浓滞而增粗	实证

第二单元　望舌

考点　望舌质

望舌色★

舌色	主证	临床表现	临床意义
淡白舌	主气血两亏、阳虚，枯白舌主脱血夺气	淡白湿润，而舌体胖嫩	阳虚水泛
		淡白光莹瘦薄	气血两虚
红舌	主实热、阴虚	舌鲜红，舌体不小，兼黄厚苔	实热证
		鲜红而少苔、有裂纹、光红无苔，舌体小	虚热证
绛舌	主里热亢盛、阴虚火旺	舌绛有苔，有红点、芒刺	热入营血，里热炽盛
		舌绛少苔、无苔、有裂纹	阴虚火旺
青紫舌	主气血瘀滞	全舌青紫	全身性血行瘀滞
		紫色斑点	瘀血阻滞于某部位
		淡红中泛青紫	肺气壅滞，肝郁血瘀
		舌淡紫而湿润	阴寒内盛，阳气虚衰
		紫红或绛紫而干枯少津	热盛伤津，气血壅滞

望舌形（一）

舌形	主证	临床表现	临床意义
老、嫩舌	老舌主实证，嫩舌主虚证	老舌纹理粗糙，坚敛，舌色较暗	实邪亢盛，正气未衰
		嫩舌纹理细腻，浮胖娇嫩，舌色浅淡	气血不足，阳气亏虚
胖舌	胖大舌主水湿内停，痰湿热毒上泛；肿胀舌多主湿热、热毒上壅	舌淡胖大	脾肾阳虚，水湿内停
		舌红胖大	脾胃湿热，痰热内蕴
		舌红绛肿胀	心脾热盛，热毒上壅
瘦舌	主气血两虚、阴虚火旺	舌体瘦薄而色淡	气血两虚
		舌体瘦薄而色红绛干燥	阴虚火旺，津液耗伤
点、刺舌	主脏腑热极，血分热盛	舌红而起芒刺	气分热盛
		舌红而见点刺、色鲜红	血热内盛，阴虚火旺
		舌红而见点刺、色绛紫	热入营血，气血壅滞

望舌形（二）★

舌形	主证	临床表现	临床意义
裂纹舌	主阴血亏虚，脾虚湿侵	红绛而有裂纹	热盛伤津，阴液虚损
		淡白而有裂纹	血虚不润
		淡白胖嫩，边有齿痕而又有裂纹	脾虚湿侵

续表

舌形	主证	临床表现	临床意义
齿痕舌	主脾虚，水湿内盛	舌淡胖大润而有齿痕	寒湿壅盛，阳虚水湿
		舌淡红而有齿痕	脾虚，气虚
		舌红肿胀，边有齿痕	湿热痰浊壅滞

望舌态(一)

舌态	主证	临床表现	临床意义
痿软舌	伤阴，气血俱虚	舌淡白而痿	气血俱虚
		新病舌干红而痿	热灼津伤
		久病舌绛少苔或无苔而痿	热极伤阴，阴虚火旺
强硬舌	热入心包，高热伤津，风痰阻络	舌红绛少津而强硬	邪热炽盛
		舌强硬伴舌胖大苔厚腻	风痰阻络
		舌强语言謇涩，肢麻眩晕	中风先兆
颤动舌	肝风内动	久病舌淡白而颤动	血虚动风
		新病舌绛而颤动	热极生风
		舌红少津而颤动	阴虚动风
		舌体颤动	酒毒内蕴

续表

舌态	主证	临床表现	临床意义
歪斜舌	中风、中风先兆	舌紫红、干而歪斜，病势危急	肝阳化风

望舌态（二）

舌态	主证	临床表现	临床意义
吐弄舌	心、脾二经有热	吐舌	疫毒攻心，正气已绝
		弄舌	热盛动风先兆
		吐弄舌	小儿智力发育不全
短缩舌	危重证候	舌色淡白、青紫而湿润	寒凝筋脉
		舌胖而苔黏腻	痰浊内阻
		舌红绛而干	热盛伤津
		舌淡白胖嫩	气血俱虚

考点　望舌苔

望苔质

苔质	特征	临床表现	临床意义
厚薄	“见底”	薄苔	外感表证，内伤轻病，正常人
	“不见底”	厚苔	痰湿，食积
润燥	水分多少	润苔	正常舌苔；风寒表证，湿证初起，食滞，瘀血
		滑苔	寒证，痰饮，水湿
		燥苔	津液已伤
		糙苔	热盛伤津之重症
腐腻	苔质颗粒	苔薄腻	食积，脾虚湿困
		苔白腻而滑	痰浊，寒湿内阻
		黏腻、厚、甜	脾胃湿热
		黄厚腻	痰热，湿热，暑湿
		腐苔	食积胃肠，痰浊内蕴

望苔色

苔色	主证	临床表现	临床意义
白苔	表证、寒证、湿证	苔薄白而滑	外感寒湿，脾肾阳虚，水湿内停
		苔薄白而干	外感风热
		苔白厚腻	湿浊内停，痰饮，食积
		积粉苔	内痈，瘟疫
		糙裂苔	内热暴起，津液暴伤
黄苔	里证、热证	苔薄淡黄	外感风热表证或风寒化热
		苔黄干燥	邪热伤津，燥结腑实
		苔黄腻	湿热，痰热内蕴，食积化腐
		黄滑苔	阳虚寒湿，痰饮聚久化热，气血亏虚，复感湿热
灰黑苔	阴寒内盛、里热炽盛	苔灰黑而润滑	阳虚寒盛，痰饮内停
		苔灰黑而干燥	热极津伤

第三单元　闻诊

考点　听声音

音哑与失音的临床表现及意义

临床表现	病因病机	临床意义
新病音哑、失音（“金实不鸣”）	外感风寒，风热袭肺、痰湿壅肺	实证
久病音哑、失音（“金破不鸣”）	阴虚火旺，肺肾精气内伤	虚证

谵语、郑声、独语、错语、狂言、言謇的临床表现及意义★（助理医师不考）

病名	临床表现		病因病机	临床意义
	神志	语言		
谵语	不清	语无伦次，声高有力	热扰神明	“实则谵语”
郑声	不清	语言重复，时断时续	脏气衰竭，心神散乱	“虚则郑声”
独语		自言自语，喃喃不休，见人语止，首尾不续	心气虚弱，神气不足；气郁痰阻，蒙蔽心神	癫证、郁病

续表

病名	临床表现		病因病机	临床意义
	神志	语言		
错语	清楚	语言时有错乱，语后自知言错	心气虚弱，神气不足	久病体虚或年老脏气衰微
			痰湿、瘀血、气滞阻碍心窍	痰湿瘀血气滞阻碍心窍
狂言	错乱	语无伦次，狂叫骂詈	气郁化火，痰火互结，内扰神明	狂病，伤寒蓄血证
言謇	清楚	吐字不清	风痰阻络	中风先兆或后遗症

咳嗽的临床表现及意义

咳声表现	其他表现	病因病机	临床意义
咳声重浊沉闷	无	寒痰湿浊停聚，肺失肃降	实证
咳声轻清低微	无	久病肺气虚，失于宣降	虚证
咳声不扬	痰稠色黄，不易咳出	热邪犯肺，肺津被灼	热证
咳有痰声	痰多易咳	痰湿阻肺	
干咳	无痰或少痰	燥邪犯肺，阴虚肺燥	燥咳
咳声短促	呈阵发性、痉挛性，接续不断，咳后有鸡鸣样回声	风邪与痰热搏结	百日咳
咳声如犬吠	声音嘶哑，吸气困难	时行疫毒攻喉	白喉

短气、少气的临床表现及其意义（助理医师不考）

		临床表现	临床意义
短气	实证	自觉短促，呼吸声粗，或胸部窒闷，或胸腹胀满	痰饮、胃肠积滞或气滞或瘀阻
	虚证	自觉短促，形瘦神疲，声低息微	体质衰弱或元气虚损
少气		呼吸微弱、声低，气少不足以息，言语无力	诸虚劳损，多因久病体虚或肺肾气虚所致

第四单元　问诊

考点　问寒热

分类		临床表现	临床意义
恶寒发热		恶寒重，发热轻	风寒表证
		发热重，恶寒轻	风热表证
		发热轻，恶风	伤风表证
但寒不热	新病恶寒	病初即感觉怕冷，体温不高	里实寒证
	久病畏寒	肢凉怕冷，得温可缓	里虚寒证

续表

分类		临床表现	临床意义
但热不寒	壮热	口渴、面赤、汗大出、脉洪大	伤寒阳明经证，温病气分
但热不寒	潮热	日晡潮热——热势较高，日晡热甚，腹胀便秘	阳明腑实证
但热不寒	潮热	阴虚潮热——午后、夜间低热	阴虚火旺
但热不寒	潮热	湿温潮热——身热不扬	湿郁热蒸
但热不寒	潮热	瘀血潮热——午后、夜间低热，肌肤甲错	瘀血积久
但热不寒	微热	轻度发热，热势偏低，37～38 ℃	内伤、温热后期
寒热往来	无定时	时冷时热，无时间规律	少阳病
寒热往来	有定时	恶寒发热交替发作，发有定时	疟疾

考点　问汗★（助理医师不考：绝汗、战汗）

特殊汗出类型		临床表现	临床意义
自汗		醒时时常出汗，活动尤甚	气虚证，阳虚证
盗汗		睡时汗出，醒则汗止，兼潮热、颧红	阴虚证
绝汗	亡阳之汗	冷汗淋漓如水	亡阳证
绝汗	亡阴之汗	汗出黏如油，躁扰烦渴	亡阴证
战汗		先恶寒战栗而后汗出	疾病发展的转折点

考点 问疼痛★

疼痛性质	特点	临床意义
胀痛	痛而且胀	肝阳上亢，肝火上炎
刺痛	痛如针刺	瘀血
冷痛	痛有冷感而喜暖	阳气不足，寒邪阻络
灼痛	痛有灼热感而喜凉	火邪窜络，阴虚阳亢
重痛	痛有沉重感	湿邪困阻气机，头部重痛可见于肝阳上亢
酸痛	痛而有酸软感觉	风湿侵袭，气血运行不畅；肾虚，气血不足，组织失养
绞痛	痛势剧烈如刀绞	有形实邪闭阻气机；寒邪凝滞气机
空痛	痛有空虚感	精髓不足，或气血亏虚，脏腑经络失养
隐痛	痛不剧烈，绵绵不休	精血亏虚，或阳气不足，机体失养
走窜痛	疼痛部位游走不定	气滞，行痹
固定痛	疼痛部位固定不移	瘀血、寒湿、湿热阻滞，热壅血瘀
掣痛	抽掣牵扯而痛	经脉失养，经脉阻滞不通

考点　问头身胸腹

头晕

临床表现	临床意义
头晕而胀，烦躁易怒，舌红苔黄，脉弦数	肝火上炎
头晕胀痛，头重脚轻，舌红少津，脉弦细	肝阳上亢
头晕面白，神疲乏力，舌淡，脉细弱	气血亏虚
头晕且重，如物裹缠，痰多苔腻	痰湿内阻
头晕耳鸣，腰酸遗精	肾虚精亏
外伤后头晕刺痛	瘀血阻络

胸闷

临床表现	临床意义
胸闷，心悸气短	心气不足，心阳不足
胸闷，咳喘痰多	痰饮停肺
胸闷，壮热，鼻翼扇动	热邪，痰热壅肺
胸闷气喘，畏寒肢冷	寒邪客肺
胸闷气喘，少气不足以息	肺气虚，肾气虚

身重、身痒（助理医师不考）

	临床表现		临床意义
身重	自觉身体沉重	脘闷苔腻	湿困脾阳，阻滞经络
		浮肿	水湿泛溢肌肤
		嗜卧，疲乏	脾气虚，不能运化精微布达四肢、肌肉
身痒	自觉全身皮肤瘙痒不适		风邪袭表、血虚风燥、湿热浸淫。多见于风疹、瘾疹、疮疥、黄疸等疾患

考点　问睡眠

	临床表现	临床意义
失眠	不易入睡，彻夜不眠，心烦不寐	心肾不交
	睡后易醒，不易再睡，心悸便溏	心脾两虚
	时时惊醒，不易安卧	胆郁痰扰
	夜卧不安，腹胀嗳气酸腐	食滞内停

续表

	临床表现	临床意义
嗜睡	困倦嗜睡，头目昏沉，胸闷脘痞，肢体困重	痰湿困脾
	饭后嗜睡，神疲倦怠，食少纳呆	脾失健运
	大病之后，神疲嗜睡	正气未复
	极度疲惫，神识昏聩，困倦欲睡，肢冷脉微	心肾阳衰

考点　问饮食与口味

口渴与饮水

分类	临床表现	临床意义
口渴多饮	大渴喜冷饮，兼壮热、面赤、汗出、脉洪大	实热证（里热炽盛，津液大伤）
	口渴多饮，兼有小便量多，多食易饥，体渐消瘦	消渴
渴不多饮	口渴不欲饮，兼头身困重，身热不扬，脘闷苔腻	湿热证
	口渴不欲饮，兼身热夜甚，心烦不寐，舌红绛	热入营血

口味★

临床表现		临床意义
口淡		脾胃虚弱
口甜	黏腻不爽	湿热蕴脾
	食少乏力	脾气虚
口黏腻		痰热内盛；湿热蕴脾；食积化热
口酸	泛酸	肝胃郁热
	酸馊	伤食
口涩		燥热伤津，脏腑热盛
口苦		心火上炎或肝胆火热
口咸		肾病及寒水上泛

考点 问二便

大便异常

			临床表现	临床意义
大便异常	便次	便秘	腹胀痛拒按，口渴喜饮、舌苔黄燥	热结便秘
			大便艰涩，排出困难，面色苍白，四肢不温，舌淡苔白	冷秘
		泄泻	泻下清稀如水，肠鸣腹痛，或伴恶寒发热	寒湿泄泻
			泻而不爽，粪色黄褐，气味臭秽，兼见肛门灼热，小便短黄	湿热泄泻
			脘闷纳呆，腹痛泄泻，泻下臭秽，泻后痛减，伴有不消化之物	伤食
			纳少腹胀，大便溏泄，腹部隐痛喜按，面色萎黄，消瘦神疲	脾虚
			黎明前腹痛作泻，泻后则安，腰膝酸冷，形寒肢冷	脾肾阳虚
			腹痛作泻，泻后痛减，每因情志抑郁恼怒或精神紧张时症状加重	肝郁乘脾
	便质		完谷不化（便中夹有未消化食物）	食积，脾肾阳虚
			溏结不调（时干时稀）	肝脾不调，脾虚

续表

		临床表现	临床意义
大便异常	排便感	肛门灼热	大肠湿热下注
		里急后重	湿热内阻，肠道气滞
		排便不爽	湿热蕴结，肝气犯脾，食滞胃肠
		大便失禁	脾肾虚衰，肛门失约
		肛门重坠	脾虚中气下陷

小便异常

			临床表现	临床意义
小便异常	尿次	频数	小便短赤，频数急迫	下焦湿热（淋证）
			小便澄清，频数量多，夜间明显	肾阳虚、肾气不固
		癃闭	小便点滴而出或小便不通	实：瘀血，结石，湿热 虚：老年气虚，肾阳不足，膀胱气化不利

续表

			临床表现	临床意义
小便异常	尿量	增多	小便清长，量多	虚寒证
			口渴，多饮，多尿	消渴
		减少	小便短赤，发热面红	实热证，伤津
			尿少浮肿	水肿
	排尿感		小便涩痛	淋证
			余沥不尽	肾阳虚，肾气不固
			小便失禁	肾气不固
			遗尿	肾气不足，不能固约膀胱

第五单元　脉诊

考点　常见脉象的特征与临床意义

浮脉类、沉脉类

脉纲	共同特点	脉名	特征	主证
浮脉类	轻取即得	浮	轻取即得，重按稍减而不空，举之有余	表证，虚阳浮越证
		洪	脉体阔大，充实有力，来盛去衰	热盛
		濡	脉浮细无力而软	虚证，湿困
		散	浮而无根，至数不齐，脉力不均	元气离散，脏气将绝
		芤	浮大中空，有边无中，如按葱管	失血，伤阴之际
		革	浮而搏指，中空外坚，如按鼓皮	亡血，失精，半产，崩漏
沉脉类	重按始得	沉	轻取不应，重按始得	里证
		伏	重按推筋着骨始得，甚至暂时伏而不见	邪闭，厥病，痛极
		牢	沉取实大弦长，坚牢不移	阴寒内积，疝气，癥积
		弱	沉而细软无力	阳气虚衰，气血俱虚

迟脉类、数脉类

脉纲	共同特点	脉名	特征	主证
迟脉类	一息不足四至	迟	脉来迟慢，一息不足四至	寒证，邪热结聚
		缓	一息四至，脉来倦怠无力	湿病，脾胃虚弱；平人
		涩	形细行迟，艰涩不畅，脉势不均，如轻刀刮竹	精伤血少；气滞血瘀，痰食内停
		结	迟而时一止，止无定数	阴盛气结，寒痰瘀血；气血虚衰
数脉类	一息五至以上	数	一息五至以上，不足七至	热证，里虚证
		疾	一息七八至	阳极阴竭，元气欲脱
		促	数而时一止，止无定数	阳热亢盛，瘀滞，痰食停积，脏气衰败
		动	短而滑数	疼痛，惊恐

虚脉类、实脉类

脉纲	共同特点	脉名	特征	主证
虚脉类	应指无力	虚	三部脉举止无力，按之空豁	气血两虚
		细	脉细如线，应指显然	气血俱虚，湿证
		微	极细极软，似有似无	气血大虚，阳气暴脱
		代	脉来一止，止有定数，良久方还	脏气衰微，疼痛，惊恐，跌仆损伤
		短	首尾俱短，不及本部	有力主气郁，无力主气损
实脉类	应指有力	实	三部脉充实有力，来去皆盛	实证；平人
		滑	往来流利，应指圆滑，如盘走珠	痰湿，食积，实热；青壮年，孕妇
		弦	端直以长，如按琴弦	肝胆病，疼痛，痰饮；老年健康者
		紧	绷急弹指，如牵绳转索	实寒证，疼痛，宿食
		长	首尾端直，超过寸关尺三部	阳气有余，阳证、热证、实证；平人
		大	脉体宽大，无脉来汹涌之势	病进；健康人

第六单元　八纲辨证

考点　八纲辨证

表里

分类	表证	里证
病位	浅：皮毛、经络	深：脏腑、气血、骨髓
病史、病程	新病、短，起病急	久病、长，起病缓
主要症状	寒热、恶寒、发热同见，发热多无定时	但寒不热，但热不寒或无寒热，发热多有定时
舌苔	苔薄	视病情具体而定
脉	浮	沉或其他多种脉象

寒热

分类	寒证	热证
寒热喜恶	恶寒喜温	恶热喜凉
口渴	不渴	渴喜冷饮
面色	白	赤

续表

分类	寒证	热证
四肢	冷	热
大便	稀溏	秘结
小便	清长	短赤
舌象	舌淡、苔白润	舌红苔黄
脉象	迟或紧	数

虚实

分类	虚证	实证
病程	长（久病）	短（新病）
体质	多虚弱	多壮实
精神	萎靡	兴奋
声息	声低息微	声高气粗
疼痛	喜按	拒按
胸腹胀满	按之不痛，胀满时减	按之疼痛，胀满不减
发热	五心烦热，午后微热	蒸蒸壮热

续表

分类	虚证	实证
恶寒	畏寒，得衣近火则减	恶寒，添衣加被不减
舌象	质嫩，苔少或无苔	质老，苔厚
脉象	无力	有力

亡阳证、亡阴证的鉴别要点

证名	汗出	寒热	四肢	面色	气息	口渴	舌象	脉象
亡阳	汗冷清稀	身冷畏寒	厥冷	苍白	微弱	不渴或渴喜热饮	苔白润	脉微欲绝
亡阴	汗热黏稠	身热恶热	温暖	面赤颧红	急促	渴喜冷饮	舌红干	脉细数疾而无力

考点 八纲证候间的关系（助理医师不考）

证候真假的关系	病机	辨证要点	证候
真热假寒	阳盛格阴	胸腹的冷热	胸腹灼热，烦躁谵语，渴喜冷饮，咽干口臭
真寒假热	阴盛格阳		胸腹触之不热，下肢冷，便溏尿清

续表

证候真假的关系	病机	辨证要点	证候
真实假虚	大实有羸状	脉象的有力无力	肢体羸瘦而腹部硬、拒按，脉沉细而按之有力
真虚假实	至虚有盛候		大便闭塞而腹部不满，脉虚，舌淡胖

第七单元 气血津液辨证

考点 气病辨证（助理医师不考：气脱证、气闭证）

证型	辨证要点
气虚证	疲乏、气短、动则加重，舌淡嫩，脉虚
气陷证	内脏下垂
气不固证	自汗，二便、经、精等不固
气脱证	气息微弱，汗出不止，脉微欲绝
气滞证	胀闷，胀痛，窜痛，脉弦
气逆证	咳喘，呕吐，呃逆

续表

证型	辨证要点
气闭证	突发昏厥或绞痛，二便闭塞，息粗脉实，脉沉弦有力

考点 血病辨证（助理医师不考：血脱证）

证型	辨证要点	舌象	脉象
血虚证	面、睑、唇、爪甲的颜色淡白	舌淡白	脉细无力
血脱证	面色苍白、心悸气短	舌色枯白	脉微、芤
血瘀证	固定刺痛，有肿块，出血	紫色斑点	脉细涩、结代
血热证	身热口渴，斑疹吐衄，烦躁谵语	舌绛	脉数
血寒证	冷痛拘急，畏寒，月经后期，经色紫暗夹块	唇舌青紫，苔白滑	脉沉迟弦涩

考点 气血同病辨证

证型	辨证要点	临床表现	舌象	脉象
气不摄血	出血	出现衄血、便血、尿血、崩漏	舌淡	脉弱
	气虚	面色淡白，神疲乏力，少气懒言		

续表

证型	辨证要点	临床表现	舌象	脉象
气随血脱	大量出血	面色苍白	舌淡	脉微欲绝
	亡阳	气少息微，冷汗淋漓		

考点　津液病辨证（助理医师不考：饮证）

证型		辨证要点	舌象	脉象
痰证		痰多，胸闷，呕恶，眩晕，体胖	苔腻	脉滑
饮证	痰饮	饮停胃肠——脘痞，呕吐清水，振水声	苔白滑	脉弦、滑
	悬饮	饮停胸胁——肋间饱满，咳嗽、转侧痛增		
	支饮	饮停心肺——胸闷心悸，气短不能平卧		
	溢饮	饮溢四肢——体重酸痛，浮肿尿少		
水停证		肢体浮肿，小便不利，腹大痞胀	舌淡胖	脉濡缓
津液亏虚证		口渴尿少，口鼻唇舌、皮肤、大便干燥	舌红	脉细数无力

第八单元　脏腑辨证

考点　心与小肠病辨证

心气虚证、心阳虚证、心阳虚脱证的鉴别

证型	相同症状	不同症状	舌象	脉象
心气虚证	心悸怔忡，胸闷气短，活动加重，自汗	气虚证	舌淡	脉虚
心阳虚证		阳虚证——面色㿠白，畏寒肢冷	舌淡胖苔白滑	脉弱或结代
心阳虚脱证		亡阳证——冷汗淋漓，肢厥呼微	舌淡紫	脉微欲绝

心血虚证、心阴虚证的鉴别

证型	相同症状	不同症状	舌象	脉象
心血虚证	心悸失眠，多梦	血虚表现（“色白”无热象）——面色淡白	唇舌色淡	脉细弱
心阴虚证		阴虚表现（“色赤”有热象）——咽干消瘦，颧红潮热	舌红少苔	脉细数

心脉痹阻证的鉴别

证型	相同症状	疼痛特点	不同症状	舌象	脉象
瘀阻心脉证	心悸怔忡，胸闷作痛，痛引肩背，时作时止	刺痛		舌紫暗有斑点	脉细涩、结代
痰阻心脉证		闷痛	体胖痰多，身重困倦	苔白腻	脉沉滑、沉涩
寒凝心脉证		剧痛	遇寒加重，得温痛减	舌淡苔白	脉沉迟、沉紧
气滞心脉证		胀痛	胁胀善太息	舌淡红	脉弦

痰蒙心神证、痰火扰神证的鉴别★

证型	相同症状	不同症状
痰蒙心神证	神志异常，痰浊内盛	有痰无火——痰浊，抑郁，痴呆，错乱
痰火扰神证		有痰有火——痰热，神志狂躁，神昏谵语

心火亢盛证、小肠实热证的鉴别

证型	相同症状	不同症状
心火亢盛证	心烦失眠，口舌生疮，尿赤涩灼痛	心火迫血妄行——吐血衄血；热扰心神——狂躁谵妄，神志不清
小肠实热证		

考点 肺与大肠病辨证

肺气虚证、肺阴虚证的鉴别

证型	主症	兼症	舌象	脉象
肺气虚证	咳痰无力、清稀	气虚证——气短而喘，声低懒言，自汗神疲	舌淡苔白	脉弱
肺阴虚证	干咳少痰带血	阴虚证——声音嘶哑，咽干消瘦，潮热颧红	舌红少苔	脉细数

风寒犯肺证、寒痰阻肺证、饮停胸胁证的鉴别

证型	相同症状	不同症状		舌象	脉象
风寒犯肺证	咳嗽、痰白	风寒表证——恶寒发热，鼻塞，流清涕		舌苔薄白	脉浮紧
寒痰阻肺证		寒饮停肺——痰清稀	寒象——恶寒，肢冷；量多易咳	舌质淡，苔白腻、白滑	脉弦、滑
		寒痰阻肺——痰质稠			
饮停胸胁证		水饮停于胸胁——胸廓饱满，胸胁部胀闷		舌苔白滑	脉沉弦

风热犯肺证、肺热炽盛证、痰热壅肺证、燥邪犯肺证的鉴别

证型	主症	兼症	舌象	脉象
风热犯肺证	咳嗽，痰黄稠	风热表证——恶寒轻发热重	舌尖红苔黄	脉浮数
肺热炽盛证	咳喘气粗，鼻翼扇动	实热症状——鼻息灼热，咽肿尿黄	舌红苔黄	脉洪数
痰热壅肺证	发热咳喘，痰多黄稠	痰热症状——胸闷，烦躁不安	舌红苔黄腻	脉滑数

续表

证型	主症	兼症	舌象	脉象
燥邪犯肺证	干咳，痰少质黏	燥邪犯表证——口鼻干燥，恶寒发热	舌薄白干燥	脉浮数

风水相搏证的临床表现

证型	主症	兼症	舌象	脉象
风水相搏证	眼睑头面先肿，继而遍及全身，上半身肿甚，皮肤薄而发亮	恶寒重发热轻，无汗	苔薄白	脉浮紧
		发热重恶寒轻，咽喉肿痛	苔薄黄	脉浮紧

肠道湿热、肠热腑实、肠燥津亏证的鉴别

证型	主症		兼症	舌象	脉象
肠道湿热证	腹痛	大便黄稠，秽臭，暴泻如水，下痢脓血	身热口渴，肛门灼热	舌质红苔黄腻	脉滑数
肠热腑实证		便秘，热结旁流，恶臭	高热，汗多口渴，神昏谵语	舌红苔黄厚而燥	脉沉数
肠燥津亏证		便燥如羊屎，艰涩难下	口干，口臭，头晕		脉细涩

考点　脾与胃病辨证

脾气虚证、脾阳虚证、脾虚气陷证、脾不统血证的鉴别

证型	相同症状	不同症状	舌象	脉象
脾气虚证	纳呆腹胀，便溏肢倦，神疲乏力，面色萎黄	气虚证——浮肿或消瘦	舌质淡胖边有齿痕，苔白滑	脉缓、弱
脾阳虚证		虚寒证——腹痛喜温按，形寒肢冷		脉沉迟无力
脾虚气陷证		气陷证——脘腹坠胀，脱肛，子宫下垂	舌淡苔白	脉缓、弱
脾不统血证		出血证——便血，尿血，鼻衄，崩漏		脉细无力

湿热蕴脾证、寒湿困脾证的鉴别

证型	相同症状	不同症状	舌象	脉象
湿热蕴脾证	腹胀纳呆，便溏身重，身目发黄	兼热——身热起伏，黄色鲜明，皮痒尿赤	舌红苔黄腻	脉濡数、滑数
寒湿困脾证		兼寒——口淡不渴，黄色晦暗，肢肿尿少	舌淡苔白腻	脉濡缓、沉细

胃气虚证、胃阳虚证、胃阴虚证的鉴别

证型	主症	兼症	舌象	脉象
胃气虚证	胃脘痞满，隐痛喜按	气短懒言，神疲乏力	舌淡，苔薄白	脉弱
胃阳虚证	胃脘冷痛，喜温喜按	畏寒肢冷	舌淡胖嫩	脉沉迟无力

续表

证型	主症	兼症	舌象	脉象
胃阴虚证	胃脘嘈杂，隐隐灼痛	饥不欲食，干呕呃逆，口燥	舌红少苔乏津	脉细数

胃热炽盛证、寒饮停胃证的鉴别

证型	主症	兼症	舌象	脉象
胃热炽盛证	胃脘灼痛，消谷善饥，渴喜冷饮	口臭，牙龈肿痛溃烂	舌红苔黄	脉滑数
寒饮停胃证	胃脘痞胀，呕吐清水痰涎，有振水声	口淡不渴	舌苔白滑	脉沉弦

寒滞胃肠证、食滞胃肠证、胃肠气滞证的鉴别

证型	证候	舌象	脉象
寒滞胃肠证	胃脘冷痛，痛势剧烈，得温则减	舌苔白润	脉弦紧、沉紧
食滞胃肠证	胃脘胀痛，呕泻物酸馊腐臭	舌苔厚腻	脉滑、沉实
胃肠气滞证	胃脘胀痛走窜，肠鸣矢气	苔厚	脉弦

考点　肝与胆病辨证

肝血虚证、肝阴虚证的鉴别

证型	相同症状	兼症	舌象	脉象
肝血虚证	头晕眼花，视力减退	无热象——肢麻手颤，经少，爪甲不荣	舌淡	脉细
肝阴虚证		有热象——目涩，胁痛，潮热颧红，手足蠕动	舌红少苔	脉弦细数

肝郁气滞证、肝火炽盛证、肝阳上亢证的鉴别

证型	主症	兼症	舌象	脉象
肝郁气滞证	情志抑郁，胸胁少腹胀痛	咽部异物感，胁下肿块，月经不调	舌苔薄白	脉弦
肝火炽盛证	头晕胀痛，面赤，口苦口干，急躁易怒，耳鸣失眠	火热过盛——胁肋灼痛，便秘尿黄	舌红苔黄	脉弦数
肝阳上亢证		上实下虚——头重脚轻，腰膝酸软	舌红少津	脉弦有力

肝风内动四证的鉴别

证型	性质	辨证要点	舌象	脉象
肝阳化风证	上实下虚	眩晕，肢麻震颤，头胀面赤，昏仆，口眼歪斜	舌红苔白	脉弦有力
热极生风证	实热证	高热，神昏，抽搐	舌红绛	脉弦数
阴虚动风证	虚证	眩晕，手足蠕动+阴虚内热症状	舌红少津	脉弦细数
血虚生风证		眩晕，瞤动，瘙痒，拘急，肢麻震颤+血虚症状	舌淡苔白	脉细

寒滞肝脉证的临床表现

证型	典型症状	伴随症状	舌象	脉象
寒滞肝脉证	少腹、前阴、颠顶冷痛，得温则减	实寒证——恶寒肢冷	舌淡，苔白润	脉沉紧

肝胆湿热证的临床表现

证型	典型症状	伴随症状	舌象	脉象
肝胆湿热证	身目发黄，胁肋胀痛，阴部瘙痒，带下臭秽	湿热证——纳呆厌油，大便不调，尿赤，发热	舌红，苔黄腻	脉弦滑数

胆郁痰扰证的临床表现

证型	典型症状	舌象	脉象
胆郁痰扰证	胆怯易惊，烦躁失眠，眩晕呕恶	舌淡红或红，苔白腻或黄滑	脉弦缓或弦数

考点　肾与膀胱病辨证

肾阳虚证与肾虚水泛证的鉴别要点

证型	相同症状	不同症状	舌象	脉象
肾阳虚证	虚寒证——畏寒肢冷，腰膝酸冷	性欲减退，夜尿频多	舌淡苔白	脉沉细无力
肾虚水泛证		水肿下肢为甚，尿少	舌淡胖，苔白滑	脉沉迟无力

肾阴虚证、肾精不足证、肾气不固证的鉴别要点★

证型	辨证要点	舌象	脉象
肾阴虚证	腰酸而痛，头晕耳鸣，遗精经少，潮热盗汗 + 虚热证	舌红少津	脉细数
肾精不足证	先天不足，生长发育迟缓，生育功能低下	舌淡红苔白	脉沉细
肾气不固证	腰膝酸软，小便、精液、经带、胎气不固 + 气虚证	舌淡苔白	脉弱

考点　脏腑兼病辨证

心肾不交证、心脾气血虚证的临床表现、鉴别要点

证型	辨证要点	舌象	脉象
心肾不交证	心悸，失眠，耳鸣，腰酸，梦遗 + 虚热证	舌红少苔	脉细数
心脾气血虚证	心悸，神疲，头晕，食少，腹胀，便溏	舌淡嫩	脉弱

肝火犯肺证、肝胃不和证、肝脾不调证的鉴别

证型	相同症状	不同症状	舌象	脉象
肝火犯肺证	胸胁灼痛，急躁易怒	咳嗽痰黄，咯血	舌红，苔薄黄	脉弦数
肝胃不和证	脘胁胀痛，情志抑郁	嗳气吞酸	舌淡红，苔薄黄	脉弦
肝脾不调证		腹胀便溏	舌苔白	脉弦或缓

心肺气虚证、脾肺气虚证、肺肾气虚证的鉴别

证型	相同症状	不同症状	舌象	脉象
心肺气虚证	肺气虚表现：咳喘无力，吐痰清稀	心气虚——胸闷，心悸	舌淡苔白或唇舌淡紫	脉弱
脾肺气虚证		脾气虚——食少，腹胀，便溏	舌淡，苔白滑	
肺肾气虚证		肾气虚——呼多吸少，尿随咳出	舌淡紫	

心肾阳虚证、脾肾阳虚证的鉴别

<table>
<tr><th>证型</th><th>相同症状</th><th>临床表现</th><th>舌象</th><th>脉象</th></tr>
<tr><td>心肾阳虚证</td><td rowspan="2">虚寒证——畏寒肢冷；
肾阳虚——腰膝酸冷，水肿</td><td>心阳虚——心悸怔忡，胸闷气喘</td><td>舌淡紫</td><td>脉弱</td></tr>
<tr><td>脾肾阳虚证</td><td>脾阳虚——久泻久痢，完谷不化</td><td>舌淡胖</td><td>脉沉迟</td></tr>
</table>

心肝血虚证、肝肾阴虚证、肺肾阴虚证的鉴别

<table>
<tr><th>证型</th><th>相同症状</th><th>不同症状</th><th>舌象</th><th>脉象</th></tr>
<tr><td rowspan="2">心肝血虚证</td><td colspan="2">心血虚——心悸，多梦，眩晕，视物模糊</td><td rowspan="2">舌质淡白</td><td rowspan="2">脉细</td></tr>
<tr><td colspan="2">肝血虚——肢麻，经少，面白无华，爪甲不荣</td></tr>
<tr><td>肝肾阴虚证</td><td rowspan="2">肾阴虚——耳鸣腰酸，遗精，低热颧红</td><td>肝阴虚——眩晕，胁痛，口燥咽干</td><td rowspan="2">舌红少苔</td><td rowspan="2">脉细数</td></tr>
<tr><td>肺肾阴虚证</td><td>肺阴虚——咳嗽痰少带血，声音嘶哑，咽干</td></tr>
</table>

考点　脏腑辨证各相关证候的鉴别

肝火犯肺证、燥邪犯肺证、热邪壅肺证、肺阴虚证的鉴别

证型	相同症状	不同症状	舌象	脉象
肝火犯肺证	咳嗽，咯血	肝火内炽——急躁易怒，胁肋灼痛	舌红苔薄黄	脉弦数
燥邪犯肺证		只发于秋季，必兼发热恶寒之表证	苔薄而少津	脉浮数
热邪壅肺证		新病势急，气粗鼻扇与火热症状共见	舌红苔黄	脉滑数
肺阴虚证		阴虚内热——潮热盗汗	舌红少苔	脉细数

肝肾阴虚证与肝阳上亢证的鉴别

证型	相同症状	不同症状	舌象	脉象
肝肾阴虚证	眩晕耳鸣，腰膝酸软	虚火内扰——颧红盗汗，五心烦热	舌红少苔	脉细数
肝阳上亢证		肝阳亢逆，气血上冲——面赤急躁，头重脚轻	舌红	脉弦

第 三 篇

中药学

第一单元 中药的性能

考点 四气、五味、升降浮沉、归经

四气	五味	升降浮沉	归经
寒凉药——滋阴除蒸、清心开窍、凉肝息风	辛——能散能行	酒制——升	味辛、色白——肺、大肠经
	甘——能补能和能缓	姜炒——散	
温热药——引火归原、回阳救逆	酸——能收能涩	醋炒——收敛	味苦、色赤——心、小肠经
	苦——能泄能燥能坚	盐炒——下行	
	咸——能下能软		

考点 毒性

引起毒性反应的原因

剂量大	如砒霜、胆矾、蟾酥、马钱子、附子、乌头
误服伪品	如误以华山参、商陆代人参，独角莲代天麻
炮制不当	如使用未经炮制的生附子、生乌头
制剂服法不当	如乌头、附子中毒，多因煎煮时间短，或服后受寒、进食生冷

第二单元 中药的配伍

考点 中药配伍的内容

分类		概念	举例
协同作用	相须	增强原有药物的功效	麻黄配桂枝能增强发汗解表、祛风散寒的作用
	相使	辅药可以提高主药的疗效	黄芪配茯苓治脾虚水肿
不良反应	相畏	抑制不良反应	半夏畏生姜，即因生姜可以抑制半夏的毒副作用
	相杀	消除不良反应	金钱草配雷公藤
配伍禁忌	相恶	破坏另一种药物的功效	人参配莱菔子
	相反	同用产生剧烈不良反应	甘草反甘遂

第三单元 中药的用药禁忌

考点 配伍禁忌、妊娠用药禁忌★

用药禁忌		具体药物	
配伍禁忌	十八反	本草明言十八反，半蒌贝蔹及攻乌，藻戟遂芫俱战草，诸参辛芍叛藜芦	
	十九畏	硫黄畏朴硝	川乌、草乌畏犀角
		狼毒畏密陀僧	牙硝畏三棱
		巴豆畏牵牛	肉桂畏赤石脂
		丁香畏郁金	人参畏五灵脂
妊娠禁忌	慎用	通经祛瘀、行气破滞及辛热滑利之品，如“桃红膝黄枳附桂，干姜木通瞿麦葵”	
	禁用	毒性较强或药性猛烈（峻下逐水、破血逐瘀、辛香走窜）的药物，如“豆牛大陆”	

第四单元　中药的剂量与用法

考点　中药的用法

用法	适用药类/操作	具体药物
先煎	金石、矿物、介壳类；毒副作用强的药物可降低毒性	磁石、鳖甲、龟甲
后下	气味芳香、久煎可破坏有效成分	钩藤、薄荷、番泻叶
包煎	黏性强、粉末状、带有绒毛	滑石粉、旋覆花
另煎	贵重药材	人参、羚羊角
烊化	单用水或黄酒将药物加热溶化即烊化后，用煎好的药液冲服	阿胶、龟甲胶
冲服	贵重药材，液体药物	用于止血的三七、竹沥汁、姜汁、藕汁、荸荠汁、鲜地黄汁

第五单元　解表药

考点　发散风寒药

<table>
<tr><th>药名</th><th>相同功效</th><th>鉴别功效</th><th colspan="2">记忆点</th></tr>
<tr><td>麻黄</td><td rowspan="2">发汗解表，利水消肿</td><td>宣肺平喘</td><td colspan="2">止咳平喘多炙用</td></tr>
<tr><td>香薷</td><td>化湿和中</td><td colspan="2">治无汗、吐泻</td></tr>
<tr><td>桂枝</td><td colspan="2">发汗解肌，温通经脉，助阳化气，平冲降逆</td><td colspan="2">表虚有汗、表实无汗均可；治寒凝血脉，痰饮水肿</td></tr>
<tr><td>紫苏叶</td><td rowspan="2">解表散寒，解鱼蟹毒</td><td>行气宽中</td><td colspan="2">治脾胃气滞，胸闷呕吐</td></tr>
<tr><td>生姜</td><td>温中止呕，温肺止咳</td><td colspan="2">解毒：鱼虾蟹；生半夏、生南星</td></tr>
<tr><td>荆芥</td><td rowspan="2">祛风解表</td><td>透疹消疮，止血</td><td colspan="2">善祛风；生用解表透疹消疮，炒用止血</td></tr>
<tr><td>防风</td><td>胜湿止痛，止痉</td><td colspan="2">“风药之润剂”，祛风且胜湿</td></tr>
<tr><td>羌活</td><td rowspan="3">解表散寒，祛风止痛</td><td>胜湿</td><td rowspan="2">治带下，鼻渊，疮痈肿痛</td><td>太阳头痛</td></tr>
<tr><td>白芷</td><td>通鼻窍，燥湿止带，消肿排脓</td><td>阳明头痛</td></tr>
<tr><td>细辛</td><td>通窍，温肺化饮</td><td colspan="2">治少阴头痛，鼻渊之良药，反藜芦</td></tr>
</table>

续表

药名	相同功效	鉴别功效	记忆点
藁本	祛风散寒，除湿止痛		厥阴头痛，颠顶疼痛
辛夷	发散风寒，通鼻窍		包煎
苍耳子		祛风湿，止痛	血虚头痛不宜服用，过量服用易中毒

考点 发散风热药（助理医师不考：淡豆豉）

药名	相同功效	鉴别功效	记忆点
薄荷	疏散风热，清利头目	利咽透疹，疏肝行气	治温病初起，胸闷胁痛；宜后下
蔓荆子			治目赤肿痛
牛蒡子	疏散风热，利咽	透疹，宣肺祛痰，解毒消肿	治痈肿疮毒，丹毒，痄腮喉痹
蝉蜕		开音，明目退翳，息风止痉	疏肝经风热，治目赤翳障、急慢惊风
桑叶	疏散风热，平抑肝阳，清肝明目	清肺润燥，凉血止血	治肺热咳嗽，蜜炙可增强润肺止咳功效
菊花		清热解毒	平肝、清肝明目之力强，治疮痈肿毒
柴胡	升举阳气	解表退热，疏肝解郁	治少阳证；肝郁气滞；疟疾寒热
升麻		解表透疹，清热解毒	治口疮咽肿
葛根		解肌退热，透疹，生津止渴，止泻	治项背强痛，热泻热痢，升阳止泻宜煨用

续表

药名	相同功效	鉴别功效	记忆点
淡豆豉	解表，除烦，宣发郁热		

第六单元　清热药

考点　清热泻火药★

药名	相同功效	鉴别功效	记忆点
石膏	清热泻火	生用：除烦止渴； 煅用：敛疮生肌，收湿止血	甘、辛，大寒。清泻肺胃气分实热要药，生石膏宜先煎，煅石膏宜外用
知母		生津润燥	适用于骨蒸潮热者；脾虚便溏者忌用
栀子		除烦利湿，凉血解毒	归三焦经；焦栀子可凉血止血
淡竹叶		除烦利尿	治热病烦渴、口疮尿赤、热淋涩痛
芦根	清热泻火，生津止渴	除烦止呕，利尿	重在清热，常用于胃热呕哕
天花粉		消肿排脓	重在生津，常用于疮疡肿痛
夏枯草	清热泻火，明目	散结消肿	治瘰疬、瘿瘤
决明子		润肠通便	治肠燥便秘

考点 清热燥湿药（助理医师不考：秦皮、白鲜皮）

药名	相同功效	鉴别功效	记忆点
黄芩	清热燥湿，泻火解毒	止血，安胎	偏泻上焦肺火，用于肺热咳嗽者。煎服，清热生用，安胎炒用，清上焦热酒炙，止血炒炭用
黄连			偏泻中焦胃火，长于泻心火
黄柏		除蒸，疗疮	偏泻下焦相火，湿热下注及骨蒸劳热者多用
龙胆	清热燥湿	泻肝胆火	治湿热黄疸、肝火头痛
苦参		杀虫，利尿	反藜芦，脾胃虚寒者慎用
秦皮		收涩止痢，止带，明目	
白鲜皮		祛风解毒	

考点 清热解毒药

清热解毒药（一）（助理医师不考：马勃）

药名	相同功效	鉴别功效	记忆点
金银花	清热解毒，疏风散热		治痈肿疔疮，浓煎可以凉血止痢
连翘		消肿散结	治痈肿疮毒、瘰疬痰核，“疮家圣药”

续表

药名	相同功效	鉴别功效	记忆点
大青叶	清热解毒，凉血消斑		凉血消斑力强
板蓝根		利咽	解毒利咽效佳
青黛		定惊，清泻肝火	清肝定惊功著，内服1～3g
射干	清热解毒，利咽	消痰	治咽喉肿痛、痰盛咳喘
马勃		止血	
山豆根		消肿	有毒，3～6g
白头翁	清热解毒，凉血止痢		治热毒血痢
马齿苋		止血	
土茯苓	解毒，除湿，通利关节		治梅毒

清热解毒药（二）（助理医师不考：重楼、白蔹、半枝莲、熊胆粉、山慈菇、漏芦、野菊花）

药名	相同功效	鉴别功效	记忆点
蒲公英	清热解毒	消肿散结，利尿通淋	治内外热毒疮痈，疏郁通乳——乳痈
白花蛇舌草		消痈，利湿通淋	治毒蛇咬伤，热淋涩痛
重楼		消肿止痛，凉肝定惊	毒蛇咬伤，恶性肿瘤，尤其多治消化道肿瘤
白蔹		消痈散结，敛疮生肌	可用于治疗烧烫伤
半枝莲		化瘀利尿	
穿心莲	清热解毒，凉血消肿	燥湿，泻火	脾胃虚寒不宜服用
紫花地丁			
败酱草	清热解毒，消痈排脓	祛瘀止痛	
鱼腥草		利尿通淋	“肺痈之要药”

续表

药名	相同功效	鉴别功效	记忆点
贯众	清热解毒	凉血止血，杀虫	治风热感冒、血热出血、虫积
鸦胆子		止痢，截疟，外用腐蚀赘疣	内服 0.5～2g，不宜入煎剂，外用适量
熊胆粉		清肝明目，息风止痉	内服 0.25～0.5g，入丸散
山慈菇		化痰散结	
漏芦		消痈下乳，舒筋通脉	
大血藤		活血，祛风，止痛	
野菊花		泻火平肝	

考点 清热凉血药

药名	相同功效	鉴别功效	记忆点
生地黄	清热凉血	养阴生津	清热凉血力较大；治热入营血、舌绛烦渴、斑疹吐衄
玄参		泻火解毒，滋阴	泻火解毒力较强；反藜芦
牡丹皮	清热凉血	活血祛瘀	偏凉血，用治无汗骨蒸
赤芍		散瘀止痛	偏活血，用治温毒发斑、血热吐衄；目赤肿痛，痈肿疮疡；经闭痛经，癥瘕腹痛，跌打损伤；反藜芦
紫草	清热凉血，解毒	活血消斑，透疹	治温病血热毒盛
水牛角		定惊	宜先煎3小时以上

考点 清虚热药

药名	相同功效	鉴别功效	记忆点
青蒿	清透虚热，截疟，解暑，凉血除蒸		治温邪伤阴，夜热早凉；阴虚发热，劳热骨蒸；暑热外感，发热口渴；疟疾寒热
地骨皮	凉血除蒸，清肺降火，生津止渴		治骨蒸盗汗
白薇	清虚热，凉血，利尿通淋，解毒疗疮		

续表

药名	相同功效	鉴别功效	记忆点
银柴胡	清虚热，除疳热		
胡黄连		清湿热	

第七单元　泻下药

考点　攻下药（助理医师不考：芦荟）

药名	相同功效	鉴别功效	记忆点
大黄	泻下攻积	清热泻火，凉血解毒，逐瘀通经，除湿退黄	治烧烫伤、瘀血证、黄疸；宜后下
芒硝		润燥软坚，清热消肿	善治燥屎坚结；冲入药汁或开水溶化
番泻叶	泻下通便	利水	温开水泡服，宜后下
芦荟		清肝泻火，杀虫疗疳	入丸散，每次 2 ~ 5g

考点　润下药

药名	相同功效	鉴别功效	记忆点
火麻仁	润肠通便		
郁李仁		利水消肿	治水肿胀满，脚气浮肿
松子仁		润肺止咳	治肺燥咳嗽

考点　峻下逐水药（助理医师不考：京大戟、芫花）

药名	相同功效	鉴别功效	记忆点
甘遂	泻水逐饮	消肿散结	内服醋制，不宜与甘草同用
京大戟			不宜与甘草同用，炒用减缓药性
芫花		祛痰止咳，杀虫疗疮	不宜与甘草同用
牵牛子	泻水通便，消痰涤饮，杀虫攻积		不宜与巴豆、巴豆霜同用
巴豆霜	峻下冷积，逐水退肿，祛痰利咽，外用蚀疮		入丸散服，每次0.1~0.3g，外用适量

第八单元　祛风湿药

考点　祛风寒湿药（助理医师不考：徐长卿、路路通、青风藤）

药名	相同功效	鉴别功效	记忆点
独活	祛风湿，止痛	通痹，解表	治风寒夹湿表证、少阴头痛
威灵仙		通络，消骨鲠	
川乌		温经	治寒疝疼痛；酒浸、酒煎易中毒
徐长卿	祛风，化湿，止痛，止痒		风湿痹痛，胃痛胀满，牙痛，腰痛，跌仆伤痛，风疹，湿疹
路路通	祛风活络，利水，通经		关节痹痛，麻木拘挛，水肿胀满，乳少，经闭
蕲蛇	祛风，通络，止痉		治中风半身不遂；有毒
乌梢蛇			
青风藤	祛风湿，通经络，利小便		
木瓜	舒筋活络，和胃化湿		治脚气水肿、吐泻转筋

考点　祛风湿热药（助理医师不考：雷公藤、桑枝）

药名	相同功效	鉴别功效	记忆点
秦艽	祛风湿，止痛	通络，退虚热，清湿热	归胃、肝、胆经；治骨蒸潮热，黄疸
防己		利水消肿	治水肿脚气
豨莶草	祛风湿，利关节	解毒	制用治风湿痹痛、半身不遂；生用治风疹疮疡
桑枝			
络石藤	祛风通络，凉血消肿		
雷公藤	祛风除湿，活血通络，消肿止痛，杀虫解毒		风湿顽痹，麻风，顽癣，疥疮，湿疹，疔疮肿毒

考点　祛风湿强筋骨药

药名	相同功效	鉴别功效	记忆点
桑寄生	祛风湿，补肝肾，强筋骨	安胎	长于补肝肾，多用于风湿或肾虚的腰痛及肾虚胎动不安
五加皮		利水	长于利水，多用于湿痹肿痛
狗脊	祛风湿，补肝肾，强腰膝		

第九单元　化湿药

考点　化湿药（助理医师不考：草果）

<table>
<tr><th>药名</th><th>相同功效</th><th>鉴别功效</th><th colspan="2">记忆点</th></tr>
<tr><td>佩兰</td><td rowspan="2">化湿解暑</td><td></td><td colspan="2"></td></tr>
<tr><td>广藿香</td><td>止呕</td><td rowspan="2">治湿阻中焦，呕吐</td><td>治暑湿、湿温</td></tr>
<tr><td>白豆蔻</td><td rowspan="2">化湿行气</td><td>温中止呕</td><td rowspan="2">宜后下</td></tr>
<tr><td>砂仁</td><td>温中止泻，安胎</td><td>治妊娠恶阻，胎动不安</td></tr>
<tr><td>苍术</td><td colspan="2">燥湿健脾，祛风散寒，明目</td><td colspan="2">味辛、苦，性温；治风湿痹证，风寒夹湿表证</td></tr>
<tr><td>厚朴</td><td colspan="2">燥湿消痰，下气除满</td><td colspan="2">味苦、辛，性温；治痰饮喘咳</td></tr>
<tr><td>草果</td><td colspan="2">燥湿温中，除痰截疟</td><td colspan="2"></td></tr>
</table>

第十单元　利水渗湿药

考点　利水消肿药（助理医师不考：香加皮、冬瓜皮）

药名	相同功效	鉴别功效	记忆点
茯苓	利水渗湿	健脾，宁心	能补能利，既善渗泄水湿，又能健脾宁心
薏苡仁		健脾，除痹，清热排脓	性凉能清热排脓
泽泻		泄热，化浊降脂	
猪苓			利水作用强，用于水肿、小便不利、泄泻
香加皮	利水消肿	祛风湿，强筋骨	有毒，服用不宜过量
冬瓜皮		清热解暑	

考点　利尿通淋药（助理医师不考：木通、通草、萹蓄）

药名	相同功效	鉴别功效	记忆点
车前子	利尿通淋	渗湿止泻，明目，祛痰	包煎；孕妇及肾虚精滑者慎用
滑石		清热解暑，外用祛湿敛疮	治疗湿疮、湿疹、痱子；包煎；脾虚、热病伤津及孕妇慎用

续表

药名	相同功效	鉴别功效	记忆点
木通	利尿通淋	清心除烦，通经下乳	治口舌生疮，心烦尿赤
通草		通气下乳	
石韦	利尿通淋	清肺止咳，凉血止血	
瞿麦		活血通经	
萹蓄		杀虫止痒	
地肤子	清热利湿	止痒	
海金沙		通淋止痛	宜包煎
萆薢	利湿去浊，祛风除痹		

考点　利湿退黄药

药名	鉴别功效	记忆点
茵陈	利胆退黄，清热利湿	
金钱草	利湿退黄，利尿通淋，解毒消肿	
虎杖	利湿退黄，清热解毒，散瘀止痛，化痰止咳，泻热通便	活血止痛效果好

第十一单元　温里药

药名	相同功效	鉴别功效	记忆点
附子	回阳救逆，补火助阳，散寒止痛		治偏中下焦里寒证，亡阳虚脱，肢冷脉微
干姜	温中散寒，回阳通脉，温肺化饮		治偏中上焦里寒证
肉桂	补火助阳，散寒止痛，温通经脉，引火归原		治虚阳上浮证，宜后下或焗服，畏赤石脂
吴茱萸	散寒止痛	降逆止呕，助阳止泻	归肝、脾、胃、肾经
小茴香		理气和胃	治寒疝腹痛，睾丸坠胀，少腹冷痛
丁香		温中降逆，温肾助阳	畏郁金
高良姜	温中止痛	散寒，止呕	
花椒		杀虫止痒	

第十二单元　理气药

考点　理气药（助理医师不考：沉香）

药名	相同功效	鉴别功效	记忆点
陈皮	理气健脾，燥湿化痰		治脾胃气滞证，呕吐、呃逆证，湿痰、寒痰咳嗽，胸痹证
青皮	疏肝破气，消积化滞		治乳房胀痛，疝气疼痛，食积腹痛
枳实	破气消积，化痰除痞		治胃肠积滞，湿热泻痢，胸痹，脏器下垂
佛手	疏肝解郁，理气和中	燥湿化痰	
香附		调经止痛	“调经要药”，气中之血药
木香	行气止痛	健脾消食	治脾胃气滞证，泻痢里急后重，腹痛胁痛，黄疸，疝气痛，气滞血瘀之胸痹
沉香		温中止呕，纳气平喘	宜后下
川楝子		杀虫	治肝郁化火诸痛，虫积腹痛；有毒
乌药		温肾散寒	治尿频遗尿
檀香		散寒调中	宜后下

续表

药名	相同功效	鉴别功效	记忆点
薤白	行气导滞，通阳散结		气虚无滞及胃弱纳呆者不宜用
大腹皮	行气宽中，利水消肿		

第十三单元　消食药

药名	功效		记忆点
山楂	消食健胃，行气散瘀，降脂化浊		治疝气痛、瘀血证、食积证
莱菔子	消食除胀，降气化痰		治咳喘痰多；不宜与人参同服
神曲	消食和胃		治饮食积滞
鸡内金	消食健胃	固精止遗，通淋化石	治遗尿、砂石淋证
麦芽	消食健胃	回乳消胀，疏肝行气	治米面薯芋食滞及断乳、乳胀

第十四单元　驱虫药

考点　驱虫药（助理医师不考：使君子、雷丸、榧子、苦楝皮）

药名	相同功效	鉴别功效	记忆点
槟榔	杀虫消积	行气，利水，截疟	治水肿脚气，疟疾
使君子			忌与热茶同服
雷丸			
榧子		润肠通便，润肺止咳	
苦楝皮	杀虫，疗癣		治疥癣湿疮

第十五单元　止血药

考点　凉血止血药

药名	相同功效	鉴别功效	记忆点
大蓟	凉血止血，散瘀解毒消痈		散瘀消痈力强，止血作用广泛
小蓟			兼能利尿通淋，治血尿、血淋为佳

续表

药名	相同功效	鉴别功效	记忆点
地榆	凉血止血	解毒敛疮	治烫伤、湿疹、疮疡痈肿
侧柏叶		化痰止咳，生发乌发	
槐花		清泻肝火	治目赤肿痛；炒炭——止血，生用——清热泻火
白茅根		清热利尿	治血热出血证，水肿，热淋，黄疸，胃热呕吐，肺热咳喘
苦麻根		安胎，清热解毒	治胎动不安，胎漏下血

考点　化瘀止血药

药名	相同功效	鉴别功效	记忆点
三七	化瘀止血	消肿定痛	止血化瘀疗伤之要药；孕妇慎用
茜草		凉血，通经	凉血化瘀止血之良药
蒲黄		利尿通淋	包煎；炒用——止血，生用——化瘀、利尿；孕妇慎用

考点 收敛止血药（助理医师不考：棕榈炭）

药名	相同功效	鉴别功效	记忆点
白及	收敛止血	消肿生肌	不宜与乌头类药材同用
仙鹤草		止痢，截疟，解毒，补虚	
棕榈炭		止泻止带	
血余炭		化瘀，利尿	

考点 温经止血药

药名	相同功效	鉴别功效	记忆点
艾叶	温经止血	散寒调经，安胎	治胎动不安
炮姜		温中止痛	

中药学

第十六单元　活血化瘀药

考点　活血止痛药（助理医师不考：没药、五灵脂）

药名	相同功效	鉴别功效	记忆点
川芎	活血行气止痛	祛风	治头痛、风湿痹痛
延胡索			行血中之气滞，气中血滞，专治一身上下诸痛
姜黄		通经	祛瘀力强，治寒凝气滞血瘀证，风湿痹痛
郁金		解郁，清心凉血，利胆退黄	畏丁香；治热病神昏、湿热黄疸
乳香	消肿生肌	活血定痛	治跌打损伤，气滞血瘀痛证
没药		散瘀定痛	
五灵脂	活血止痛，化瘀止血		人参畏五灵脂

考点　活血调经药（助理医师不考：泽兰、王不留行）

药名	相同功效	鉴别功效	记忆点
丹参	祛瘀止痛，活血通经	凉血消痈，清心除烦	既活血，又凉血；反藜芦
红花			

续表

药名	相同功效	鉴别功效	记忆点
桃仁	活血祛瘀，润肠通便，止咳平喘		
益母草	活血调经，	清热解毒	
泽兰	利水消肿	祛瘀消痈	
牛膝	生用——活血通经、利水通淋、引火（血）下行；酒炙——补肝肾、强筋骨		
鸡血藤	活血补血，调经止痛，舒筋活络		
王不留行	活血通经，下乳消痈，利尿通淋		

考点 活血疗伤药（助理医师不考：苏木、自然铜、血竭）

药名	功效	记忆点
土鳖虫	破血逐瘀，续筋接骨	有小毒；治筋伤骨折
苏木	活血祛瘀，消肿止痛	
自然铜	散瘀止痛，续筋接骨	促进骨折愈合，为伤科要药
骨碎补	活血疗伤止痛，补肾强骨，外用消风祛斑	
血竭	活血定痛，化瘀止血，生肌敛疮	

考点 破血消癥药（助理医师不考：穿山甲）

药名	功效	记忆点
莪术	破血行气，消积止痛	孕妇禁用
三棱		
水蛭	破血通经，逐瘀消癥	
穿山甲	活血消癥，通经下乳，消肿排脓，搜风通络	

第十七单元 化痰止咳平喘药

考点 温化寒痰药

药名	相同功效	鉴别功效	记忆点
半夏	燥湿化痰	降逆止呕，消痞散结，外用消肿止痛	归脾、胃、肺经；善治脏腑湿痰，止呕要药，治心下痞、梅核气
天南星		祛风止痉，外用散结消肿	走经络，偏于祛风痰而能解痉止厥，善治风痰

续表

药名	相同功效	鉴别功效	记忆点
旋覆花	降气，祛痰	行水，止呕	包煎
白前		止咳	
芥子	温肺豁痰，利气散结，通络止痛		久咳肺虚及阴虚火旺者忌用

考点　清化热痰药（助理医师不考：海蛤壳、昆布）

药名	相同功效	鉴别功效	记忆点
川贝母	清热化痰止咳，散结消痈	润肺	性偏润，肺热燥咳、虚劳咳嗽用之宜
浙贝母		解毒	性偏泄，风热犯肺或痰热郁肺之咳嗽用之宜
瓜蒌	清热涤痰，宽胸散结，润燥滑肠		不宜与乌头类药材同用
竹茹	清热化痰	除烦，止呕	肺热咳嗽，胃热呕吐，吐血崩漏
海蛤壳		软坚散结，制酸止痛，外用收湿敛疮	
竹沥	清热豁痰	定惊利窍	痰热咳喘，中风痰迷
天竺黄		清心定惊	
桔梗	宣肺，祛痰，利咽，排脓		治咳嗽痰多，咽肿失音，肺痈吐脓

中药学

续表

药名	相同功效	鉴别功效	记忆点
前胡	降气化痰，散风清热		
海藻	消痰软坚，利水消肿		反甘草
昆布			

考点 止咳平喘药（助理医师不考：紫菀、款冬花、枇杷叶、白果）

药名	相同功效	鉴别功效	记忆点
苦杏仁	降气止咳平喘，润肠通便	化痰	兼宣肺，止咳平喘力强，喘咳要药；有小毒
紫苏子			功偏降气化痰
桑白皮	泻肺平喘，利水消肿		药性缓，长于清肺热，降肺火
葶苈子			力峻，重在泻肺中的水气、痰涎
百部	润肺止咳	下气杀虫灭虱	治百日咳
紫菀		化痰	治咳嗽有痰
款冬花		下气，化痰	治咳嗽气喘
枇杷叶	清肺止咳，降逆止呕		止咳炙用，止呕生用
白果	敛肺定喘，止带缩尿		煎服，捣碎；有毒

第十八单元　安神药

考点　重镇安神药

药名	相同功效	鉴别功效	记忆点
朱砂	清心镇惊，安神，明目，解毒		善治心火亢盛之心神不安；有毒，忌火煅
磁石	镇惊安神，平肝潜阳	聪耳明目，纳气平喘	治肾虚肝旺，肝火扰心之心神不宁；脾胃虚弱者慎用
龙骨		收敛固涩，收湿敛疮	生用——平肝潜阳，煅用——收敛固涩，收湿敛疮
琥珀	镇惊安神，活血散瘀，利尿通淋		研末冲服，不入煎剂；忌火煅

考点　养心安神药（助理医师不考：首乌藤）

药名	相同功效	鉴别功效	记忆点
酸枣仁	养心安神	益肝，敛汗，生津	治心悸失眠、自汗、盗汗
柏子仁		润肠通便，止汗	
远志	安神益智，交通心肾，祛痰开窍，消散痈肿		治痈疽疮毒、乳房肿痛、喉痹；凡实热或痰火内盛者，以及有胃溃疡或胃炎者慎用
合欢皮	解郁安神，活血消肿		
首乌藤	养血安神，祛风通络		

第十九单元　平肝息风药

考点　平抑肝阳药（助理医师不考：罗布麻叶）

药名	相同功效	鉴别功效	记忆点
石决明	平肝潜阳，清肝明目		治肝肾阴虚、肝阳眩晕、目赤翳障
珍珠母	平肝潜阳，清肝明目	镇惊安神	
牡蛎	平肝潜阳	重镇安神，软坚散结，收敛固涩，制酸止痛	治阴虚阳亢、痰核瘰疬
赭石	平肝潜阳	重镇降逆，凉血止血	治呕吐呃逆、气逆喘息、血热吐衄
蒺藜	平肝解郁，活血祛风，明目止痒		
罗布麻叶	平肝安神，清热，利水		

考点　息风止痉药（助理医师不考：珍珠）

药名	相同功效	鉴别功效	记忆点	
羚羊角	清热解毒	平肝息风，清肝明目	归肝、心经，治热病神昏	治目赤头痛
牛黄		凉肝息风，清心豁痰，开窍醒神		治口舌生疮
钩藤	清热平肝	息风，定惊	治小儿高热惊风轻症，宜后下	
地龙		通络，平喘，利尿	治痹证，肺热哮喘，小便不利	
天麻	息风止痉	平抑肝阳，祛风通络	味甘、性平，治风湿痹痛	
僵蚕		化痰散结，祛风止痛	治风中经络、风疹瘙痒	
全蝎	息风镇痉，攻毒散结，通络止痛		治痉挛抽搐、疮疡肿毒、瘰疬结核、风湿顽痹、顽固性头痛	
蜈蚣				
珍珠	安神定惊，明目消翳，解毒生肌，润肤祛斑			

第二十单元　开窍药

药名	相同功效	鉴别功效	记忆点	
麝香	开窍醒神	活血通经，消肿止痛，催生下胎	外用适量，不入煎剂	治热闭、寒闭神昏；入丸、散，用量0.03～0.1g
冰片		清热止痛		治热闭神昏；用量0.15～0.3g
苏合香		辟秽，止痛		用量0.3～1g；不入煎剂
石菖蒲		豁痰，益智，化湿开胃	治痰湿秽浊神昏、脘腹痞满、噤口痢	

第二十一单元　补虚药

考点　补气药

补气药（一）

药名	相同功效	鉴别功效	记忆点	
人参	补脾肺气，生津	大补元气，安神益智，复脉固脱，养血	反藜芦	治元气虚脱证
党参		养血		治气血两虚
西洋参		养阴，清热		中阳衰微、胃有寒湿者忌用
太子参		健脾，润肺	治脾肺气阴两虚证	

补气药（二）

药名	功效	记忆点
黄芪	补气升阳，固表止汗，利水消肿，托疮生肌	治溃久难敛、中风半身不遂
白术	健脾益气，燥湿利水，止汗，安胎	生用——燥湿利水，炒用——健脾止泻

续表

药名	功效	记忆点
甘草	补脾益气，祛痰止咳，缓急止痛，清热解毒，调和诸药	生用——清热解毒；蜜炙——补益心脾、润肺止咳；不可与京大戟、芫花、甘遂同用
山药	补脾养胃，生津益肺，补肾涩精	
白扁豆	健脾化湿，和中消暑，解毒	
大枣	补中益气，养血安神	
蜂蜜	补中，润燥，止痛，解毒；外用生肌敛疮	

考点 补阳药

补阳药（一）（助理医师不考：沙苑子）

药名	相同功效	鉴别功效	记忆点
鹿茸	补肾阳，益精血，强筋骨，调冲任，托疮毒		甘、咸，温。归肾、肝经
淫羊藿	补肾阳，强筋骨，祛风湿		肾阳虚衰之精少不育
巴戟天	补肾阳，强筋骨，祛风湿		肾阳亏虚、精血不足之证
杜仲	补肝肾，强筋骨，安胎		肾虚腰痛，胎动不安
续断	补肝肾，强筋骨，安胎	止崩漏，疗伤续折	崩漏、乳汁不行、痈疽疮疡、跌仆损伤

续表

药名	相同功效	鉴别功效	记忆点
菟丝子	补肾益精，养肝明目，固精缩尿	止泻，安胎；外用消风祛斑	
沙苑子			
补骨脂	补肾壮阳，温脾止泻，纳气平喘；外用消风祛斑		

补阳药（二）（助理医师不考：锁阳、蛤蚧、冬虫夏草、仙茅）

药名	功效	记忆点
肉苁蓉	温肾阳，益精血，润肠通便	阴虚火旺、大便泄泻者不宜服用
锁阳		
益智	暖肾固精缩尿，温脾开胃摄唾	
紫河车	补肾益精，养血益气	治气血不足诸证；肺肾两虚之咳喘
蛤蚧	补肺益肾，纳气平喘，助阳益精	
冬虫夏草	补肾益肺，止血化痰	治久咳虚喘
仙茅	补肾阳，强筋骨，祛寒湿	

考点 补血药★（助理医师不考：龙眼肉）

药名	相同功效	鉴别功效	记忆点
当归	补血调经，活血止痛，润肠通便		治血虚有寒、跌打损伤
白芍	养血调经，敛阴止汗，柔肝止痛，平抑肝阳		治血虚有热、胸胁疼痛、止汗；反藜芦
熟地黄	补血养阴	填精益髓	治肝肾阴虚、滋腻碍胃
阿胶		润燥，止血	治肺阴虚燥咳、阴虚风动
何首乌	生用——解毒，消痈，截疟，润肠通便；制用——补肝肾，益精血，乌须发，强筋骨，化浊降脂		
龙眼肉	补益心脾，养血安神		

考点 补阴药

补阴药（一）（助理医师不考：南沙参）

药名	相同功效	鉴别功效	记忆点
北沙参	养阴清肺，益胃生津		清养肺胃作用强
南沙参		补气，化痰	兼益气、祛痰，宜于气阴两伤及燥痰咳嗽者
麦冬	养阴生津	润肺清心	宁心安神，用于胃阴虚、肺阴虚、心阴虚
天冬		清肺润燥	清火与润燥力强于麦冬，且入肾滋阴

补阴药（二）（助理医师不考：楮实子）

<table>
<tr><th>药名</th><th>相同功效</th><th>鉴别功效</th><th colspan="2">记忆点</th></tr>
<tr><td>龟甲</td><td rowspan="2">滋阴潜阳</td><td>益肾健骨，养血补心，固经止崩</td><td rowspan="2">砂炒醋淬后去腥</td><td>长于滋肾，兼健骨、养血、补心</td></tr>
<tr><td>鳖甲</td><td>退热除蒸，软坚散结</td><td>长于退虚热，兼软坚散结</td></tr>
<tr><td>石斛</td><td colspan="2">益胃生津，润阴清热</td><td colspan="2">治胃阴虚、肾阴虚</td></tr>
<tr><td>玉竹</td><td colspan="2">养阴润燥，生津止渴</td><td colspan="2">治胃阴虚、肺阴虚</td></tr>
<tr><td>百合</td><td colspan="2">养阴润肺，清心安神</td><td colspan="2">治肺阴虚</td></tr>
<tr><td>黄精</td><td colspan="2">补气养阴，健脾，润肺，益肾</td><td colspan="2"></td></tr>
<tr><td>枸杞子</td><td rowspan="3">滋补肝肾</td><td>益精明目</td><td colspan="2">治肝肾阴虚、早衰证</td></tr>
<tr><td>女贞子</td><td>乌须明目</td><td colspan="2">入丸散剂效佳；以黄酒拌蒸制可避免滑肠</td></tr>
<tr><td>墨旱莲</td><td>凉血止血</td><td colspan="2"></td></tr>
<tr><td>楮实子</td><td colspan="2">滋肾清肝，明目利尿</td><td colspan="2"></td></tr>
</table>

第二十二单元　收涩药

考点　固表止汗药

药名	相同功效	鉴别功效	记忆点
麻黄根	固表止汗		
浮小麦		益气，除热	

考点　敛肺涩肠药（助理医师不考：五倍子）

药名	功效			记忆点
五味子	收敛固涩，益气生津，补肾宁心			既入肺肾经而敛肺滋肾，又入心经宁心安神
五倍子	涩肠止泻	敛肺降火，涩肠止泻，固精止遗，敛汗止血，收湿敛疮		
乌梅		敛肺止咳	安蛔止痛，生津止渴	治肺虚久咳；炒炭可止血，外敷可消疮毒
诃子			降火利咽	煨用——涩肠止泻，生用——敛肺清热、利咽开音
肉豆蔻			温中行气	用于五更泻；湿热泻痢者忌用
赤石脂			收敛止血，敛疮生肌	畏肉桂；湿热积滞泻痢者忌用

考点 固精缩尿止带药（助理医师不考：椿皮）

药名	功效	记忆点
山茱萸	补益肝肾，收敛固脱	治腰膝酸软，崩漏，大汗不止，消渴
桑螵蛸	固精缩尿，补肾助阳	
海螵蛸	涩精止带，收敛止血，制酸止痛，收湿敛疮	治胃痛吐酸、湿疮湿疹
莲子	固精止带，补脾止泻，益肾养心	治心悸失眠
芡实	益肾固精，健脾止泻，除湿止带	
金樱子	固精缩尿止带，涩肠止泻	
椿皮	收敛止带，止泻，清热燥湿，止血	

第二十三单元　攻毒杀虫止痒药

考点 攻毒杀虫止痒药（助理医师不考：雄黄）

药名	相似功效	鉴别功效
雄黄	解毒，杀虫	祛痰截疟
硫黄	外用解毒杀虫止痒	内服补火助阳通便

第二十四单元　拔毒化腐生肌药（助理医师不考）

药名	功效	记忆点
升药	拔毒，去腐	仅供外用，有大毒
砒石	外用蚀疮去腐，攻毒杀虫；内服祛痰平喘，截疟	剧毒

第四篇

方剂学

第一单元 总论

考点 方剂的组成和变化

方剂的组成原则	君药	治证主药
	臣药	①辅君。②治兼证
	佐药	①佐助药：辅君臣以强效。②佐制药：弱君臣毒峻之性。③反佐药
	使药	①引经药：带诸药入病所。②调和药：调和诸药
方剂的变化	药味的增损	方中君药不变为前提，加减方中其他药物
	药量的增加	方中药物组成不变为前提
	剂型的变化	方中药物组成及配伍用量比例不变为前提

考点 剂型

剂型	特点
汤剂	吸收迅速，药效快，便于随证化裁，适于重症及病情不稳定者
丸剂	吸收慢，药效持久，节省药材，体积小，便于携带与服用
散剂	制备简便，吸收较快，节省药材，不易变质，易于携带和服用
膏剂	分煎膏、软膏、硬膏

第二单元 解表剂

考点 辛温解表剂★（助理医师不考：大青龙汤、止嗽散）

<table>
<tr><th>剂名</th><th colspan="2">功用</th><th>主治</th><th>组成</th></tr>
<tr><td>麻黄汤</td><td colspan="2">发汗解表，宣肺平喘</td><td>外感风寒表实证</td><td>麻黄、桂枝、甘草、杏仁</td></tr>
<tr><td>桂枝汤</td><td colspan="2">解肌发表，调和营卫</td><td>外感风寒表虚证</td><td>桂枝、芍药、甘草、生姜、大枣</td></tr>
<tr><td>小青龙汤</td><td colspan="2">解表散寒，温肺化饮</td><td>外寒里饮证</td><td>小小青龙最有功，风寒束表饮停胸，细辛半夏甘和味，姜桂麻黄芍药同。
臣：干姜、细辛</td></tr>
<tr><td>大青龙汤</td><td>发汗解表</td><td rowspan="2">兼清里热</td><td>外感风寒，里有郁热证</td><td>麻黄汤加石膏、生姜、大枣</td></tr>
<tr><td>九味羌活汤</td><td>发汗祛湿</td><td>外感风寒湿邪，兼有里热证</td><td>九味羌活用防风，细辛苍芷与川芎，黄芩生地同甘草，分经论治宜变通</td></tr>
<tr><td>止嗽散</td><td colspan="2">宣利肺气，疏风止咳</td><td>风痰犯肺之咳嗽证</td><td>止嗽散用桔甘前，紫菀荆陈百部研，止咳化痰兼透表，姜汤调服不用煎</td></tr>
</table>

考点　辛凉解表剂（助理医师不考：柴葛解肌汤）

剂名	功用	主治	组成
银翘散	辛凉透表，清热解毒	温病初起，温邪初犯肺卫证	银翘散主上焦疴，竹叶荆牛豉薄荷，甘桔芦根凉解法，轻宣温热煮无过
麻黄杏仁甘草石膏汤	辛凉解表，清肺平喘	表邪未解，肺热壅盛证	麻黄、杏仁、甘草、石膏
桑菊饮	疏风清热，宣肺止咳	风温初起，邪客肺络证，但咳，身热不甚	桑菊饮中桔杏翘，芦根甘草薄荷饶，清疏肺卫轻宣剂，风温咳嗽服之消
柴葛解肌汤	解肌清热	外感风寒，邪郁化热	柴葛解肌芷桔羌，膏芩芍草枣生姜

考点　扶正解表剂（助理医师不考：参苏饮）

剂名	相同功用	鉴别功用	主治	组成
人参败毒散	益气解表	散寒祛湿	气虚外感风寒湿证	人参败毒草苓芎，羌独柴前枳桔同，薄荷少许加姜入
参苏饮		理气化痰	气虚外感风寒，内有痰湿	参苏饮内用陈皮，枳壳前胡半夏齐，干葛木香甘桔茯，气虚外感最相宜

第三单元　泻下剂

考点　泻下剂（助理医师不考：大陷胸汤、济川煎、十枣汤、黄龙汤）

分类	剂名	功用	主治	组成
寒下剂	大承气汤	峻下热结	阳明腑实证、热结旁流证、里热实证之热厥、痉病等	大黄、芒硝、枳实、厚朴
	大陷胸汤	泻热逐水	水热互结之结胸证	大黄、芒硝、甘遂
温下剂	温脾汤	温补脾阳，攻下寒积	阳虚冷积证	温脾附子大黄硝，当归干姜人参草
润下剂	麻子仁丸	润肠泻热，行气通便	脾约证	麻子仁丸治脾约，枳朴大黄麻杏芍
	济川煎	温肾益精，润肠通便	肾虚便秘证	济川归膝肉苁蓉，泽泻升麻枳壳从
逐水剂	十枣汤	攻逐水饮	悬饮、水肿；清晨空腹服	芫花、甘遂、京大戟、大枣
攻补兼施剂	黄龙汤	攻下热结，益气养血	阳明腑实，气血不足证	黄龙汤中枳朴黄，参归甘桔枣硝姜

第四单元　和解剂

考点　和解少阳剂★（助理医师不考：蒿芩清胆汤）

剂名	功用	主治	组成
小柴胡汤	和解少阳	①伤寒少阳证。②妇人伤寒，热入血室，经水适断，寒热发作有时。③疟疾、黄疸等少阳证者	小柴胡汤和解功，半夏人参甘草从，更加黄芩生姜枣，少阳百病此方宗
蒿芩清胆汤	清胆利湿，和胃化痰	少阳湿热痰浊证	蒿芩清胆枳竹茹，陈夏茯苓加碧玉

考点　调和肝脾剂、调和肠胃剂（助理医师不考：痛泻要方）

分类	剂名	功用	主治	组成
调和肝脾	四逆散	透邪解郁，疏肝理脾	阳郁厥逆证，肝脾不和证	柴胡、芍药、枳实、炙甘草
	逍遥散	疏肝解郁，健脾养血	肝郁血虚脾虚证	逍遥散中当归芍，柴苓术草加姜薄
	痛泻要方	补脾柔肝，祛湿止泻	脾虚肝郁之痛泻证	痛泻要方用陈皮，术芍防风共成剂

续表

分类	剂名	功用	主治	组成
调和肠胃	半夏泻心汤	寒热并调，消痞散结	寒热互结之痞证	半夏泻心黄连芩，干姜草枣人参行

第五单元　清热剂

考点　清气分热剂、清营凉血剂★（助理医师不考：竹叶石膏汤）

分类	剂名	相同功用	鉴别功用	主治	组成
清气分热	白虎汤	清热生津		阳明气分热盛	共同：石膏、甘草、粳米；不同：知母、竹、麦、参、夏
清气分热	竹叶石膏汤	清热生津	益气和胃	气阴两伤证	共同：石膏、甘草、粳米；不同：知母、竹、麦、参、夏
清营	清营汤	清营解毒，透热养阴		邪热初入营分	犀地银翘玄连竹，丹麦清热更护阴
凉血	犀角地黄汤	清热解毒，凉血散瘀		热入血分证	犀角、生地黄、赤芍、牡丹皮

考点　清热解毒剂（助理医师不考：凉膈散、普济消毒饮）

剂名	功用	主治	组成
凉膈散	泻火通便，清上泄下	上中二焦火热证	凉膈硝黄栀子翘，黄芩甘草薄荷饶
普济消毒饮	清热解毒，疏风散邪	大头瘟	普济消毒蒡芩连，甘桔蓝根勃翘玄，升柴陈薄僵蚕入
黄连解毒汤	泻火解毒	三焦火毒	芩连柏栀

考点　清脏腑热剂（助理医师不考：玉女煎、白头翁汤）

剂名	功用	主治	组成
龙胆泻肝汤	泻肝胆实火，清肝经湿热	肝胆实火上炎；肝经湿热下注证	龙胆泻肝栀芩柴，木通泽泻车前归
左金丸	清肝泻火，降逆止呕	肝火犯胃	黄连、吴茱萸
清胃散	清胃凉血	胃火牙痛	清胃散中升麻连，当归生地丹皮全
玉女煎	清胃火滋肾阴	胃热阴虚	玉女石膏熟地黄，知母麦冬牛膝襄
芍药汤	清热燥湿，调气和血	湿热痢疾	芍药汤内用槟黄，芩连归桂草木香
白头翁汤	清热解毒，凉血止痢	热毒痢疾	秦连白柏（秦连伯伯）
导赤散	清心养阴利水	心经火热证	导赤木通与车前，草梢兼加竹叶尝
泻白散	清泻肺热，止咳平喘	肺热咳喘	泻白桑皮地骨皮，粳米甘草扶肺气

考点　清虚热剂（助理医师不考：当归六黄汤）

剂名	功用	主治	组成
当归六黄汤	滋阴泻火，固表止汗	阴虚火旺之盗汗	二地黄＋芪芩连柏
青蒿鳖甲汤	养阴透热	温病后期，热伏阴分证	青蒿鳖甲知地丹

第六单元　祛暑剂

剂名	功用	主治	组成
香薷散	祛暑解表，化湿和中	夏月伤于寒湿之阴暑证	香薷、白扁豆、厚朴、酒
六一散	清暑利湿	暑湿证	滑石、甘草
清暑益气汤	清暑益气，养阴生津	暑热气津两伤证	王氏清暑益气汤，暑热气津已两伤，洋参麦斛梗米草，翠衣荷连知竹尝

第七单元 温里剂

考点 温中祛寒剂（助理医师不考：吴茱萸汤、大建中汤）

剂名	功用		主治	组成
理中丸	温中祛寒，补中健脾		①脾胃虚寒证。②阳虚失血证。③中阳不足，阴寒上乘之胸痹或脾气虚寒，不能摄津之病后多涎唾等	君：干姜（温中祛寒要药）；臣：人参；佐：白术、甘草
小建中汤	温中补虚	和里缓急	中焦虚寒，肝脾失调，阴阳不和	小建中汤芍药多，桂枝甘草姜枣和，更加饴糖补中脏
吴茱萸汤	温中补虚	降逆止呕	①畏寒呕吐证。②肝寒上逆证。③肾寒上逆证	吴茱萸、人参、大枣、生姜
大建中汤	温中补虚	缓急止痛	中阳衰弱，阴寒内盛之脘腹疼痛	蜀椒、干姜、人参

考点 回阳救逆剂、温经散寒剂（助理医师不考：暖肝煎）

分类	剂名	功用	主治	组成
回阳救逆剂	四逆汤	回阳救逆	少阴病，心肾阳衰寒厥证；太阳病误汗亡阳者	附子、甘草、干姜
温经散寒剂	当归四逆汤	温经散寒，养血通脉	血虚寒厥证	当归四逆用桂芍，细辛通草甘大枣
	暖肝煎	温补肝肾，行气止痛	肝肾不足，寒滞肝脉证	暖肝煎中桂茴香，归杞乌沉茯加姜

第八单元　表里双解剂

分类	剂名	功用	主治	组成
解表清里剂	葛根黄芩黄连汤	清解里热，解肌散邪	表证未解，邪热入里证	

续表

分类	剂名	功用	主治	组成
解表攻里剂	大柴胡汤	和解少阳，内泄热结	少阳阳明合病	大柴胡汤用大黄，枳芩夏芍枣生姜
	防风通圣散	疏风解表，泻热通便	风热壅盛，表里俱实证	防风通圣大黄硝，荆芥麻黄栀芍翘，甘桔芎归膏滑石，薄荷芩术力偏饶

第九单元　补益剂

考点　补气剂★

剂名	功用	主治	组成
四君子汤	益气健脾	脾胃气虚证	人参、白术、茯苓、甘草
参苓白术散	益气健脾，渗湿止泻	脾虚湿盛证，肺脾气虚，痰湿咳嗽	参苓白术扁豆陈，山药甘莲砂薏仁，桔梗上浮兼保肺，枣汤调服益脾神
补中益气汤	补中益气，升阳举陷	气虚发热证，脾胃气虚证，气虚下陷证	补中益气芪术陈，升柴参草当归身
玉屏风散	益气固表止汗	表虚自汗	防风、黄芪、白术
生脉散	益气生津，敛阴止汗	气阴两伤证	人参、麦冬、五味子

考点　补血剂、气血双补剂（助理医师不考：当归补血汤）

分类	剂名	功用	主治	组成
补血剂	四物汤	补血养血	营血虚滞证	芎地芍归（穷地少归）；注：熟地黄
	当归补血汤	补气生血	血虚发热证	黄芪、当归
	归脾汤	益气补血，健脾养心	心脾气血两虚证；脾不统血证	归脾汤用术参芪，归草茯神远志随，酸枣木香龙眼肉，煎加姜枣益心脾
气血双补剂	炙甘草汤	滋阴养血，益气温阳，复脉定悸	阴血不足，阳气虚弱；虚劳肺痿	炙甘草汤参桂姜，麦冬生地麻仁襄，大枣阿胶加酒服，桂枝生姜为佐药

考点　补阴剂、补阳剂、阴阳双补剂（助理医师不考：大补阴丸、一贯煎）

分类	剂名	功用	主治	组成
补阴剂	六味地黄丸	填精滋阴补肾	肾阴精不足证	地八山山四，丹苓泽泻三（三补三泻）
	大补阴丸	滋阴降火	阴虚火旺证	大补阴丸知柏黄，龟甲脊髓蜜成方
	一贯煎	滋阴疏肝	肝肾阴虚，肝气郁滞证	一贯煎中生地黄，沙参归杞麦冬藏

续表

分类	剂名	功用	主治	组成
补阴剂	左归丸	滋补肾阴，填精益髓	真阴不足证	左归丸内山药地，萸肉枸杞与牛膝，菟丝龟鹿二胶合
补阳剂	肾气丸	补肾助阳，化生肾气	肾阳气不足证	六味地黄丸+桂附（贵妇）；注：桂枝体现“阴中求阳、少火生气”
	右归丸	温补肾阳，填精益髓	肾阳不足，命门火衰证	地山山枸，体现“阴中求阳”
阴阳双补剂	地黄饮子	滋肾阴，补肾阳，化痰开窍	喑痱	地黄饮子山茱斛，麦味菖蒲远志茯，苁蓉桂附巴戟天，少入薄荷姜枣服

第十单元　固涩剂

考点　固表止汗剂、敛肺止咳剂、涩肠固脱剂（助理医师不考：九仙散、真人养脏汤）

分类	剂名	功用	主治	组成
固表止汗剂	牡蛎散	敛阴止汗，益气固表	自汗，盗汗证	黄芪、麻黄根、煅牡蛎、小麦
敛肺止咳剂	九仙散	敛肺止咳，益气养阴	久咳伤肺，气阴两伤证	
涩肠固脱剂	真人养脏汤	涩肠固脱，温补脾肾	脾肾虚寒，久泻久痢证	真人养脏木香诃，当归肉蔻与粟壳，术芍参桂甘草共，脱肛久痢服之瘥
	四神丸	涩肠止泻，温肾暖脾	脾肾阳虚之肾泻证	四神故纸吴茱萸，肉蔻五味四般齐，大枣生姜同煎合，五更肾泻最相宜

考点 涩精止遗剂、固崩止带剂（助理医师不考：固经丸、易黄汤）

分类	剂名	功用	主治	组成
涩精止遗剂	桑螵蛸散	固精止遗，调补心肾	心肾两虚的尿频或滑精证	桑螵蛸散龙龟甲，参归茯神菖远合
固崩止带剂	固冲汤	固冲摄血，益气健脾	脾气衰弱，冲脉不固之血崩证	固冲芪术山萸芍，龙牡倍榈茜海蛸
	固经丸	固经止血，滋阴清热	阴虚血热之崩漏	固经龟甲芍药芩，黄柏椿根香附应
	易黄汤	补益脾肾，清热祛湿，收涩止带	脾肾两虚，湿热带下证	炒山药、炒芡实、黄柏、车前子、白果

第十一单元 安神剂

分类	剂名	功用	主治	组成
重镇安神剂	朱砂安神丸	镇心安神，清热养血	心火亢盛，阴血不足证	朱砂安神东垣方，归连甘草合地黄

续表

分类	剂名	功用	主治	组成
滋养安神剂	天王补心丹	补心安神，滋阴养血	阴虚血少，神志不安证	补心地归二冬仁，远茯味砂桔三参；三参：人参、丹参、玄参
	酸枣仁汤	清热除烦，养血安神	肝血不足，虚热扰神证	酸枣仁汤治失眠，川芎知草茯苓煎 君：酸枣仁（养血补心，宁心安神）；臣：茯苓（宁心安神）

第十二单元　开窍剂

分类	剂名	相同功用	鉴别功用	主治
凉开剂	安宫牛黄丸	清热开窍	豁痰解毒	温热病，邪热内陷心包证
	紫雪		息风止痉	温热病，邪热内陷心包，热盛动风证
	至宝丹		化浊解毒	中暑、中风及温病痰热内陷心包证
温开剂	苏合香丸	温通开窍，行气止痛		寒凝气闭证，中风证

第十三单元　理气剂

考点　行气剂（助理医师不考：厚朴温中汤、天台乌药散）

剂名	功用	主治	组成
越鞠丸	行气解郁	气郁所致之六郁证	行气解郁越鞠丸，香附芎苍栀曲研
柴胡疏肝散	疏肝解郁，行气止痛	肝气郁滞证	柴胡疏肝芍川芎，枳壳陈皮草香附
瓜蒌薤白白酒汤	行气祛痰，通阳散结	胸阳不振，痰气互结证	瓜蒌实、薤白、白酒
半夏厚朴汤	行气散结，降逆化痰	梅核气	半夏厚朴与紫苏，茯苓生姜共煎服
厚朴温中汤	行气除满，温中燥湿	中焦寒湿气滞证	厚朴温中陈草苓，干姜草蔻木香停
天台乌药散	行气疏肝，散寒止痛	气滞寒凝证	天台乌药木茴香，青姜巴豆制楝榔

考点　降气剂（助理医师不考：定喘汤）

剂名	功用	主治	组成
苏子降气汤	降气平喘，祛痰止咳	上实下虚之喘咳证	苏子降气祛痰方，夏朴前苏甘枣姜，肉桂纳气归调血，上实下虚痰喘康

续表

剂名	功用	主治	组成
定喘汤	宣降肺气，清热化痰	风寒外束，痰热内蕴之哮喘	定喘白果与麻黄，款冬半夏白皮桑，苏子黄芩甘草杏，宣肺平喘效力彰
旋覆代赭汤	降逆化痰，益气和胃	胃虚痰阻气逆证	旋覆代赭重用姜，半夏人参甘枣尝

第十四单元　理血剂

考点　活血祛瘀剂★（助理医师不考：复元活血汤、失笑散）

剂名	相同功用	鉴别功用	主治	组成
桃核承气汤	逐瘀泻热		下焦蓄血证	桃核承气硝黄草，少佐桂枝温通妙
补阳还五汤	补气活血通络		气虚血瘀之中风	补阳还五芎桃红，赤芍归尾加地龙，四两生芪为君药

续表

剂名	相同功用	鉴别功用	主治	组成
血府逐瘀汤	活血祛瘀	行气止痛	胸中血瘀证	血府逐瘀生地桃，红花当归草赤芍，桔梗枳壳柴芎膝
复元活血汤		疏肝通络	跌打损伤，瘀血阻滞证	复原活血用柴胡，大黄花粉桃红入，当归山甲与甘草；注：大黄为君
失笑散		散结止痛	瘀血疼痛证	五灵脂、炒蒲黄
桂枝茯苓丸		缓消癥块	瘀阻胞宫证	桂枝茯苓丹桃芍
温经汤	养血祛瘀	温经散寒	冲任虚寒，瘀血阻滞证	温经汤用萸桂芎，归芍丹皮姜夏冬，参草益脾胶养血
生化汤		温经止痛	血虚寒凝，瘀血阻滞证	生化汤是产后方，归芎桃草酒炮姜

方剂学

考点　止血剂（助理医师不考：十灰散、槐花散）

剂名	相同功用	鉴别功用	主治	组成
咳血方	凉血止血	清肝宁肺	肝火犯肺之咳血证	咳血方中诃子收，瓜蒌海粉山栀投，青黛蜜丸口噙化
小蓟饮子		利水通淋	热结下焦之血淋、尿血	小蓟生地藕蒲黄，滑竹通栀归草襄
十灰散			血热妄行之上部出血	十灰散用大小蓟，荷柏茅茜棕丹皮，山栀大黄俱为灰，上部出血此方宜
槐花散	清肠止血，疏风理气		风热湿毒壅遏之便血	槐花、侧柏叶、荆芥穗、枳壳
黄土汤	养血止血，温阳健脾		脾阳不足，脾不摄血证	黄土汤中芩地黄，术附阿胶甘草尝

第十五单元　治风剂

考点　疏散外风剂（助理医师不考：大秦艽汤）

<table>
<tr><th>剂名</th><th colspan="2">功用</th><th>主治</th><th>组成</th></tr>
<tr><td>消风散</td><td colspan="2">疏风除湿，清热养血</td><td>风毒湿热之风疹、湿疹</td><td>消风散中有荆防，蝉蜕胡麻苦参苍，知膏蒡通归地草，风疹湿疹服之康</td></tr>
<tr><td>川芎茶调散</td><td colspan="2">疏风止痛</td><td>外感风邪头痛</td><td>川芎茶调散荆防，辛芷薄荷甘草羌</td></tr>
<tr><td>大秦艽汤</td><td colspan="2">祛风清热，养血活血</td><td>风邪初中经络证</td><td>大秦艽汤羌独防，辛芷芎芍二地当，苓术石膏黄芩草，风邪初中经络康</td></tr>
<tr><td>牵正散</td><td rowspan="2">祛风化痰通络</td><td>止痉</td><td>风中头面经络之口眼㖞斜</td><td>白附子、白僵蚕、全蝎</td></tr>
<tr><td>小活络丹</td><td>除湿，活血止痛</td><td>风寒湿痹</td><td>二乌南星乳没龙</td></tr>
</table>

考点 平息内风剂（助理医师不考：大定风珠）

剂名	功用	主治	组成
羚角钩藤汤	凉肝息风，增液舒筋	肝热生风证	羚角钩藤菊花桑，地芍贝茹茯草襄
镇肝熄风汤	镇肝息风，滋阴潜阳	类中风	镇肝息风芍天冬，玄参龟板赭茵从，龙牡麦芽膝草楝，肝阳上亢能奏功
天麻钩藤饮	平肝息风，清热活血，补益肝肾	肝阳偏亢，肝风上扰证	天麻钩藤石决明，栀杜寄生膝与芩，夜藤茯神益母草，主治眩晕与耳鸣
大定风珠	滋阴息风	阴虚风动证	大定风珠鸡子黄，麦地胶芍草麻仁，三甲并同五味子，滋阴息风是妙方

第十六单元 治燥剂

考点 轻宣外燥剂（助理医师不考：桑杏汤）

剂名	功用	主治	组成
杏苏散	轻宣凉燥，理肺化痰	外感凉燥证	杏苏散内夏陈前，枳桔苓草姜枣研
清燥救肺汤	清燥润肺，益气养阴	温燥伤肺证	清燥救肺桑麦膏，参胶胡麻杏杷草
桑杏汤	清宣温燥，润肺止咳	外感温燥证	桑杏汤中象贝宜，沙参栀豉与梨皮

考点　滋阴润燥剂（助理医师不考：增液汤、养阴清肺汤）

剂名	功用	主治	组成
麦门冬汤	滋养肺胃，降逆下气	虚热肺痿，胃阴不足证	麦门冬汤用人参，枣草粳米半夏存 麦冬∶半夏＝7∶1；体现了补土生金，虚则补母
玉液汤	益气养阴，固肾止渴	消渴之气阴两虚证	
增液汤	增液润燥	阳明温病，津亏肠燥便秘证	玄参、麦冬、细生地黄
养阴清肺汤	养阴清肺，解毒利咽	阴虚肺燥之白喉	养阴清肺是妙方，玄参草芍冬地黄，薄荷贝母丹皮入，时疫白喉急煎尝
百合固金汤	滋润肺肾，止咳化痰	肺肾阴亏，虚火上炎证	百合固金二地黄，玄参贝母桔甘藏，麦冬芍药当归配，喘咳痰血肺家伤

方剂学

第十七单元　祛湿剂

考点　燥湿和胃剂

剂名	功用	主治	组成
平胃散	燥湿运脾，行气和胃	湿滞脾胃证	平胃散用朴陈皮，苍术甘草姜枣齐
藿香正气散	解表化湿，理气和中	外感风寒，内伤湿滞证	

考点　清热祛湿剂（助理医师不考：甘露消毒丹、当归拈痛汤、连朴饮）

剂名	相同功用	鉴别功用	主治	组成
茵陈蒿汤	清热利湿	退黄	黄疸阳黄证	茵陈、栀子、大黄
三仁汤	清热利湿	宣畅气机	湿温病之湿重于热证	三仁杏蔻薏苡仁，朴夏通草滑竹存 君：杏仁（宣上），白蔻仁（畅中），薏苡仁（渗下）
甘露消毒丹	清热利湿	化浊解毒	湿温时疫，湿热并重证	甘露消毒蔻藿香，茵陈滑石木通菖，芩翘贝母射干薄，湿热时疫是主方
当归拈痛汤	清热利湿	疏风止痛	湿热相搏，外受风邪	当归拈痛猪苓泽，二术茵芩苦羌葛，升麻防风知参草，湿重热轻兼风邪
八正散	清热利水，泻火通淋		热淋	八正木通与车前，萹蓄大黄栀滑研，草梢瞿麦灯心草，湿热诸淋宜服煎
连朴饮	清热化湿，理气和中		湿热霍乱	连朴饮用香豆豉，菖蒲半夏焦山栀，芦根厚朴黄连入，湿热霍乱此方施
二妙散	清热燥湿		湿热下注证	黄柏、苍术、姜汁

考点　利水渗湿剂（助理医师不考：防己黄芪汤）

剂名	相同功用	鉴别功用	主治	组成
五苓散	利水渗湿	温阳化气	蓄水证，痰饮，水湿内停证	五苓散治太阳腑，白术泽泻猪茯苓，桂枝化气兼解表，小便通利水饮逐
猪苓汤		清热养阴	水热互结伤阴证，热淋血淋	猪苓汤内有茯苓，泽泻阿胶滑石并
防己黄芪汤	健脾利水，益气祛风		气虚之风水、风湿证	防己、黄芪、白术、甘草

考点　温化寒湿剂（助理医师不考：实脾散）

剂名	相同功用	鉴别功用	主治	组成
真武汤	温阳利水		阳虚水泛证；太阳病发汗太过，阳虚水泛证	真武附苓术芍姜，温阳利水壮肾阳 体现“阴得阳助则化”“益火之源以消阴翳”
实脾散		健脾行气	脾肾阳虚，水气内停之阴水	干姜附苓术草从，木瓜香槟朴草果
苓桂术甘汤	温阳化饮，健脾利湿		中阳不足之痰饮	茯苓、桂枝、白术、炙甘草

考点　祛湿化浊剂、祛风胜湿剂（助理医师不考：萆薢分清饮）

分类	剂名	功用	主治	组成
祛湿化浊剂	完带汤	化湿止带，补脾疏肝	脾虚肝郁，湿浊带下证	完带汤中二术陈，车前甘草和人参，柴芍怀山黑芥穗
	萆薢分清饮	温肾利湿，分清化浊	下焦虚寒之白浊、膏淋	益智仁、川萆薢、石菖蒲、乌药
祛风胜湿剂	羌活胜湿汤	祛风胜湿止痛	风湿犯表之痹证	羌活胜湿独防风，蔓荆藁本草川芎
	独活寄生汤	祛风湿，止痹痛，益肝肾，补气血	肝肾两亏，气血不足之痹证	独活寄生艽防辛，归芎地芍桂苓均，杜仲牛膝人参草

方剂学

第十八单元　祛痰剂

考点　祛痰剂（助理医师不考：小陷胸汤、三子养亲汤）

<table>
<tr><th>分类</th><th>剂名</th><th colspan="2">功用</th><th>主治</th><th>组成</th></tr>
<tr><td rowspan="2">燥湿化痰剂</td><td>二陈汤</td><td colspan="2">燥湿化痰，理气和中</td><td>湿痰证</td><td>二陈汤用半夏陈，苓草梅姜一并存</td></tr>
<tr><td>温胆汤</td><td rowspan="2">理气化痰</td><td>清胆和胃</td><td>胆胃不和，痰热内扰证</td><td>温胆夏茹枳陈助，佐以茯草姜枣煮</td></tr>
<tr><td>润燥化痰剂</td><td>贝母瓜蒌散</td><td>润肺清热</td><td>燥痰咳嗽</td><td>贝母瓜蒌臣花粉，橘红茯苓加桔梗</td></tr>
<tr><td rowspan="2">清热化痰剂</td><td>清气化痰丸</td><td colspan="2">清热化痰，理气止咳</td><td>热痰咳嗽</td><td>清气化痰胆星蒌，夏芩杏陈枳实投，茯苓姜汁糊丸服</td></tr>
<tr><td>小陷胸汤</td><td colspan="2">清热涤痰，宽胸散结</td><td>痰热互结之小结胸证</td><td>连夏蒌（连下楼）</td></tr>
<tr><td rowspan="2">温化寒痰剂</td><td>苓甘五味姜辛汤</td><td colspan="2">温肺化饮</td><td>寒饮咳嗽</td><td>茯苓、甘草、干姜、细辛、五味子</td></tr>
<tr><td>三子养亲汤</td><td colspan="2">温肺化痰，降气消食</td><td>痰壅气逆食滞证</td><td>白芥子、紫苏子、莱菔子</td></tr>
</table>

续表

分类	剂名	功用	主治	组成
化痰息风剂	半夏白术天麻汤	化痰息风，健脾祛湿	风痰上扰	半夏白术天麻汤，苓草橘红枣生姜

第十九单元　消食剂

考点　消食剂（助理医师不考：枳实导滞丸）

分类	剂名	功用	主治	组成
消食化滞剂	保和丸	消食化滞，理气和胃	食积证	保和山楂莱菔曲，夏陈茯苓连翘齐
	枳实导滞丸	消食导滞，清热祛湿	湿热食积	枳实导滞曲连芩，大黄术泽与茯苓
健脾消食剂	健脾丸	健脾和胃，消食止泻	脾胃虚弱，食积内停证	健脾参术苓草陈，肉蔻香连合砂仁，楂肉山药曲麦炒，消补兼施不伤正

第二十单元　驱虫剂

剂名	功用	主治	组成
乌梅丸	温脏安蛔	蛔厥证	乌梅丸用细辛桂，黄连黄柏及当归，人参椒姜加附子

第二十一单元　治痈疡剂

考点　治痈疡剂（助理医师不考：苇茎汤、阳和汤）

剂名	功用	主治	组成
大黄牡丹汤	泻热破瘀，散结消肿	湿热瘀滞之肠痈初起证	金匮大黄牡丹汤，桃仁芒硝瓜子襄
仙方活命饮	清热解毒，消肿溃坚，活血止痛	痈疡肿毒初起	仙方活命君银花，归芍乳没陈皂甲，防芷贝粉甘酒煎，阳证痈疡内消法

续表

剂名	功用	主治	组成
苇茎汤	清肺化痰，逐瘀排脓	肺痈，热毒壅滞，痰瘀互结	苇茎瓜瓣苡桃仁
阳和汤	温阳补血，散寒通滞	阳虚血弱，寒凝痰滞之阴疽	阳和熟地鹿角胶，姜炭肉桂麻芥草

第五篇

中医经典（助理医师不考）

第一单元 内经

考点 素问·上古天真论

【原文】昔在黄帝，生而神灵，弱而能言，幼而徇齐，长而敦敏，成而登天。乃问于天师曰：余闻上古之人，春秋皆度百岁，而动作不衰；今时之人，年半百而动作皆衰者，时世异耶？人将失之耶？岐伯对曰：上古之人，其知道者，法于阴阳，和于术数，食饮有节，起居有常，不妄作劳，故能形与神俱，而尽终其天年，度百岁乃去。

【原文】夫上古圣人之教下也，皆谓之虚邪贼风，避之有时，恬惔虚无，真气从之，精神内守，病安从来。是以志闲而少欲，心安而不惧，形劳而不倦，气从以顺，各从其欲，皆得所愿。故美其食，任其服，乐其俗，高下不相慕，其民故曰朴。是以嗜欲不能劳其目，淫邪不能惑其心，愚智贤不肖不惧于物，故合于道。所以能年皆度百岁而动作不衰者，以其德全不危也。

考点 素问·四气调神大论

【原文】是故圣人不治已病，治未病，不治已乱，治未乱，此之谓也。夫病已成而后药之，乱已成而后治之，譬犹渴而穿井，斗而铸锥，不亦晚乎！

【原文】所以圣人春夏养阳，秋冬养阴。

【原文】夫四时阴阳者，万物之根本也。所以圣人春夏养阳，秋冬养阴，以从其根，故与万物沉浮于生长之门。逆其根，则伐其本，坏其真矣。

考点 素问·阴阳应象大论

【原文】治病必求于本。

【原文】阴味出下窍，阳气出上窍。味厚者为阴，薄为阴之阳。气厚者为阳，薄为阳之阴。味厚则泄，薄则通。气薄则发泄，厚则发热。壮火之气衰，少火之气壮。壮火食气，气食少火。壮火散气，少火生气。

【原文】善诊者，察色按脉，先别阴阳。审清浊，而知部分；视喘息，听音声，而知所苦；观权衡规矩，而知病所主；按尺寸，观浮沉滑涩，而知病所生。以治无过，以诊则不失矣。

【原文】故曰：病之始起也，可刺而已；其盛，可待衰而已。故因其轻而扬之，因其重而减之，因其衰而彰之。形不足者，温之以气；精不足者，补之以味。其高者，因而越之；其下者，引而竭之；中满者，泻之于内。其有邪者，渍形以为汗；其在皮者，汗而发之；其慓悍者，按而收之；其实者，散而泻之。审其阴阳，以别柔刚，阳病治阴，阴病治阳，定其血气，各守其乡，血实宜决之，气虚宜掣引之。

考点　素问·经脉别论

【原文】勇者气行则已，怯者则着而为病也。

【原文】生病起于过用。

【原文】食气入胃，散精于肝，淫气于筋。食气入胃，浊气归心，淫精于脉。脉气流经，经气归于肺，肺朝百脉，输精于皮毛。毛脉合精，行气于府。府精神明，留于四脏，气归于权衡。权衡以平，气口成寸，以决死生。饮入于胃，游溢精气，上输于脾。脾气散精，上归于肺，通调水道，下输膀胱。水精四布，五经并行，合于四时五脏阴阳，揆度以为常也。

考点　素问·太阴阳明论

【原文】帝曰：脾病而四支不用何也？岐伯曰：四支皆禀气于胃而不得至经，必因于脾乃得禀也。今脾病不能为胃行其津液，四支不得禀水谷气，气日以衰，脉道不利，筋骨肌肉，皆无气以生，故不用焉。

【原文】脾者土也，治中央，常以四时长四脏，各十八日寄治，不得独主于时也。

考点　灵枢·本神

【原文】所以任物者谓之心，心有所忆谓之意，意之所存谓之志，因志而存变谓之思，因思而远慕谓之虑，因虑而处物谓之智。

【原文】故生之来谓之精，两精相搏谓之神，随神往来者谓之魂，并精而出入者谓之魄。

考点　素问·生气通天论

【原文】阴者藏精而起亟也，阳者卫外而为固也。

【原文】阳气者，若天与日，失其所，则折寿而不彰，故天运当以日光明。是故阳因而上，卫外者也。因于寒，欲如运枢，起居如惊，神气乃浮。因于暑，汗，烦则喘喝，静则多言，体若燔炭，汗出而散。因于湿，首如裹，湿热不攘，大筋软短，小筋弛长，软短为拘，弛长为痿。因于气，为肿。四维相代，阳气乃竭。

【原文】阳气者，精则养神，柔则养筋。

【原文】凡阴阳之要，阳密乃固。两者不和，若春无秋，若冬无夏，因而和之，是谓圣度。故阳强不能密，阴气乃绝；阴平阳秘，精神乃治；阴阳离决，精气乃绝。

考点　素问·举痛论

【原文】余知百病生于气也。怒则气上，喜则气缓，悲则气消，恐则气下，寒则气收，炅则气泄，惊则气乱，劳则气耗，思则气结。

【原文】帝曰：愿闻人之五脏卒痛，何气使然？岐伯对曰：经脉流行不止，环周不休。寒气入经而稽迟，泣而不行，客于脉外则血少，客于脉中则气不通，故卒然而痛。

考点　素问·至真要大论

【原文】诸风掉眩，皆属于肝。诸寒收引，皆属于肾。诸气膹郁，皆属于肺。诸湿肿满，皆属于脾。诸热瞀瘛，皆属于火。诸痛痒疮，皆属于心。诸厥固泄，皆属于下。诸痿喘呕，皆属于上。诸禁鼓栗，如丧神守，皆属于火。诸痉项强，皆属于湿。诸逆冲上，皆属于火。诸胀腹大，皆属于热。诸躁狂越，皆属于火。诸暴强直，皆属于风。诸病有声，鼓之如鼓，皆属于热。诸病胕肿，疼酸惊骇，皆属于火。诸转反戾，水液浑浊，皆属于热。诸病水液，澄澈清冷，皆属于寒。诸呕吐酸，暴注下迫，皆属于热。

【原文】逆者正治，从者反治，从少从多，观其事也。帝曰：反治何谓？岐伯曰：热因热用，寒因寒用，塞因塞用，通因通用，必伏其所主，而先其所因，其始则同，其终则异，可使破积，可使溃坚，可使气和，可使必已。

考点　灵枢·百病始生

【原文】风雨寒热，不得虚，邪不能独伤人，卒然逢疾风暴雨而不病者，盖无虚，故邪不能独伤人。此必因虚邪之风，与其身形，两虚相得，乃客其形，两实相逢，众人肉坚。其中于虚邪也，因于天时，与其身形，参以虚实，大病乃成。

考点　素问·热论

【原文】治之各通其脏脉，病日衰已矣。其未满三日者，可汗而已；其满三日者，可泄而已。

【原文】

黄帝问曰：今夫热病者，皆伤寒之类也，或愈或死，其死皆以六七日之间，其愈皆以十日以上者，何也？不知其解，愿闻其故。

岐伯对曰：巨阳者，诸阳之属也，其脉连于风府，故为诸阳主气也。人之伤于寒也，则为病热，热虽甚不死；其两感于寒而病者，必不免于死。

考点　素问·评热病论

【原文】劳风法在肺下，其为病也，使人强上冥视，唾出若涕，恶风而振寒，此为劳风之病。帝曰：治之奈何？岐伯曰：以救俛仰。巨阳引。精者三日，中年者五日，不精者七日。咳出青黄涕，其状如脓，大如弹丸，从口中若鼻中出，不出则伤肺，伤肺则死也。

【原文】

黄帝问曰：有病温者，汗出辄复热而脉躁疾，不为汗衰，狂言不能食，病名为何？

岐伯对曰：病名阴阳交，交者，死也。

帝曰：愿闻其说。

岐伯曰：人所以汗出者，皆生于谷，谷生于精。今邪气交争于骨肉而得汗者，是邪却而精胜也。精胜，则当能食而不复热。复热者，邪气也，汗者，精气也，今汗出而辄复热者，是邪胜也，不能食者，精无俾也，病而留者，其寿可立而倾也。且夫《热论》曰：汗出而脉尚躁盛者死。今脉不与汗相应，此不胜其病也，其死明矣。狂言者是失志，失志者死。今见三死，不见一生，虽愈必死也。

考点　素问·咳论

【原文】黄帝问曰：肺之令人咳，何也？岐伯对曰：五脏六腑皆令人咳，非独肺也。帝曰：愿闻其状。岐伯曰：皮毛者，肺之合也，皮毛先受邪气，邪气以从其合也。其寒饮食入胃，从肺脉上至于肺，则肺寒，肺寒则外内合邪，因而客之，则为肺咳。五脏各以其时受病，非其时，各传以与之。人与天地相参，故五脏各以治时，感于寒则受病，微则为咳，甚者为泄为痛。乘秋则肺先受邪，乘春则肝先受之，乘夏则心先受之，乘至阴则脾先受之，乘冬则肾先受之。

考点　素问·痹论

【原文】凡痹之客五脏者，肺痹者，烦满，喘而呕。心痹者，脉不通，烦则心下鼓，暴上气而喘，嗌干，善噫，厥气上则恐。肝痹者，夜卧则惊，多饮，数小便，上为引如怀。肾痹者，善胀，尻以代踵，脊以代头。脾痹者，四肢解堕，发咳，呕汁，上为大塞。肠痹者，数饮而出不得，中气喘争，时发飧泄。胞痹者，少腹膀胱按之内痛，若沃以汤，涩于小便，上为清涕。

【原文】

黄帝问曰：痹之安生？岐伯对曰：风寒湿三气杂至，合而为痹也。其风气胜者为行痹，寒气胜者为痛痹，湿气胜者为着痹也。

考点　素问·痿论

【原文】阳明者，五脏六腑之海，主润宗筋，宗筋主束骨而利机关也。冲脉者，经脉之海也，主渗灌溪谷，与阳明合于宗筋，阴阳揔宗筋之会，会于气街，而阳明为之长，皆属于带脉，而络于督脉。故阳明虚则宗筋纵，带脉不引，故足痿不用也。

【原文】

黄帝问曰：五脏使人痿，何也？岐伯对曰：肺主身之皮毛，心主身之血脉，肝主身之筋膜，脾主身之肌肉，肾主身之骨髓。故肺热叶焦，则皮毛虚弱，急薄着则生痿躄也。心气热，则下脉厥而上，上则下脉虚，虚则生脉痿，枢折挈，胫纵而不任地也。肝气热，则胆泄口苦，筋膜干，筋膜干则筋急而挛，发为筋痿。脾气热，则胃干而渴，肌肉不仁，发为肉痿。肾气热，则腰脊不举，骨枯而髓减，发为骨痿。

考点　素问·异法方宜论

【原文】黄帝问曰：医之治病也，一病而治各不同，皆愈，何也？岐伯对曰：地势使然也。

考点　素问·汤液醪醴论

【原文】帝曰：形弊血尽而功不立者何？岐伯曰：神不使也。

【原文】平治于权衡，去宛陈莝，微动四极，温衣，缪刺其处，以复其形。开鬼门，洁净府，精以时服，五阳以布，疏涤五脏。

考点　素问·标本病传论

【原文】小大不利治其标，小大利治其本。

考点　灵枢·决气

【原文】余闻人有精、气、津、液、血、脉，余意以为一气耳，今乃辨为六名，余不知其所以然。岐伯曰：两神相搏，合而成形，常先身生，是谓精。何谓气？岐伯曰：上焦开发，宣五谷味，熏肤充身泽毛，若雾露之溉，是谓气。何谓津？岐伯曰：腠理发泄，汗出溱溱，是谓津。何谓液？岐伯曰：谷入气满，淖泽注于骨，骨属屈伸，泄泽，补益脑髓，皮肤润泽，是谓液。何谓血？岐伯曰：中焦受气取汁，变化而赤，是谓血。何谓脉？岐伯曰：壅遏营气，令无所避，是谓脉。

【原文】精脱者，耳聋；气脱者，目不明；津脱者，腠理开，汗大泄；液脱者，骨属屈伸不利，色夭，脑髓消，胫痠，耳数鸣；血脱者，色白，夭然不泽，其脉空虚，此其候也。

第二单元　伤寒论

考点　辨太阳病脉证并治

【原文】太阳之为病，脉浮，头项强痛而恶寒。(1)

【原文】太阳中风，阳浮而阴弱，阳浮者，热自发；阴弱者，汗自出，啬啬恶寒，淅淅恶风，翕翕发热，鼻鸣干呕者，桂枝汤主之。(12)

【原文】太阳病，桂枝证，医反下之，利遂不止，脉促者，表未解也；喘而汗出者，葛根黄芩黄连汤主之。(34)

【原文】太阳病，头痛发热，身疼腰痛，骨节疼痛，恶风无汗而喘者，麻黄汤主之。(35)

【原文】伤寒表不解，心下有水气，干呕发热而咳，或渴，或利，或噎，或小便不利、少腹满，或喘者，小青龙汤主之。(40)

【原文】发汗后，不可更行桂枝汤，汗出而喘，无大热者，可与麻黄杏仁甘草石膏汤。(63)

【原文】发汗过多，其人叉手自冒心，心下悸，欲得按者，桂枝甘草汤主之。(64)

【原文】伤寒若吐、若下后，心下逆满，气上冲胸，起则头眩，脉沉紧，发汗则动经，身为振振摇者，茯苓桂枝白术甘草汤主之。(67)

【原文】太阳病，发汗后，大汗出，胃中干，烦躁不得眠，欲得饮水者，少少与饮之，令胃气和则愈。若脉浮，小便不利，微热消渴者，五苓散主之。(71)

【原文】发汗后，水药不得入口为逆，若更发汗，必吐下不止。发汗吐下后，虚烦不得眠，若剧者，必反复颠倒，心中懊憹，栀子豉汤主之；若少气者，栀子甘草豉汤主之；若呕者，栀子生姜豉汤主之。(76)

【原文】伤寒五六日中风，往来寒热，胸胁苦满，嘿嘿不欲饮食，心烦喜呕。或胸中烦而不呕，或渴，或腹中痛，或胁下痞硬，或心下悸、小便不利，或不渴、身有微热，或咳者，小柴胡汤主之。(96)

【原文】太阳病，过经十余日，反二三下之，后四五日，柴胡证仍在者，先与小柴胡。呕不止，心下急，郁郁微烦者，为未解也，与大柴胡汤，下之则愈。(103)

【原文】太阳病不解，热结膀胱，其人如狂，血自下，下者愈。其外不解者，尚未可攻，当先解其外；外解已，但少腹急结者，乃可攻之，宜桃核承气汤。(106)

【原文】小结胸病，正在心下，按之则痛，脉浮滑者，小陷胸汤主之。(138)

【原文】伤寒五六日，呕而发热者，柴胡汤证具，而以他药下之，柴胡证仍在者，复与柴胡汤。此虽已下之，不为逆，必蒸蒸而振，却发热汗出而解。若心下满而硬痛者，此为结胸也，大陷胸汤主之。但满而不痛者，此为痞，柴胡不中与之，宜半夏泻心汤。(149)

【原文】伤寒发汗，若吐若下，解后，心下痞硬，噫气不除者，旋覆代赭汤主之。(161)

【原文】伤寒若吐若下后，七八日不解，热结在里，表里俱热，时时恶风，大渴，舌上干燥而烦，欲饮水数升

者，白虎加人参汤主之。(168)

【原文】 伤寒，脉结代，心动悸，炙甘草汤主之。(177)

考点　辨阳明病脉证并治

【原文】 阳明之为病，胃家实是也。(180)

【原文】 阳明病，脉迟，虽汗出不恶寒者，其身必重，短气腹满而喘，有潮热者，此外欲解，可攻里也。手足濈然汗出者，此大便已硬也，大承气汤主之；若汗多，微发热恶寒者，外未解也，其热不潮，未可与承气汤；若腹大满不通者，可与小承气汤，微和胃气，勿令至大泄下。(208)

【原文】 三阳合病，腹满身重，难以转侧，口不仁，面垢，谵语遗尿。发汗则谵语。下之则额上生汗，手足逆冷。若自汗出者，白虎汤主之。(219)

【原文】 阳明病，发热汗出者，此为热越，不能发黄也。但头汗出，身无汗，剂颈而还，小便不利，渴引水浆者，此为瘀热在里，身必发黄，茵陈蒿汤主之。(236)

【原文】 食谷欲呕，属阳明也，吴茱萸汤主之。得汤反剧者，属上焦也。(243)

【原文】 趺阳脉浮而涩，浮则胃气强，涩则小便数，浮涩相搏，大便则硬，其脾为约，麻子仁丸主之。(247)

考点　辨少阳病脉证并治

【原文】 少阳之为病，口苦，咽干，目眩也。(263)

考点　辨太阴病脉证并治

【原文】 太阴之为病，腹满而吐，食不下，自利益甚，时腹自痛。若下之，必胸下结硬。(273)

【原文】 自利不渴者，属太阴，以其脏有寒故也。当温之，宜服四逆辈。(277)

考点　辨少阴病脉证并治

【原文】 少阴之为病，脉微细，但欲寐也。(281)

【原文】少阴病，始得之，反发热，脉沉者，麻黄细辛附子汤主之。(301)

【原文】少阴病，得之二三日以上，心中烦，不得卧，黄连阿胶汤主之。(303)

【原文】少阴病，二三日不已，至四五日，腹痛，小便不利，四肢沉重疼痛，自下利者，此为有水气。其人或咳，或小便利，或下利，或呕者，真武汤主之。(316)

【原文】少阴病，下利清谷，里寒外热，手足厥逆，脉微欲绝，身反不恶寒，其人面色赤，或腹痛，或干呕，或咽痛，或利止脉不出者，通脉四逆汤主之。(317)

【原文】少阴病，四逆，其人或咳，或悸，或小便不利，或腹中痛，或泄利下重者，四逆散主之。(318)

【原文】少阴病，下利六七日，咳而呕渴，心烦不得眠者，猪苓汤主之。(319)

考点 辨厥阴病脉证并治

【原文】厥阴之为病，消渴，气上撞心，心中疼热，饥而不欲食，食则吐蛔。下之利不止。(326)

【原文】伤寒脉微而厥，至七八日，肤冷，其人躁无暂安时者，此为脏厥，非蛔厥也。蛔厥者，其人当吐蛔。今病者静，而复时烦者，此为脏寒。蛔上入其膈，故烦，须臾复止，得食而呕，又烦者，蛔闻食臭出，其人常自吐蛔。蛔厥者，乌梅丸主之。又主久利。(338)

【原文】手足厥寒，脉细欲绝者，当归四逆汤主之。(351)

【原文】热利下重者，白头翁汤主之。(371)

考点 辨霍乱病脉证并治

【原文】霍乱，头痛发热，身疼痛，热多欲饮水者，五苓散主之；寒多不用水者，理中丸主之。(386)

考点 辨阴阳易差后劳复病脉证并治

【原文】伤寒解后，虚羸少气，气逆欲吐，竹叶石膏汤主之。(397)

第三单元　金匮要略

考点　脏腑经络先后病脉证

【原文】问曰：上工治未病，何也？师曰：夫治未病者，见肝之病，知肝传脾，当先实脾，四季脾王不受邪，即勿补之。中工不晓相传，见肝之病，不解实脾，惟治肝也。

夫肝之病，补用酸，助用焦苦，益用甘味之药调之。酸入肝，焦苦入心，甘入脾。脾能伤肾，肾气微弱，则水不行，水不行，则心火气盛，则伤肺；肺被伤，则金气不行，金气不行，则肝气盛。故实脾，则肝自愈。此治肝补脾之要妙也。肝虚则用此法，实则不在用之。

经曰：虚虚实实，补不足，损有余。是其义也。余脏准此。(1)

【原文】夫人禀五常，因风气而生长，风气虽能生万物，亦能害万物，如水能浮舟，亦能覆舟。若五脏元真通畅，人即安和。客气邪风，中人多死。千般疢难，不越三条：一者，经络受邪入脏腑，为内所因也；二者，四肢九窍，血脉相传，壅塞不通，为外皮肤所中也；三者，房室、金刃、虫兽所伤。以此详之，病由都尽。

若人能养慎，不令邪风干忤经络，适中经络，未流传脏腑，即医治之；四肢才觉重滞，即导引、吐纳，针灸、膏摩，勿令九窍闭塞；更能无犯王法、禽兽、灾伤；房室勿令竭乏，服食节其冷、热、苦、酸、辛、甘，不遗形体有衰，病则无由入其腠理。腠者，是三焦通会元真之处，为血气所注；理者，是皮肤脏腑之纹理也。(2)

考点　痉湿暍病脉证治

【原文】太阳病，关节疼痛而烦，脉沉而细者，此名湿痹。湿痹之候，小便不利，大便反快，但当利其小便。(14)

【原文】风湿，脉浮，身重，汗出，恶风者，防己黄芪汤主之。(22)

防己一两　甘草半两（炒）　白术七钱半　黄芪一两一分（去芦）

上锉麻豆大，每抄五钱匕，生姜四片，大枣一枚，水盏半，煎八分，去滓温服，良久再服。喘者，加麻黄半两；胃中不和者，加芍药三分；气上冲者，加桂枝三分；下有陈寒者，加细辛三分。服后当如虫行皮中，从腰下如冰，后坐被上，又以一被绕腰以下，温令微汗，差。

考点　百合狐蜮阴阳毒病脉证治

【原文】百合病，不经吐、下、发汗，病形如初者，百合地黄汤主之。(5)

百合七枚（擘）　生地黄汁一升

上以水洗百合，渍一宿，当白沫出，去其水，更以泉水二升，煎取一升，去滓，内地黄汁，煎取一升五合，分温再服。中病，勿更服。大便当如漆。

【原文】狐蜮之为病，状如伤寒，默默欲眠，目不得闭，卧起不安，蚀于喉为蜮，蚀于阴为狐，不欲饮食，恶闻食臭，其面目乍赤、乍黑、乍白。蚀于上部则声喝。甘草泻心汤主之。(10)

甘草四两　黄芩三两　人参三两　干姜三两　黄连一两　大枣十二枚　半夏半升

上七味，一水一斗，煮取六升，去滓，再煎，温服一升，日三服。

考点　中风历节病脉证并治

【原文】寸口脉浮而紧，紧则为寒，浮则为虚；寒虚相搏，邪在皮肤；浮者血虚，络脉空虚；贼邪不泻，或左或右；邪气反缓，正气即急，正气引邪，㖞僻不遂。

邪在于络，肌肤不仁；邪在于经，即重不胜；邪入于腑，即不识人；邪入于脏，舌即难言，口吐涎。(2)

【原文】诸肢节疼痛，身体魁羸，脚肿如脱，头眩短气，温温欲吐，桂枝芍药知母汤主之。(8)

桂枝四两　芍药三两　甘草二两　麻黄二两　生姜五两　白术五两　知母四两　防风四两　附子二枚（炮）

上九味，以水七升，煮取二升，温服七合，日三服。

考点　血痹虚劳病脉证并治

【原文】 血痹阴阳俱微，寸口关上微，尺中小紧，外证身体不仁，如风痹状，黄芪桂枝五物汤主之。(2)

黄芪三两　芍药三两　桂枝三两　生姜六两　大枣十二枚

上五味，以水六升，煮取二升，温服七合，日三服。

【原文】 夫失精家少腹弦急，阴头寒，目眩，发落，脉极虚芤迟，为清谷，亡血，失精。脉得诸芤动微紧，男子失精，女子梦交，桂枝龙骨牡蛎汤主之。(8)

桂枝　芍药　生姜各三两　甘草二两　大枣十二枚　龙骨　牡蛎各三两

上七味，以水七升，煮取三升，分温三服。

【原文】 虚劳里急，悸，衄，腹中痛，梦失精，四肢痠疼，手足烦热，咽干口燥，小建中汤主之。(13)

桂枝三两（去皮）　甘草三两（炙）　大枣十二枚　芍药六两　生姜三两　胶饴一升

上六味，以水七升，煮取三升，去滓，内胶饴，更上微火消解，温服一升，日三服。呕家不可用建中汤，以甜故也。

【原文】 虚劳虚烦不得眠，酸枣仁汤主之。(17)

酸枣仁二升　甘草一两　知母二两　茯苓二两　川芎二两

上五味，以水八升，煮酸枣仁，得六升，内诸药，煮取三升，分温三服。

考点　肺痿肺痈咳嗽上气病脉证治

【原文】 大逆上气，咽喉不利，止逆下气者，麦门冬汤主之。(10)

麦门冬七升　半夏一升　人参二两　甘草二两　粳米三合　大枣十二枚

上六味，以水一斗二升，煮取六升，温服一升，日三夜一服。

【原文】 咳而上气，喉中水鸡声，射干麻黄汤主之。(6)

射干十三枚　麻黄四两　生姜四两　细辛三两　紫菀三两　款冬花三两　五味子半升　大枣七枚　半夏大者八枚（洗）

上九味，以水一斗二升，先煮麻黄两沸，去上沫，内诸药，煮取三升，分温三服。

考点　胸痹心痛短气病脉证治

【原文】师曰：夫脉当取太过不及，阳微阴弦，即胸痹而痛，所以然者，责其极虚也。今阳虚知在上焦，所以胸痹、心痛者，以其阴弦故也。(1)

【原文】胸痹之病，喘息咳唾，胸背痛，短气，寸口脉沉而迟，关上小紧数，栝蒌薤白白酒汤主之。(3)

栝蒌实一枚（捣）　薤白半斤　白酒七升

上三味，同煮，取二升，分温再服。

考点　腹满寒疝宿食病脉证治

【原文】病腹满，发热十日，脉浮而数，饮食如故，厚朴七物汤主之。(9)

厚朴半斤　甘草三两　大黄三两　大枣十枚　枳实五枚　桂枝二两　生姜五两

上七味，以水一升，煮取四升，温服八合，日三服。呕者加半夏五合，下利去大黄；寒多者加生姜至半斤。

【原文】胁下偏痛，发热，其脉紧弦，此寒也，以温药下之，宜大黄附子汤。(15)

大黄三两　附子三枚（炮）　细辛二两

上三味，以水五升，煮取二升，分温三服；若强人煮二升半，分温三服。服后如人行四五里，进一服。

考点　五脏风寒积聚病脉证并治

【原文】肾着之病，其人身体重，腰中冷，如坐水中，形如水状，反不渴，小便自利，饮食如故，病属下焦，身劳汗出，衣里冷湿，久久得之，腰以下冷痛，腹重如带五千钱，甘姜苓术汤主之。(16)

甘草二两　白术二两　干姜四两　茯苓四两

上四味，以水五升，煮取三升，分温三服，腰中即温。

【原文】肝着，其人常欲蹈其胸上，先未苦时，但欲饮热，旋覆花汤主之。(7)

旋覆花三两　葱十四茎　新绛少许

上三味，以水三升，煮取一升，顿服之。

考点　痰饮咳嗽病脉证并治

【原文】问曰：四饮何以为异？师曰：其人素盛今瘦，水走肠间，沥沥有声，谓之痰饮。饮后水流在胁下，咳唾引痛，谓之悬饮。饮水流行，归于四肢，当汗出而不汗出，身体疼重，谓之溢饮。咳逆倚息，短气不得卧，其形如肿，谓之支饮。(2)

【原文】夫短气有微饮，当从小便去之，苓桂术甘汤主之；肾气丸亦主之。(17)

茯苓桂枝白术甘草汤方

茯苓四两　桂枝三两　白术三两　甘草二两

上四味，以水六升，煮取三升，分温三服，小便则利。

肾气丸方

干地黄八两　薯蓣四两　山茱萸四两　泽泻三两　茯苓三两　牡丹皮三两　桂枝一两　附子（炮）一两

上八味，末之，炼蜜和丸梧子大，酒下十五丸，加至二十五丸，日再服。

考点　消渴小便不利淋病脉证并治

【原文】小便不利者，有水气，其人若渴，用栝蒌瞿麦丸主之。(10)

栝蒌根二两　茯苓三两　薯蓣三两　附子一枚（炮）　瞿麦一两

上五味，末之，炼蜜丸梧子大，饮服三丸，日三服，不知，增至七八丸，以小便利，腹中温为知。

考点　水气病脉证并治

【原文】师曰：病有风水，有皮水，有正水，有石水，有黄汗。风水，其脉自浮，外证骨节疼痛，恶风；皮水，其脉亦浮，外证胕肿，按之没指，不恶风，其腹如鼓，不渴，当发其汗；正水，其脉沉迟，外证自喘；石水，其脉自沉，外证腹满不喘；黄汗，其脉沉迟，身发热，胸满，四肢头面肿，久不愈，必致痈脓。(1)

【原文】师曰：诸有水者，腰以下肿，当利小便；腰以上肿，当发汗乃愈。(18)

【原文】风水恶风，一身悉肿，脉浮不渴，续自汗出，无大热，越婢汤主之。(23)

麻黄六两　石膏半斤　生姜三两　大枣十五枚　甘草二两

上五味，以水六升，先煮麻黄，去上沫，内诸药，煮取三升，分温三服。恶风者，加附子一枚炮；风水加术四两。

【原文】气分，心下坚大如盘，边如旋杯，水饮所作。桂枝去芍药加麻黄细辛附子汤主之。(31)

桂枝三两　生姜三两　甘草二两　大枣十二枚　麻黄二两　细辛二两　附子一枚（炮）

上七味，以水七升，煮麻黄，去上沫，内诸药，煮取二升，分温三服。当汗出，如虫行皮中，即愈。

考点　黄疸病脉证并治

【原文】寸口脉浮而缓，浮则为风，缓则为痹。痹非中风，四肢苦烦，脾色必黄，瘀热以行。

【原文】黄疸病，茵陈五苓散主之。(18)

茵陈蒿末十分　五苓散五分

上二物和，先食饮方寸匕，日三服。

考点　惊悸吐衄下血胸满瘀血病脉证治

【原文】下血，先便后血，此远血也，黄土汤主之。(15)

甘草三两　干地黄三两　白术三两　附子三两（炮）　阿胶三两　黄芩三两　灶中黄土半斤

上七味，以水八升，煮取三升，分温二服。

【原文】下血，先血后便，此近血也，赤小豆当归散主之。(16)

赤小豆三升（浸令出芽，曝干）　当归三两

上二味，杵为散，浆水服方寸匕，日三服。

考点　呕吐哕下利病脉证治

【原文】呕而肠鸣，心下痞者，半夏泻心汤主之。(10)

半夏半升（洗）　黄芩三两　干姜三两　人参三两　黄连一两　大枣十二枚　甘草三两（炙）

上七味，以水一斗，煮取六升，去滓，再煮取三升，温服一升，日三服。

【原文】哕逆者，橘皮竹茹汤主之。(23)

橘皮二升　竹茹二升　大枣三十枚　生姜半斤　甘草五两　人参一两

上六味，以水一斗，煮取三升，温服一升，日三服。

考点　妇人妊娠病脉证并治

【原文】妇人宿有癥病，经断未及三月，而得漏下不止，胎动在脐上者，为癥痼害。妊娠六月动者，前三月经水利时，胎也。下血者，后断三月，衃也。所以血不止者，其癥不去故也。当下其癥，桂枝茯苓丸主之。(2)

桂枝　茯苓　牡丹皮　桃仁（去皮尖）　芍药各等份

上五味，末之，炼蜜和丸，如兔屎大，每日食前服一丸，不知，加至三丸。

考点　妇人产后病脉证治

【原文】产后腹中㽲痛，当归生姜羊肉汤主之；并治腹中寒疝，虚劳不足。(4)

当归三两　生姜五两　羊肉一斤

上三味，以水八升，煮取三升，温服七合，日三服。若寒多者，加生姜成一斤；痛多而呕者，加橘皮二两，白术一两。加生姜者，亦加水五升，煮取三升二合，服之。

【原文】产后中风发热，面正赤，喘而头痛，竹叶汤主之。(9)

竹叶一把　葛根三两　防风一两　桔梗一两　桂枝一两　人参一两　附子一枚(炮)　大枣十五枚　生姜五两

上十味，以水一斗，煮取二升半，分温三服，温覆使汗出。头项强，用大附子一枚，破之如豆大，煎药扬去沫，呕者加半夏半升洗。

考点　妇人杂病脉证并治

【原文】妇人咽中如有炙脔，半夏厚朴汤主之。(5)

半夏一升　厚朴三两　茯苓四两　生姜五两　干苏叶二两

上五味，以水七升，煮取四升，分温四服，日三夜一服。

【原文】妇人脏躁，喜悲伤欲哭，象如神灵所作，数欠伸，甘麦大枣汤主之。(6)

甘草三两　小麦一两　大枣十枚

上三味，以水六升，煮取三升，温分三服，亦补脾气。

【原文】问曰：妇人年五十所，病下利，数十日不止，暮即发热，少腹里急，腹满，手掌烦热，唇口干燥，何也？师曰：此病属带下。何以故？曾经半产，瘀血在少腹不去。何以知之？其证唇口干燥，故知之。当以温经汤主之。(9)

吴茱萸三两　当归二两　川芎二两　芍药二两　人参二两　桂枝二两　阿胶二两　牡丹皮二两　生姜二两　甘草二两　半夏半升　麦门冬一升

上十二味，以水一斗，煮取三升，分温三服。亦主妇人少腹寒，久不受胎，兼取崩中去血，或月水来过多，及至期不来。

【原文】妇人腹中诸疾痛，当归芍药散主之。(17)

当归三两　芍药一斤　茯苓四两　白术四两　泽泻半斤　川芎半斤

上六味，杵为散，取方寸匕，酒和，日三服。

第四单元　温病学

考点　温热论

【原文】温邪上受，首先犯肺，逆传心包。肺主气属卫，心主血属营，辨营卫气血虽与伤寒同，若论治法则与伤寒大异也。

【原文】盖伤寒之邪留恋在表，然后化热入里，温邪则热变最速。未传心包，邪尚在肺，肺主气，其合皮毛，故云在表。在表初用辛凉轻剂。挟风则加入薄荷、牛蒡子之属，挟湿加芦根、滑石之流。或透风于热外，或渗湿于热下，不与热相搏，势必孤矣。

【原文】不尔，风挟温热而燥生，清窍必干，为水主之气不能上荣，两阳相劫也；湿与温合，蒸郁而蒙蔽于上，清窍为之壅塞，浊邪害清也。其病有类伤寒，其验之之法，伤寒多有变证，温热虽久，在一经不移，以此为辨。

【原文】前言辛凉散风，甘淡驱湿，若病仍不解，是渐欲入营也。营分受热，则血液受劫，心神不安，夜甚无寐，或斑点隐隐，即撤去气药。如从风热陷入者，用犀角、竹叶之属；如从湿热陷入者，犀角、花露之品，参入凉血清热方中。若加烦躁，大便不通，金汁亦可加入，老年或平素有寒者，以人中黄代之，急急透斑为要。

【原文】若斑出热不解者，胃津亡也，主以甘寒，重则如玉女煎，轻者如梨皮、蔗浆之类。或其人肾水素亏，虽未及下焦，先自彷徨矣。必验之于舌。如甘寒之中加入咸寒，务在先安未受邪之地，恐其陷入易易耳。

【原文】若其邪始终在气分流连者，可冀其战汗透邪，法宜益胃，令邪与汗并，热达腠开，邪从汗出。解后胃气空虚，当肤冷一昼夜，待气还自温暖如常矣。盖战汗而解，邪退正虚，阳从汗泄，故渐肤冷，未必即成脱证。此时宜令病者，安舒静卧，以养阳气来复，旁人切勿惊惶，频频呼唤，扰其元神，使其烦躁。但诊其脉，若虚软和缓，虽倦卧不语，汗出肤冷，却非脱证；若脉急疾，躁扰不卧，肤冷汗出，便为气脱之证矣。更有邪盛正虚，不能一战而解，停一二日再战汗而愈者，不可不知。

【原文】再论气病有不传血分，而邪留三焦，亦如伤寒中少阳病也。彼则和解表里之半，此则分消上下之势，随证变法，如近时杏、朴、苓等类，或如温胆汤之走泄。因其仍在气分，犹可望其战汗之门户，转疟之机括。

【原文】大凡看法，卫之后方言气，营之后方言血。在卫汗之可也，到气才可清气，入营犹可透热转气，如犀角、玄参、羚羊角等物，入血就恐耗血动血，直须凉血散血，如生地、丹皮、阿胶、赤芍等物。否则前后不循缓急之法，虑其动手便错，反致慌张矣。

【原文】且吾吴湿邪害人最广，如面色白者，须要顾其阳气，湿胜则阳微也，法应清凉，然到十分之六七，即不可过于寒凉，恐成功反弃，何以故耶？湿热一去，阳亦衰微也。面色苍者，须要顾其津液，清凉到十分之六七，往往热减身寒者，不可就云虚寒而投补剂，恐炉烟虽熄，灰中有火也，须细察精详，方少少与之，慎不可直率而往也。又有酒客里湿素盛，外邪入里，里湿为合。在阳旺之躯，胃湿恒多，在阴盛之体，脾湿亦不少，然其化热则一。热病救阴犹易，通阳最难。救阴不在血，而在津与汗；通阳不在温，而在利小便，然较之杂证，则有不同也。

【原文】再论三焦不得从外解，必致成里结。里结于何？在阳明胃与肠也。亦须用下法，不可以气血之分，就不可下也。但伤寒邪热在里，劫烁津液，下之宜猛；此多湿邪内搏，下之宜轻。伤寒大便溏为邪已尽，不可再下；湿温病大便溏为邪未尽，必大便硬，慎不可再攻也，以粪燥为无湿矣。

考点　湿热病篇

【原文】湿热证，始恶寒，后但热不寒，汗出胸痞，舌白，口渴不引饮。

【原文】湿热证，恶寒，无汗，身重，头痛，湿在表分，宜藿香、香薷、羌活、苍术皮、薄荷、牛蒡子等味。头不痛者，去羌活。

【原文】湿热证，恶寒，发热，身重，关节疼痛，湿在肌肉，不为汗解，宜滑石、大豆黄卷、茯苓皮、苍术皮、藿香叶、鲜荷叶、白通草、桔梗等味。不恶寒者，去苍术皮。

【原文】湿热证，寒热如疟，湿热阻遏膜原，宜柴胡、厚朴、槟榔、草果、藿香、苍术、半夏、干菖蒲、六一散等味。

【原文】湿热证，数日后，脘中微闷，知饥不食，湿邪蒙绕三焦，宜藿香叶、薄荷叶、鲜荷叶、枇杷叶、佩兰叶、芦尖、冬瓜仁等味。

【原文】湿热证，初起发热，汗出，胸痞，口渴，舌白，湿伏中焦，宜藿梗、蔻仁、杏仁、枳壳、桔梗、郁金、苍术、厚朴、草果、半夏、干菖蒲、佩兰叶、六一散等味。

【原文】湿热证，舌根白，舌尖红，湿渐化热，余湿犹滞。宜辛泄佐清热，如蔻仁、半夏、干菖蒲、大豆黄卷、连翘、绿豆衣、六一散等味。

考点 温病条辨

【原文】温病者，有风温，有温热，有温疫，有温毒，有暑温，有湿温，有秋燥，有冬温，有温疟。

【原文】太阴风温、温热、温疫、冬温，初起恶风寒者，桂枝汤主之；但热不恶寒而渴者，辛凉平剂银翘散主之。温毒、暑温、湿温、温疟不在此例。

【原文】太阴温病，血从上溢者，犀角地黄汤合银翘散主之。有中焦病者，以中焦法治之。若吐粉红血水者，死不治；血从上溢，脉七八至以上，面反黑者，死不治；可用清络育阴法。

【原文】太阴温病，寸脉大，舌绛而干，法当渴，今反不渴者，热在营中也，清营汤去黄连主之。

【原文】邪入心包，舌謇肢厥，牛黄丸主之，紫雪丹亦主之。

【原文】 头痛恶寒，身重疼痛，舌白不渴，脉弦细而濡，面色淡黄，胸闷不饥，午后身热，状若阴虚，病难速已，名曰湿温。汗之则神昏耳聋，甚则目瞑不欲言；下之则洞泄；润之则病深不解。长夏深秋冬日同法，三仁汤主之。

【原文】 面目俱赤，语声重浊，呼吸俱粗，大便闭，小便涩，舌苔老黄，甚则黑有芒刺，但恶热不恶寒，日晡益甚者，传至中焦，阳明温病也。脉浮洪躁甚者，白虎汤主之；脉沉数有力，甚则脉体反小而实者，大承气汤主之。暑温、湿温、温疟不在此例。

【原文】 阳明温病，下之不通，其证有五：应下失下，正虚不能运药，不运药者死，新加黄龙汤主之。喘促不宁，痰涎壅滞，右寸实大，肺气不降者，宣白承气汤主之。左尺牢坚，小便赤痛，时烦渴甚，导赤承气汤主之。邪闭心包，神昏舌短，内窍不通，饮不解渴者，牛黄承气汤主之。津液不足，无水舟停者，间服增液，再不下者，增液承气汤主之。

【原文】 阳明温病，无汗，实证未剧，不可下，小便不利者，甘苦合化，冬地三黄汤主之。

【原文】 风温、温热、温疫、温毒、冬温，邪在阳明久羁，或已下，或未下，身热面赤，口干舌燥，甚则齿黑唇裂，脉沉实者，仍可下之；脉虚大，手足心热甚于手足背者，加减复脉汤主之。

【原文】 夜热早凉，热退无汗，热自阴来者，青蒿鳖甲汤主之。

【原文】 治外感如将（兵贵神速，机圆法活，去邪务尽，善后务细，盖早平一日，则人少受一日之害）；治内伤如相（坐镇从容，神机默运，无功可言，无德可见，而人登寿域）。治上焦如羽（非轻不举）；治中焦如衡（非平不安）；治下焦如权（非重不沉）。

【原文】 温毒咽痛，喉肿，耳前耳后肿，颊肿，面正赤，或喉不痛，但外肿，甚则耳聋，俗名大头温、虾蟆温者，普济消毒饮去柴胡、升麻主之。初起一二日，再去芩、连，三四日加之佳。

【原文】 伏暑、暑温、湿温，证本一源，前后互参，不可偏执。

【原文】阳明温病，无上焦证，数日不大便，当下之，若其人阴素虚，不可行承气者，增液汤主之。服增液汤已，周十二时观之，若大便不下者，合调胃承气汤微和之。热结液干之大实证，则用大承气；偏于热结而液不干者，旁流是也，则用调胃承气；偏于液干多而热结少者，则用增液，所以回护其虚，务存津液之心法也。

【原文】湿聚热蒸，蕴于经络，寒战热炽，骨骱烦疼，舌色灰滞，面目萎黄，病名湿痹，宣痹汤主之。

【原文】暑邪深入少阴消渴者，连梅汤主之；入厥阴麻痹者，连梅汤主之；心热烦躁神迷甚者，先与紫雪丹，再与连梅汤。

考点 瘟疫论

【原文】夫温疫之为病，非风，非寒，非暑，非湿，乃天地间别有一种异气所感，其传有九，此治疫紧要关节。

【原文】温疫初起，先憎寒而后发热，日后但热而无憎寒也。初得之二三日，其脉不浮不沉而数，昼夜发热，日晡益甚，头疼身痛。其时邪在伏脊之前，肠胃之后，虽有头疼身痛，此邪热浮越于经，不可认为伤寒表证，辄用麻黄、桂枝之类强发其汗。此邪不在经，汗之徒伤表气，热亦不减。又不可下，此邪不在里，下之徒伤胃气，其渴愈甚。宜达原饮。

槟榔二钱　厚朴一钱　草果仁五分　知母一钱　芍药一钱　黄芩一钱　甘草五分

上用水二盅，煎八分，午后温服。

考点 伤寒温疫条辨

【原文】升降散。温病亦杂气中之一也，表里三焦大热，其证治不可名状者，此方主之。白僵蚕（酒炒）二钱　全蝉蜕（去土）一钱　广姜黄（去皮）三分　川大黄（生）四钱　称准，上为细末，合研匀。病轻者分四次服，每服重一钱八分二厘五毫，用黄酒一盅，蜂蜜五钱，调匀冷服，中病即止。病重者，分三次服，每服重二钱四分三厘三毫，黄酒盅半，蜜七钱五分，调匀冷服。最重者，分二次服，每服重三钱六分五厘，黄酒二盅，蜜一两，调匀冷服。胎产亦不忌。炼蜜丸，名太极丸，服法同前，轻重分服，用蜜、酒调匀送下。

按温病总计十五方。轻则清之，神解散、清化汤、芳香饮、大小清凉散、大小复苏饮、增损三黄石膏汤八方；重则泻之，增损大柴胡汤、增损双解散、加味凉膈散、加味六一顺气汤、增损普济消毒饮、解毒承气汤六方；而升降散，其总方也，轻重皆可酌用。察证切脉，斟酌得宜，病之变化，治病之随机应变，又不可执方耳。按处方必有君、臣、佐、使，而又兼引导，此良工之大法也。是方以僵蚕为君，蝉蜕为臣，姜黄为佐，大黄为使，米酒为引，蜂蜜为导，六法俱备，而方乃成。

第 六 篇

中西医结合内科学

第一单元 呼吸系统疾病

考点 急性上呼吸道感染

急性上呼吸道感染的病因、临床表现、检查、西医治疗

病因	病因主要是病毒感染、细菌感染；病毒和细菌可通过飞沫传播或经手传播	
临床表现	普通感冒	咽干，鼻塞、喷嚏、低热、咳嗽，鼻流清涕后变稠、全身酸痛等
		鼻腔黏膜充血、水肿，有分泌物等
	急性病毒性咽炎和喉炎	急性病毒性咽炎：咽部发痒/有灼热感，咽痛不明显 急性喉炎：声音嘶哑，说话困难，咳嗽时疼痛，常有发热、咽痛等
		咽喉水肿、充血，局部淋巴结轻度肿大，有触痛
	急性咽－扁桃体炎	起病急，咽痛明显，发热，畏寒，体温可达39℃以上
		咽部充血明显，扁桃体肿大、充血，表面有黄色点状渗出物，颌下淋巴结肿大、压痛

续表

	急性疱疹性咽峡炎	明显咽痛、发热。多见于儿童，夏季较易流行
		咽部、软腭、悬雍垂和扁桃体上有灰白色小丘疹，以后形成疱疹和浅表溃疡，周围黏膜有红晕
	急性咽结膜炎	发热、咽痛、流泪、畏光
		咽部及结膜充血，可有颈淋巴结肿大/角膜炎
检查	①血常规检查。②病毒分离。③免疫荧光技术检测。④血清学检查	
西医治疗	抗病毒药物治疗	①奥司他韦。②奈玛特韦
	对症治疗	①发热、头痛、肢体酸痛：解热镇痛药，如对乙酰氨基酚；②鼻塞流涕：抗过敏药，如扑尔敏、1%麻黄碱
	抗生素治疗	①青霉素类。②第一代头孢菌素。③大环内酯类药物或氟喹诺酮类药物

急性上呼吸道感染的中医辨证论治

病机	证型	证候	治法	方药
卫表被郁，肺失宣肃	风寒束表证	恶寒重，发热轻，无汗，头痛，肢体酸痛	辛温解表	荆防败毒散
	风热犯表证	身热较著，微恶风寒，口干而渴，咳嗽，痰黄黏稠	辛凉解表	银翘散/葱豉桔梗汤
	暑湿伤表证	头昏重胀痛，口中黏腻，胸脘痞闷	清暑祛湿解表	新加香薷饮

考点 急性气管-支气管炎

急性气管-支气管炎的病因、临床表现、检查、西医治疗

病因	①病原微生物：病毒最常见。②理化因素：冷空气、粉尘等。③过敏反应
临床表现	初为干咳/少量黏液痰，后痰量增多，咳嗽加剧。伴支气管痉挛时，有程度不等的胸闷气促；两肺散在干、湿啰音，咳嗽后可减少/消失
检查	①血常规：细菌感染时白细胞↑伴中性粒细胞比例↑，血沉↑；②痰培养：痰涂片/培养可发现致病菌；③X线：多正常/肺纹理增粗
西医治疗	①适当休息，注意保暖，多饮水，避免诱发因素和吸入变应原。②对症治疗。③抗生素治疗：大环内酯类、头孢菌素类、氟喹诺酮类等

急性气管-支气管炎的中医辨证论治

病因病机	主要是外感所致，脏腑功能失调，肺的卫外功能减弱		
证型	证候	治法	方药
风寒袭肺证	咽痒，痰稀色白，恶寒，无汗	疏风散寒，宣肺止咳	三拗汤+止嗽散
风热犯肺证	咳声粗亢，头痛口渴，脉浮数	疏风清热，宣肺止咳	桑菊饮
燥热伤肺证	干咳无痰，鼻燥咽干	疏风清肺，润燥止咳	桑杏汤
凉燥伤肺证	干咳，痰少，恶寒，无汗	轻宣凉燥，润肺止咳	杏苏散

考点 慢性支气管炎

慢性支气管炎的病因、临床表现、并发症、诊断、西医治疗

病因	吸烟、细菌感染、病毒感染、职业粉尘和化学物质、空气污染等
临床表现	①咳嗽。②咳痰：多为白色黏液痰和浆液性泡沫痰。③喘息
	急性发作时，肺底部闻及湿性和/或干性啰音，喘息性支气管炎在咳嗽/深吸气后可听到哮鸣音，发作时可闻及广泛的湿啰音和哮鸣音。长期反复发作，可见肺气肿体征
并发症	阻塞性肺气肿、支气管扩张症、支气管肺炎

续表

诊断	分期	急性加重期：1周内出现脓性/黏液脓性痰，痰量明显↑或伴发热等；或1周内咳、痰或喘等任何一项明显加剧
		慢性迁延期：不同程度的咳、痰、喘，迁延1个月以上
		临床缓解期：症状明显缓解/基本消失保持2个月以上
西医治疗	急性加重期和慢性迁延期：①控制感染：β－内酰胺类、大环内酯类、喹诺酮类。②祛痰、镇咳：复方甘草合剂、盐酸氨溴索、盐酸溴己新、氯化铵棕色合剂。③解痉平喘：氨茶碱、特布他林	
	缓解期：加强锻炼，戒烟，避免有害气体和其他有害颗粒的吸入，使用免疫调节剂，如卡介苗	

慢性支气管炎的中医辨证论治

病机		外邪侵袭、内脏亏损，肺失宣降		
证型		证候	治法	方药
实证	风寒犯肺证	咳喘气急，痰白量多，无汗，脉浮紧	宣肺散寒，化痰止咳	三拗汤 + 止嗽散
	风热犯肺证	咳嗽频剧，痰黄黏稠难出，脉浮	清热解表，止咳平喘	桑菊饮
	痰湿蕴肺证	咳声重浊，痰多色白而黏，脉滑	燥湿化痰，降气止咳	二陈汤 + 三子养亲汤
	痰热郁肺证	痰黄黏稠，面红咽干，尿赤便秘	清热化痰，宣肺止咳	清金化痰汤
	寒饮伏肺证	喘逆不得卧，咳吐清稀白沫痰，遇冷空气刺激加重	温肺化饮，散寒止咳	小青龙汤
虚证	肺气虚证	咳嗽气短，痰涎清稀，自汗畏风	补肺益气，化痰止咳	玉屏风散
	肺脾气虚证	咳嗽气短，倦怠乏力，便溏	补肺健脾，止咳化痰	补肺汤
	肺肾气阴两虚证	咳喘气促，动则尤甚，潮热盗汗，腰酸耳鸣	滋阴补肾，润肺止咳	沙参麦冬汤 + 六味地黄丸

考点 慢性阻塞性肺疾病

慢性阻塞性肺疾病的病因、临床表现、并发症、肺功能检查、西医治疗★

病因		吸烟、职业粉尘和化学物质、空气污染、感染、其他
临床表现	症状	①慢性咳嗽咳痰。②气短、呼吸困难。③喘息胸闷。④晚期体重下降，食欲减退等
	体征	桶状胸，双侧语颤↓，肺部过清音，心浊音界↓，两肺呼吸音↓，呼气延长
并发症		慢性呼吸衰竭、自发性气胸、慢性肺源性心脏病
肺功能检查		吸入支气管舒张药后第一秒用力呼气容积占用力肺活量百分比（FEV_1/FVC）< 70%，FEV_1 < 80% 预计值者，可确定为不完全可逆性气流受限
西医治疗	稳定期	①支气管扩张剂（β_2受体激动剂，抗胆碱能药，茶碱类）。②祛痰药。③糖皮质激素。④长期家庭氧疗
	急性加重期	①低流量吸氧。②控制感染。③糖皮质激素（泼尼松龙口服或静脉给予甲泼尼龙）。④支气管扩张剂。⑤祛痰剂

慢性阻塞性肺疾病的中医辨证论治

病因病机	①脏腑功能失调。②六淫邪气侵袭		
证型	证候	治法	方药
外寒内饮证	痰多稀薄，渴不多饮，面色青晦	温肺散寒，解表化饮	小青龙汤
痰热郁肺证	痰黄或白，黏稠难咯，溲黄便干，口渴	清肺化痰，降逆平喘	越婢加半夏汤或桑白皮汤
痰浊壅肺证	咳喘痰多，色白黏腻，稍劳即著，脘痞腹胀	健脾化痰，降气平喘	三子养亲汤＋二陈汤
肺脾气虚证	咳喘气短，倦怠懒言，食少便溏	补肺健脾，益气平喘	补肺汤＋四君子汤
肺肾气虚证	呼吸浅短难续，动则喘促更甚，声低气怯	补肺益肾，降气平喘	平喘固本汤＋补肺汤
阳虚水泛证	咳痰清稀，下肢浮肿，怕冷	温肾健脾，化饮利水	真武汤＋五苓散

考点　支气管哮喘

支气管哮喘的病因和发现机制、临床表现、诊断标准、西医治疗★

病因和发病机制		遗传、环境；免疫－炎症反应
临床表现	症状	发作性伴有哮鸣音的呼气性呼吸困难，端坐呼吸，干咳，缓解前常咳大量白色泡沫痰
	体征	发作时胸部呈过度充气状态，严重者见“三凹征”，两肺满布哮鸣音
诊断标准（符合①～④、⑤中任意一条）		①反复发作的喘息、气急、胸闷或咳嗽。②发作时双肺可闻及散在或弥漫性哮鸣音，呼气相延长。③症状可经治疗或自行缓解。④除外其他疾病所引起的喘息、胸闷和咳嗽。⑤下列三项中的一项阳性：支气管激发试验（＋）；支气管舒张试验（＋）；平均每日 PEF 昼夜变异率 >10% 或 PEF 周变异率 >20%
西医治疗	常用药物	①激素：是控制气道炎症最有效的药物，首选吸入途径，如倍氯米松、布地奈德。② β_2 受体激动剂：沙丁胺醇和特布他林。③茶碱类：氨茶碱。④抗胆碱药物。⑤白三烯受体拮抗剂，是除吸入激素外唯一可单独应用的长效控制药。⑥抗组胺药应用于伴有变应性鼻炎哮喘的患者
	治疗	急性发作期治疗、慢性持续期治疗、免疫疗法

支气管哮喘的中医辨证论治

病因病机	分期	证型	证候	治法	方药
宿痰内伏于肺，外邪、饮食、情志、体虚病后引触，痰阻气道，肺失肃降，气道挛急	发作期	寒哮证	痰稀色白，面色晦滞，形寒肢冷，不渴或口渴喜热饮	温肺散寒，化痰平喘	射干麻黄汤
		热哮证	痰稠色黄，咳吐不爽，面赤口苦，汗出，口渴喜饮	清热宣肺，化痰定喘	定喘汤或越婢加半夏汤
		寒包热哮证	痰黏色黄或黄白相兼，发热，恶寒，无汗，大便干	解表散寒，清化痰热	小青龙加石膏汤或厚朴麻黄汤
		风痰哮证	喉中痰涎壅盛，喘急胸满，鸣声如吹哨笛	祛风涤痰，降气平喘	三子养亲汤
	缓解期	肺虚证	喘促气短，自汗畏风	补肺固表	玉屏风散
		脾虚证	食少纳呆，便溏，面色萎黄	健脾化痰	六君子汤
		肾虚证	腰膝酸软，呼多吸少，颧红，烦热，心悸	补肾纳气	金匮肾气丸或七味都气丸

考点　肺炎

肺炎链球菌肺炎的病因和发病机制、临床表现、并发症、检查、西医治疗

病因	肺炎链球菌为革兰阳性球菌
发病机制	①呼吸道防御机制及黏膜受损。②全身免疫功能低下

续表

临床表现	病史	多见于青壮年，有淋雨、受凉、疲劳、醉酒、病毒感染史
	症状	突然起病，寒战，高热，咳嗽，胸痛，咳铁锈色痰，呼吸困难
	体征	①肺实变时有叩诊呈浊音、听诊语颤增强和支气管呼吸音等典型体征。消散期可闻及湿啰音。②病变累及胸膜时可有胸膜摩擦音
并发症	脓胸，肺脓肿，心肌炎，心包炎，感染性休克	
检查	①白细胞↑。②痰涂片见革兰染色阳性、带荚膜的球菌。③X 线见密度增高的片状阴影	
西医治疗	病因治疗	青霉素 G（首选）
	支持疗法	高热→物理降温；气急发绀→吸氧；咳痰困难→溴己新；剧烈胸痛→可待因
	感染性休克的治疗	①纠正酸中毒。②补充血容量、控制感染。③纠正水、电解质和酸碱紊乱。④糖皮质激素。⑤血管活性药物

肺炎的中医辨证论治

病因病机	证型	证候	治法	方药
外邪内侵，邪郁于肺，化热、生痰、酿毒，三者互结于肺	邪犯肺卫证	发热重，恶寒轻，无汗或少汗，口微渴，头痛，鼻塞，脉浮数	疏风清热，宣肺止咳	三拗汤或桑菊饮
	痰热壅肺证	咳痰黄稠或咳铁锈色痰，小便黄赤，大便干燥，舌红苔黄	清热化痰，宽胸止咳	麻杏石甘汤+《千金》苇茎汤
	热陷心包证	神昏谵语，高热不退，舌红绛	清热解毒，化痰开窍	清营汤+菖蒲郁金汤
	阴竭阳脱证	大汗淋漓，颜面苍白，四肢厥冷，脉微欲绝	益气养阴，回阳固脱	生脉散+四逆汤
	正虚邪恋证	气短神疲，手足心热，自汗或盗汗	益气养阴，润肺化痰	竹叶石膏汤

考点 原发性支气管肺癌

原发性支气管肺癌的临床表现、检查、诊断、西医治疗	
临床表现	①原发症状：咳嗽、咳痰、体重下降、发热
	②局部扩展症状：侵犯胸膜或纵隔——不规则钝痛；侵入胸壁、肋骨或压迫肋间神经——剧烈胸痛，定点或局部压痛，呼吸、咳嗽时加重；压迫大气道——吸气性呼吸困难；侵及食管——咽下困难，支气管-食管瘘；压迫喉返神经——声音嘶哑
检查	①痰液脱落细胞学：诊断肺癌的重要方法之一。②X线：发现肺癌的最基本方法
诊断	①刺激性咳嗽2~3周，抗感染、镇咳治疗无效。②原有慢性呼吸道疾病，近来咳嗽性质改变。③近2~3个月持续痰中带血而无其他原因。④同一部位肺炎反复发作。⑤原因不明的肺脓肿，无毒性症状，无大量脓痰，无异物吸入史，抗感染疗效不佳者。⑥原因不明的四肢关节疼痛及杵状指（趾）。⑦X线显示局限性肺气肿或段、叶性肺不张。⑧肺部孤立性圆形病灶和单侧性肺门阴影增大者。⑨原有肺结核病灶已稳定，而其他部位又出现新增大的病灶者。⑩无中毒症状的、血性、进行性增多的胸腔积液者
西医治疗	①手术：非小细胞肺癌Ⅰ期、Ⅱ期患者；②化疗：小细胞肺癌患者；③放疗：Ⅰ期患者年老体弱，有伴发病，已不宜手术或拒绝手术者

原发性支气管肺癌的中医辨证论治

病因病机	证型	证候	治法	方药
正气虚弱，毒恋肺脏，瘀阻络脉，久成癥积	气滞血瘀证	咳痰，面青唇暗，舌质暗紫或有瘀斑，脉弦或涩	化瘀散结，行气止痛	血府逐瘀汤
	痰湿蕴肺证	痰多，纳差便溏，苔厚腻，脉弦滑	祛湿化痰	二陈汤＋瓜蒌薤白半夏汤
	阴虚毒热证	心烦，少寐，手足心热，低热盗汗，邪热炽盛，大便秘结	养阴清热，解毒散结	沙参麦冬汤＋五味消毒饮
	气阴两虚证	神疲乏力，汗出气短，手足心热，便干或稀	益气养阴，化痰散结	生脉散＋沙参麦冬汤

考点　慢性肺源性心脏病

慢性肺源性心脏病的病因、发病机制、临床表现、并发症、X线检查、鉴别诊断、西医治疗

病因	支气管、肺疾病、胸廓运动障碍性疾病及肺血管疾病
发病机制	肺动脉高压的形成，心脏病变和心力衰竭
临床表现	肺、心功能代偿期：咳嗽，咳痰和气促，稍动即感心悸、呼吸困难、乏力
	肺、心功能失代偿期：①呼吸衰竭。②右心衰竭

续表

并发症	肺性脑病、消化道出血、酸碱平衡失调及电解质紊乱、休克、心律失常、DIC
X 线检查	①肺动脉段弧突出或其高度≥3mm。②右下肺动脉增宽（其横径≥15mm，横径与气管横径比值≥1.07）。③肺动脉“残根征”。④右心室增大，心脏呈垂直位
鉴别诊断	冠心病：典型的心绞痛、心肌梗死的病史或心电图表现
	风湿性心瓣膜病：有风湿性关节炎和心肌炎病史
	原发性心肌病：全心增大，无慢性呼吸道疾病史，无肺动脉高压的 X 线表现
西医治疗	急性加重期：控制感染；氧疗；控制心力衰竭；控制心律失常；抗凝治疗；其他并发症治疗
	缓解期：积极治疗肺部原发病，去除引起急性发作的诱因，家庭氧疗，提高机体免疫力

慢性肺源性心脏病的中医辨证论治

病因病机		脏腑虚损，外感时邪；病理性质为本虚标实		
	证型	证候	治法	方药
急性加重期	痰浊壅肺证	痰多，色白黏腻或呈泡沫样，苔薄腻或浊腻，脉滑	健脾益肺，化痰降气	苏子降气汤
	痰热郁肺证	喘息气粗，痰黏稠难咳，苔黄或黄腻，脉数或滑数	清肺化痰，降逆平喘	越婢加半夏汤
	痰蒙神窍证	神志恍惚，谵语，烦躁不安，撮空理线，表情淡漠，抽搐	涤痰开窍，息风止痉	涤痰汤，另服安宫牛黄丸或至宝丹
	阳虚水泛证	面浮，下肢肿，甚则一身悉肿，尿少，怕冷	温肾健脾，化饮利水	真武汤＋五苓散
缓解期	肺肾气虚证	呼吸短浅难续，声低气怯，张口抬肩，脉沉细微无力	补肺纳肾，降气平喘	补肺汤
	气虚血瘀证	咳喘无力，面色晦暗，唇甲紫绀	益气活血，止咳化痰	生脉散＋血府逐瘀汤

考点 慢性呼吸衰竭（助理医师不考）

慢性呼吸衰竭的病因、发病机制、临床表现、实验室检查、西医治疗

病因		气道阻塞性疾病、肺组织病变、肺血管疾病、胸廓及胸膜疾病、神经肌肉病变
发病机制		缺氧和二氧化碳潴留：通气不足、弥散障碍、通气/血流比例失调、肺内动-静脉解剖分流增加及氧耗量增加
临床表现		呼吸困难、神经精神症状、循环系统功能紊乱
实验室检查（动脉血气分析）	PaO_2 和 $PaCO_2$	Ⅰ型呼吸衰竭的血气特点为 $PaO_2 < 60$ mmHg，$PaCO_2 \leq 50$ mmHg
		Ⅱ型呼吸衰竭的血气特点为 $PaO_2 < 60$ mmHg，$PaCO_2 > 50$ mmHg
	$PaCO_2$	代偿性呼吸性酸中毒（$PaCO_2$ 升高、pH 正常）
		失代偿性呼吸性酸中毒（$PaCO_2$ 升高，pH <7.35）
西医治疗		①保持呼吸道通畅：昏迷者使其处于仰卧位，清除呼吸道分泌物，痰多不易咯出用超声雾化吸入；解除支气管痉挛，用沙丁胺醇、氨茶碱；建立人工气道。②氧疗。③控制感染：喹诺酮类或氨基糖苷类。④增加通气量、减少 CO_2 潴留：呼吸兴奋剂、机械辅助通气。⑤纠正酸碱平衡失调和电解质紊乱，防治消化道出血、休克

慢性呼吸衰竭的中医辨证论治

病因病机	证型	证候	治法	方药
肺气虚衰，感受邪毒	痰浊阻肺证	痰涎黏稠，不易咳出，胸中窒闷，苔白或白腻，脉滑数	化痰降气，宣肺平喘	二陈汤＋三子养亲汤
	肺肾气虚证	胸满气短，咳嗽，痰白如沫，脉沉细无力或结代	补益肺肾，纳气平喘	补肺汤＋参蛤散
	脾肾阳虚证	浮肿，肢冷尿少，舌胖暗紫，苔白滑	温肾健脾，化湿利水	真武汤＋五苓散
	痰蒙神窍证	神志恍惚，谵语，嗜睡，甚则抽搐、昏迷	涤痰开窍，息风止痉	涤痰汤送服安宫牛黄丸、至宝丹
	阳微欲脱证	面色苍白，冷汗淋漓，四肢厥冷，脉沉细无力或脉微欲绝	益气温阳，固脱救逆	独参汤灌服，同时用参附注射液静脉滴注

第二单元　循环系统疾病

考点　急性心力衰竭

急性心力衰竭的临床表现、诊断、西医治疗

	急性左心衰竭	急性右心衰竭
临床表现	劳力性、夜间阵发性呼吸困难	
	急性肺水肿表现：突发严重呼吸困难，咳大量粉红色泡沫样痰	
	心源性休克表现：持续低血压、尿量显著减少	
诊断	肺淤血表现	体循环淤血表现
西医治疗	①端坐位。②吸氧。③药物：呋塞米、硝普钠、多巴胺、去甲肾上腺素、毛花苷C、肝素等	①右心室梗死伴急性右心衰竭：扩容，禁用利尿等血管扩张剂。②急性大块肺栓塞所致急性右心衰竭：吗啡止痛，吸氧，溶栓

考点 慢性心力衰竭

慢性心力衰竭的临床表现、分期、西医治疗

		左心衰竭	右心衰竭
临床表现	症状	肺淤血及心排血量降低致器官低灌注表现为主：①最早出现劳力性呼吸困难，夜间阵发呼吸困难。②咳嗽，咳痰，咯血，乏力，疲倦，头昏，心慌	体循环静脉淤血：内脏淤血致腹胀、肝区胀痛、少尿
	体征	肺动脉瓣区第二心音亢进、心尖区舒张期奔马律、收缩期杂音、交替脉	颈静脉怒张、肝颈静脉回流征阳性、肝大、水肿、胸水和/或腹水
发展阶段		阶段 A：心力衰竭的高危人群（高血压、糖尿病、肥胖等），无心脏结构或功能异常，无心力衰竭症状和/或体征	
		阶段 B：已发展成器质性心脏病，但从无心力衰竭的症状和/或体征	
		阶段 C：有器质性心脏病，既往或目前有心力衰竭的症状和/或体征	
		阶段 D：有器质性心脏病，不断进展，虽经积极的内科治疗，休息时仍有症状，且需要特殊干预	
西医治疗		①抑制神经内分泌激活：ACEI、β受体阻滞剂。②改善血流动力学：利尿剂、地高辛。③其他：醛固酮受体拮抗剂、ARB、多巴胺	

慢性心力衰竭的中医辨证论治

证型	证候	治法	方药
气虚血瘀证	胸闷气短，神疲乏力，口唇青紫	补益心肺，活血化瘀	保元汤＋血府逐瘀汤
气阴两虚证	心悸气短乏力，五心烦热，潮热盗汗，唇甲稍暗	益气养阴，活血化瘀	生脉饮＋血府逐瘀汤
阳虚水泛证	形寒肢冷，面色苍白，肢体浮肿	益气温阳，化瘀利水	真武汤＋葶苈大枣泻肺汤
痰饮阻肺证	喘咳气急，痰多色白，胸闷脘痞	温化痰饮，泻肺逐水	苓桂术甘汤＋丹参饮

考点　快速性心律失常

快速性心律失常的临床表现

分类	临床表现
阵发性室上性心动过速	阵发性，心率160次/分以上，伴心悸、胸闷、乏力、头晕
期前收缩	可有心悸，也可无症状，听诊心脏提前搏动
心房纤颤	听诊第一心音强弱不等，心律绝对不规则，脉搏短绌

续表

分类	临床表现
室性心动过速	低血压，少尿，晕厥，气促，心绞痛，非持续性室速（<30 秒，自行终止）无症状，持续性室速（>30 秒，需药物或电复律终止）
窦性心动过速	心悸、乏力，也可无症状

快速性心律失常的心电图诊断

分类		心电图表现
室上性心动过速		①心率快而规则。②P 波与窦性不同。③QRS 波群为室上性，亦可增宽、畸形。④ST - T 波无变化，发作中也可倒置
期前收缩	房性	提早 P′，P′ - R >0.12 秒，QRS 正常
	房室交界性	提前出现的 QRS 波
	室性	提早宽大畸形 QRS 波，其前无相关 P 波，T 波与主波方向相反
室性心动过速		3 个或以上的室性期前收缩连发
房颤		P 波消失，代以大小、形态、间距不一的 f 波，频率为 350 ~ 600 次/分
房扑		P 波消失，代以连续性锯齿样的 F 波，频率为 250 ~ 350 次/分
窦性心动过速		P 波在Ⅰ、Ⅱ、aVF 导联直立，aVR 倒置，PR 间期 0.12 ~ 0.20 秒，频率 >100 次/分

快速性心律失常的西医治疗

分类	治疗药物
窦性心动过速	β受体阻滞剂（首选）、维拉帕米或地尔硫䓬
房性期前收缩	症状明显者用β受体阻滞剂
阵发性室上性心动过速	急性发作——首选腺苷，防止发作——普罗帕酮
房颤及房扑	地高辛和β受体阻滞剂
室性期前收缩	美西律
室性心动过速	利多卡因、胺碘酮

快速性心律失常的中医辨证论治

证型	治法	方药
心虚胆怯证	镇惊定志，养心安神	安神定志丸
心血不足证	补血养心，益气安神	归脾汤
阴虚火旺证	滋阴清火，养心安神	天王补心丹
气阴两虚证	益气养阴，养心安神	生脉散
痰火扰心证	清热化痰，宁心安神	黄连温胆汤
瘀阻心脉证	活血化瘀，理气通络	桃仁红花煎
心阳不振证	温补心阳，安神定悸	参附汤＋桂枝甘草龙骨牡蛎汤

考点 缓慢性心律失常

缓慢性心律失常的临床表现、心电图诊断、西医治疗

分类		临床表现	心电图诊断	西医治疗
窦性心动过缓		头晕乏力，心悸胸闷	①窦性心律。②心率小于60次/分。③可窦性心律不齐，严重时产生逸搏	阿托品
房室传导阻滞	一度	无自觉症状	窦性P波，每个P波后都有相应的QRS波群，PR间期＞0.2秒（老年人PR间期＞0.22秒）	
	二度Ⅰ型	心悸乏力	PR间期↑，RR间隔↓	
	二度Ⅱ型	头晕乏力，气短胸闷，晕厥及心功能下降	PR间期固定	异丙肾上腺素
	三度	乏力，活动时头晕，多无晕厥	窦性P波，PP间隔规则，P波与QRS波群无固定关系	

缓慢性心律失常的中医辨证论治

证型	治法	方药
心阳不足证	温补心阳，通脉定悸	参附汤＋桂枝甘草龙骨牡蛎汤
心肾阳虚证	温补心肾，温阳利水	参附汤＋真武汤
气阴两虚证	益气养阴，养心通脉	炙甘草汤
痰浊阻滞证	理气化痰，宁心通脉	涤痰汤
心脉痹阻证	活血化瘀，理气通络	桃仁红花煎

考点　心脏性猝死

心脏性猝死的临床表现

分期	临床表现
前驱期	心绞痛、呼吸困难或疲乏无力
终末事件期	持续胸痛或突然心悸，呼吸困难，头晕，软弱无力
心跳骤停期	意识突然丧失、呼吸停止和脉搏消失
生物学死亡期	心室颤动或心室停搏

心脏性猝死的心电图检查、诊断

心电图表现	①心室颤动、扑动或无脉性室性心动过速。②心室停顿。③无脉性电活动
诊断	①意识突然丧失。②无呼吸，或仅是喘息。③大动脉（颈动脉或股动脉）搏动消失

心脏性猝死的西医治疗★

基础生命支持	胸外按压、开放气道和人工呼吸
高级生命支持	①通气与氧供。②电除颤、复律与起搏治疗
建立复苏用药途径及药物治疗	药物：肾上腺素（CPR 首选）、胺碘酮、利多卡因、阿托品、碳酸氢钠
复苏后处理	①维持有效的循环和呼吸功能。②预防再次心脏骤停。③维持水、电解质和酸碱平衡。④防治脑水肿（措施有降温、脱水）、急性肾衰竭和继发感染等

心脏性猝死的中医辨证论治

证型	证候	治法	方药
气阴两脱证	神萎倦怠，气短，四肢厥冷，心烦胸闷，少苔	益气救阴	生脉散
痰蒙神窍证	神志恍惚，气粗息涌，喉间痰鸣	豁痰活血，开窍醒神	菖蒲郁金汤

续表

证型	证候	治法	方药
元阳暴脱证	昏愦不语，面色苍白，四肢厥冷，脉微细欲绝	回阳固脱	独参汤或四味回阳饮

考点　原发性高血压

原发性高血压的临床表现

一般症状	头晕，头痛，颈项板紧，疲劳，心悸
并发症	①心——高血压性心脏病导致充血性心力衰竭，是冠状动脉粥样硬化的危险因素。②脑——急性脑血管病。③肾——肾功能损害。④主动脉夹层
高血压危重症	①恶性高血压：舒张压持续≥130mmHg，肾功能损害明显加速，出现蛋白尿、血尿。②高血压危象：头痛、心悸，恶心呕吐，视力模糊。③高血压脑病：脑水肿表现（头痛、呕吐、意识障碍等）

中西医结合内科学

原发性高血压的诊断

其他心血管危险因素和疾病史	血压（mmHg）			
	SBP130～139 和/或 DBP85～89	SBP140～159 和/或 DBP90～99	SBP160～179 和/或 DBP100～109	SBP≥180 和/或 DBP≥110
无		低危	中危	高危
1～2 个其他危险因素	低危	中危	中/高危	很高危
≥3 个其他危险因素，靶器官损害，或 CKD 3 期，无并发症的糖尿病	中/高危	高危	高危	很高危
临床并发症，或 CKD≥4 期，有并发症的糖尿病	高/很高危	很高危	很高危	很高危

原发性高血压的西医治疗★

治疗药物	适应证
①利尿剂：噻嗪类	轻、中度高血压
②β 受体阻滞剂：美托洛尔	心率较快的中青年患者
③钙通道阻滞剂（CCB）：硝苯地平，氨氯地平	老年高血压

续表

治疗药物	适应证
④血管紧张素转换酶抑制剂（ACEI）：卡托普利、依那普利	伴心力衰竭
⑤血管紧张素Ⅱ受体拮抗剂（ARB）：缬沙坦、氯沙坦	伴左室肥厚
⑥α 受体阻滞剂	高血压伴前列腺增生

原发性高血压的中医辨证论治

病因病机	证型	证候	治法	方药
风、火、痰、瘀、虚，气血阴阳失调，脉络失养，清阳不升，痰、火扰动清窍	肝阳上亢证	头晕头痛，口干口苦，面红目赤，烦躁易怒	平肝潜阳	天麻钩藤饮
	痰湿内盛证	头重如裹，胸脘痞闷，呕吐痰涎，肢体沉重	祛痰降浊	半夏白术天麻汤
	瘀血阻窍证	头痛固定，口唇发绀，舌紫，脉弦细涩	活血化瘀	通窍活血汤
	肝肾阴虚证	目涩咽干，盗汗，五心烦热，大便干涩	滋补肝肾，平肝潜阳	杞菊地黄丸
	肾阳虚衰证	头痛耳鸣，形寒肢冷，夜尿频多，大便溏薄	温补肾阳	济生肾气丸

考点　心绞痛

心绞痛的临床表现、检查、鉴别诊断、西医治疗

临床表现		①部位：胸骨体中段或上段之后，常放射至左肩、左臂内侧达无名指和小指，或至颈、咽或下颌部。②诱因：劳动过度，情绪激动，饱餐，吸烟，突然受冷，心动过速及休克。③性质：压榨性、闷胀性或窒息性，可有烧灼感。④持续时间：疼痛持续时间多为 3～5 分钟。⑤缓解方式：舌下含服硝酸甘油几分钟或休息后疼痛缓解
检查		心电图：发作时可见 ST 段压低≥0.1 mV，T 波倒置，变异型心绞痛者 ST 段抬高，缓解后恢复
		多层螺旋 CT 冠状动脉成像：有较高阴性预测价值
		冠状动脉造影：管腔直径减少 70%～75%
鉴别诊断		急性心肌梗死：含服硝酸甘油多不能缓解，心电图中面向梗死部位的导联 ST 段抬高和病理性 Q 波
西医治疗	发作期	硝酸甘油或硝酸异山梨酯舌下含化
	缓解期	①β 受体阻滞剂。②硝酸酯制剂。③钙通道阻滞剂（变异型心绞痛首选）。④曲美他嗪

心绞痛的中医辨证论治

病因	寒邪内侵，情志失调，饮食不当，劳倦内伤，年老体虚		
病机	脏腑功能失常，心脉痹阻，本虚标实		
证型	证候	治法	方药
心血瘀阻证	痛有定处，舌紫暗或有瘀斑	活血化瘀，通脉止痛	血府逐瘀汤
痰浊内阻证	胸闷痛如窒，痰多，舌苔浊腻，脉滑	通阳泄浊，豁痰宣痹	瓜蒌薤白半夏汤＋涤痰汤
阴寒凝滞证	天冷易发，感寒痛甚，形寒肢冷	辛温通阳，散寒止痛	枳实薤白桂枝汤＋当归四逆汤
气虚血瘀证	胸痛隐隐，遇劳则发，乏力自汗	益气活血，通脉止痛	补阳还五汤
气阴两虚证	手足心热，舌红少津	益气养阴，活血通脉	生脉散＋炙甘草汤
心肾阴虚证	胸闷痛或灼痛，盗汗，虚烦不寐	滋阴清热，养心和络	左归丸
心肾阳虚证	畏寒肢冷，下肢浮肿，面色苍白	温补阳气，振奋心阳	参附汤＋右归丸

考点　急性心肌梗死

急性心肌梗死的病因、临床表现、检查、鉴别诊断、西医治疗

病因		冠状动脉粥样硬化等，致血管管腔狭窄和心肌血供不足
临床表现	症状	①疼痛。②全身症状（发热、心动过速、白细胞↑和红细胞沉降率↑）。③胃肠道症状。④室性期前收缩。⑤低血压和休克。⑥急性左心衰竭
	体征	可见心脏浊音界↑，血压↓
	并发症	乳头肌功能不全或断裂，心室壁瘤
检查	心电图	ST 段抬高性 AMI：ST 段抬高，宽而深的 Q 波（病理性 Q 波），T 波倒置
		非 ST 段抬高性 AMI：无 ST 段抬高，无病理性 Q 波，T 波倒置
	定位	前间壁：$V_1 \sim V_3$；下壁：Ⅱ、Ⅲ、aVF；正后壁：$V_7 \sim V_8$
	标志物	肌钙蛋白 I（cTnI）或 T（cTnT）首选
鉴别诊断		心绞痛：发作持续时间一般在 15 分钟以内，血清酶不增高，心电图无变化或有 ST 段暂时性压低或抬高
西医治疗		休息、立即吸氧、建立静脉通道、心电监测、镇痛剂（吗啡）、抗血小板和抗凝、饮食和通便、硝酸酯类药物和 β 受体阻滞剂、他汀类药物、ACEI/ARB、心肌再灌注治疗（溶栓疗法、介入治疗）、并发症治疗

急性心肌梗死的中医辨证论治

证型	证候	治法	方药
气滞血瘀证	胸闷气促，脘腹胀满，舌紫有瘀斑	活血化瘀，通络止痛	血府逐瘀汤
寒凝心脉证	形寒畏冷，四肢不温，冷汗自出	散寒宣痹，芳香温通	当归四逆汤＋苏合香丸
痰瘀互结证	胸闷如窒，痰多，腹胀纳呆	豁痰活血，理气止痛	瓜蒌薤白半夏汤＋桃红四物汤
气虚血瘀证	神疲气短，自汗，舌胖大有齿痕	益气活血，祛瘀止痛	补阳还五汤
气阴两虚证	自汗盗汗，心烦少寐，舌红少苔	益气滋阴，通脉止痛	生脉散＋左归饮
阳虚水泛证	喘促苍白，畏寒肢冷，下肢浮肿	温阳利水，通脉止痛	真武汤＋葶苈大枣泻肺汤
心阳欲脱证	四肢厥逆，大汗淋漓，脉微欲绝	回阳救逆，益气固脱	参附龙牡汤

考点 心脏瓣膜病

心脏瓣膜病的临床表现★、并发症

分类	临床表现		并发症
	症状	体征	
二尖瓣狭窄	①呼吸困难。②咳嗽、咯血。③声音嘶哑。④右心衰竭。⑤血栓栓塞。⑥吞咽困难	①二尖瓣面容。②心尖区第一心音（S_1）亢进和开瓣音，心尖区隆隆样舒张中晚期杂音	心力衰竭、心律失常、栓塞、感染性心内膜炎、肺部感染
二尖瓣关闭不全	疲乏无力，呼吸困难	心尖部较粗糙的吹风样全收缩期杂音	
主动脉瓣狭窄	呼吸困难、心绞痛和晕厥（“三联征”）	主动脉瓣区高调、粗糙的递增－递减型收缩期杂音，收缩早期喷射音	
主动脉瓣关闭不全	心悸、心前区不适、头部强烈搏动感，体位性头昏	主动脉瓣第二听诊区可闻及叹气样递减型舒张期杂音	

表 心脏瓣膜病的西医治疗

	内科治疗	外科治疗
二尖瓣狭窄	限制体力劳动或适当卧床休息，低钠饮食，并发症处理	介入和手术（单纯二尖瓣狭窄首选经皮球囊二尖瓣成形术）
二尖瓣关闭不全	①抗风湿治疗、预防感染性心内膜炎。②无症状、心功能正常者定期随访。③处理心房颤动。④心力衰竭者限盐，使用利尿剂、ACEI、β受体阻滞剂和洋地黄类药物	瓣膜修补术、人工瓣膜置换术
主动脉瓣狭窄	①预防感染性心内膜炎和风湿热。②定期复查。③处理频发房性期前收缩，心绞痛可试用硝酸酯类药物。④心力衰竭者限盐，可用洋地黄类药物和小心应用利尿剂。⑤不用作用于小动脉的血管扩张剂	人工瓣膜置换术

中西医结合内科学

续表

	内科治疗	外科治疗
主动脉瓣关闭不全	①预防感染性心内膜炎和风湿热。②梅毒性主动脉炎应用青霉素。③舒张压 >90mmHg 者应用降压药。④定期复查。⑤心力衰竭者用 ACEI 和利尿剂，洋地黄类药物（必要时）。⑥心绞痛可用硝酸酯类药物。⑦治疗心房颤动和心律失常。⑧控制感染	人工瓣膜置换术
联合瓣膜病变	与单瓣膜损害者相同	手术为主要方法

心脏瓣膜病的中医辨证论治

证型	证候	治法	方药
心肺瘀阻证	心悸气短，胸痛憋闷，唇紫，舌质瘀暗	行气活血化瘀	血府逐瘀汤
气血亏虚证	心悸气短，动则尤甚，头晕乏力，面色无华	益气养血，宁心安神	归脾汤
气阴两虚证	乏力，头晕，自汗，夜寐不宁，口干，脉细数无力	益气养阴，宁心复脉	炙甘草汤

续表

证型	证候	治法	方药
气虚血瘀证	头晕乏力，口唇青紫，胁下痞块，舌有瘀点	益气养心，活血通脉	独参汤 + 桃仁红花煎
心肾阳虚证	喘息不能平卧，肢体浮肿，形寒肢冷，舌体胖大	温补心肾，化气行水	参附汤 + 五苓散

考点　病毒性心肌炎

病毒性心肌炎的病因★、临床表现、并发症

病因	以柯萨奇 B 组病毒感染最常见	
临床表现	病毒感染表现：发热、咽痛、咳嗽、全身不适、乏力，恶心、呕吐、腹泻	
	心脏受累表现：心悸、气短、心前区不适或隐痛，重者呼吸困难、浮肿；心律失常	
	体征：心率改变，心脏扩大，呈钟摆联律或胎心律，心尖区可闻及收缩期杂音，心包受累时可闻及心包摩擦音	
并发症	心律失常、心力衰竭	

病毒性心肌炎的西医治疗

一般治疗	卧床休息，给予易消化饮食，保持大便通畅
抗感染治疗	抗病毒药物的疗效尚难以肯定，继发细菌感染者多主张使用广谱抗生素
调节细胞免疫功能药物	α-干扰素，胸腺素、转移因子
糖皮质激素	合并难治性心力衰竭、严重心律失常等患者可使用
改善心肌细胞营养与代谢药物	①三磷酸腺苷（ATP）或三磷酸胞苷（CTP）、辅酶A、肌苷、牛磺酸等。②极化液疗法。③大剂量维生素C。④1，6-二磷酸果糖
并发症治疗	抗心律失常、治疗心力衰竭和心源性休克

病毒性心肌炎的中医辨证论治

证型	证候	治法	方药
热毒侵心证	咽痛口渴，口干口苦，心悸气短，脉浮数	清热解毒，宁心安神	银翘散
湿毒犯心证	恶心欲呕，大便稀溏，困倦乏力，口渴，心悸	解毒化湿，宁心安神	葛根芩连汤+甘露消毒丹
心阴虚损证	口干心烦，失眠多梦，手足心热，舌红少苔	滋阴清热，养心安神	天王补心丹

续表

证型	证候	治法	方药
气阴两虚证	气短乏力，失眠多梦，自汗盗汗，舌红少苔	益气养阴，宁心安神	炙甘草汤＋生脉散
阴阳两虚证	面色晦暗，口唇发绀，肢冷畏寒，夜难入寐，脉沉细无力	益气温阳，滋阴通脉	参附养荣汤

考点 扩张型心肌病（助理医师不考）

扩张型心肌病的病因、临床表现、检查、西医治疗

病因	病毒感染（主要原因）、家族遗传、基因异常等
临床表现	充血性心力衰竭，先有左心衰，后出现右心衰。初时活动或活动后气促，后休息时也有气促，或端坐呼吸及阵发性夜间呼吸困难，水肿，心律失常，偶见栓塞或猝死
	心脏扩大，听诊第三/四心音呈奔马律，收缩期吹风样杂音。左心衰可有交替脉、肺部啰音；右心衰有颈静脉怒张、肝肿大、浮肿等

续表

检查	X线：心影向左侧或双侧扩大，伴肺淤血、肺水肿、肺动脉高压或胸腔积液等表现
	心电图：①心律失常（期前收缩、心房颤动、传导阻滞等）。②ST－T改变、低电压、R波递增不良。③少数患者有病理性Q波
	超声心动图：心脏扩大、左室壁运动减弱、左室收缩功能下降
西医治疗	①非药物治疗：休息，禁烟，戒酒，限制体力劳动和低盐饮食。②药物治疗：主要针对心力衰竭和各种心律失常。③手术治疗：对顽固性心力衰竭，内科治疗无效者应考虑心脏移植

扩张型心肌病的中医辨证论治

证型	治法	方药
邪毒犯心证	清热解毒，宁心安神	银翘散
气虚血瘀证	补益心气，活血化瘀	圣愈汤＋桃红四物汤
气阴两虚证	益气养阴，养心安神	炙甘草汤＋天王补心丹
阳虚水泛证	温阳利水	真武汤
心阳虚脱证	回阳固脱	四逆汤＋参附龙牡汤

第三单元　消化系统疾病

考点　急性胃炎（助理医师不考）、慢性胃炎

急、慢性胃炎的病因、病理、临床表现、胃镜检查、诊断、鉴别诊断、西医治疗

病名	急性胃炎	慢性胃炎
病因	急性应激、非甾体抗炎药和幽门螺杆菌	幽门螺杆菌
病理	中性粒细胞浸润为主	炎症、萎缩和肠化生为主
临床表现	急性起病，上腹饱胀、隐痛，食欲减退，恶心，呕吐；查体上腹部压痛	起病隐匿，病程迁延，慢性病程；症状不明显，无特异性；查体上腹部压痛
胃镜检查	胃黏膜弥漫性充血、水肿、渗出、出血和糜烂	①浅表性胃炎见黏膜色红、边缘模糊，呈局限性。②萎缩性胃炎见黏膜呈淡红、灰色，呈弥散性
诊断	内镜检查（出血发生后24～48小时进行）	胃镜，胃黏膜活组织病理
鉴别诊断	胆囊炎：血清转氨酶升高 胰腺炎：血清淀粉酶活性增高	消化性溃疡，慢性胆囊炎，功能性消化不良，胃神经官能症

续表

病名	急性胃炎	慢性胃炎
西医治疗	①H_2受体拮抗剂、质子泵抑制剂、胃黏膜保护剂。②胃复安（呕吐）。③抗生素	①胃复安，吗丁啉。②H_2受体拮抗剂，氢氧化铝。③胶体次枸橼酸铋

慢性胃炎的中医辨证论治

病因病机	证型	证候	治法	方药
寒邪、饮食、肝气犯胃及脾胃虚弱；中焦气机不利，脾胃升降失职	肝胃不和证	胃脘胀闷，连及两胁，因情志不遂而痛作	疏肝理气，和胃止痛	柴胡疏肝散
	脾胃湿热证	胃脘灼痛，嘈杂，口干口苦，渴不欲饮，身重肢倦	清利湿热，醒脾化浊	三仁汤
	胃络瘀阻证	胃脘刺痛，痛有定处，入夜尤甚，舌紫暗有瘀点	化瘀通络，和胃止痛	丹参饮＋失笑散
	胃阴不足证	胃脘隐隐作痛，口燥咽干，舌红少津	养阴益胃，和中止痛	益胃汤
	脾虚胃弱证	胃脘隐痛时发时止，喜暖喜按，便溏	健脾益气，温中和胃	四君子汤

考点　消化性溃疡

消化性溃疡的病因病理、特点、临床表现、并发症、检查、西医治疗★

病因病理	①幽门螺杆菌。②非甾体抗炎药。③胃酸和胃蛋白酶
特点	反复发作、周期性发作、节律性上腹部疼痛
临床表现	①部位：上腹部。②性质：灼痛，或饥饿样不适感。③时间：十二指肠溃疡（空腹时痛、食后缓解、夜间痛），胃溃疡（餐后0.5～1小时出现）。④伴随症状：反酸、烧心、腹胀、嗳气、恶心、食欲不振等消化不良的症状。⑤诱发因素及缓解方式：饮食或服药不当，进食或制酸药。⑥慢性周期性发作
并发症	出血、穿孔、幽门梗阻、癌变
检查	内镜检查：最直接
	X线钡餐：直接征象——龛影，间接征象——痉挛性切迹
西医治疗	①兰索拉唑、奥美拉唑、枸橼酸铋钾。② H_2 受体拮抗药：法莫替丁。③胃黏膜保护药：硫糖铝

消化性溃疡的中医辨证论治

病因病机	证型	证候	治法	方药
饮食、情志；病位在胃，与肝脾密切相关	肝胃不和证	胀痛，痛引两胁，情志不遂诱发	疏肝理气，健脾和胃	柴胡疏肝散＋五磨饮子
	脾胃虚寒证	隐痛，喜温喜按，泛吐清水，便溏	温中散寒，健脾和胃	黄芪建中汤
	胃阴不足证	饥不欲食，手足心热，便干舌红	健脾养阴，益胃止痛	益胃汤
	肝胃郁热证	胸胁胀满，泛酸口苦，烦躁易怒	清胃泄热，疏肝理气	化肝煎＋左金丸
	瘀血停胃证	刺痛，呕血黑便，舌紫暗或瘀斑	活血化瘀，通络和胃	失笑散＋丹参饮

考点　胃癌

胃癌的病理、转移途径、临床表现、检查、诊断和鉴别诊断、西医治疗

病理	好发部位：胃窦、胃小弯＞贲门。组织分型：腺癌（多）。形态分型：早期（黏膜＋黏膜下层）、中期（侵及肌层）、晚期（侵及浆层）
转移途径	淋巴转移（最常见）
临床表现	症状：无节律性上腹痛（最常见）、食欲减退、消瘦、乏力、恶心呕吐、出血、黑便。并发症：出血、梗阻、穿孔
检查	①X线钡餐：半月征、环堤征。②内镜：胃镜＋黏膜活检（最可靠的手段）
诊断	①慢性萎缩性胃炎＋肠上皮化生及轻度不典型增生内科治疗无效，X线示胃息肉＞2cm。②中年以上，不明原因贫血、消瘦和粪便隐血持续阳性。③40岁以后开始出现中上腹不适或疼痛无明显节律性并伴明显食欲不振和消瘦者。④胃溃疡患者，经严格内科治疗而症状仍无好转者。以上情况应及时进行胃肠钡餐X线、胃镜和活组织病理检查以确诊
鉴别诊断	胃溃疡：长期反复周期性、节律性慢性上腹部疼痛，制酸药可缓解；X线钡餐可见溃疡龛影
	慢性萎缩性胃炎：上腹饱胀、食欲不振，无肿块，无淋巴结肿大；大便隐血试验阴性
西医治疗	手术治疗（主要方法）；内镜治疗；化学治疗（氟尿嘧啶）

胃癌的中医辨证论治

病因病机	证型	证候	治法	方药
情志、饮食或体虚；病位在胃，与肝、脾、肾三脏密切相关	痰气交阻证	吞咽哽噎不顺，呕吐痰涎，苔白腻	理气化痰，消食散结	启膈散
	肝胃不和证	胃脘痞满，窜及两胁，嗳气频繁	疏肝和胃，降逆止痛	柴胡疏肝散+旋覆代赭汤
	脾胃虚寒证	隐痛，喜按喜温，朝食暮吐，浮肿便溏	温中散寒，健脾益气	理中汤+四君子汤
	胃热伤阴证	胃脘灼热，嘈杂，五心烦热，大便干燥	清热和胃，养阴润燥	玉女煎
	瘀毒内阻证	刺痛拒按，上腹肿块，眼眶呈暗黑色，肌肤甲错	理气活血，软坚消积	膈下逐瘀汤
	痰湿阻胃证	脘膈痞闷，呕吐痰涎，口淡纳呆	燥湿健脾，消痰和胃	开郁二陈汤
	气血两虚证	神疲乏力，面色无华，少气懒言	益气养血，健脾和营	八珍汤

考点 肝硬化、原发性肝癌

肝硬化、原发性肝癌的临床表现、并发症、诊断、西医治疗

病名	肝硬化	原发性肝癌
临床表现	①蜘蛛痣、肝掌。②出血倾向及贫血。③门脉高压，脾充血性肿大，侧支循环的建立和开放，腹水	①肝区疼痛与肝大，黄疸，肝硬化表现。②全身。③转移灶症状
并发症	上消化道出血、肝性脑病、肝癌结节破裂出血（原发性肝癌）	
诊断	①病毒性肝炎或长期大量饮酒。②肝功能减退、门脉高压表现。③肝穿刺活检见假小叶形成是诊断本病的金标准	①影像学（两种影像学检查均显示有 >2cm 占位病变），结合 AFP（一种影像学 >2cm 占位病变，伴 AFP ≥400μg/L）。②肝穿刺活检证实原发性肝癌的组织学特征
西医治疗	腹水处理：①限制钠水摄入。②螺内酯与呋塞米联合应用。③腹腔穿刺。④提高有效循环血容量	①肝切除和肝移植手术。②介入治疗。③局部消融治疗。④靶向治疗

肝硬化的中医辨证论治

病因病机	证型	证候	治法	方药
病位主要在肝、脾、肾三脏，病机为肝、脾、肾三脏功能失调，气滞、血瘀、水停腹中	气滞湿阻证	胁下胀痛，食后胀甚，矢气稍减	疏肝理气，健脾利湿	柴胡疏肝散 + 胃苓汤
	寒湿困脾证	下肢浮肿，怯寒懒动，脘腹痞胀	温中散寒，行气利水	实脾饮
	湿热蕴脾证	烦热口苦，渴不欲饮，面目肌肤发黄，尿黄便结	清热利湿，攻下逐水	中满分消丸 + 茵陈蒿汤
	肝脾血瘀证	脉络怒张，胁腹刺痛，面色晦暗黧黑	活血化瘀，化气行水	调营饮
	脾肾阳虚证	面色苍黄或白，脘闷纳呆，下肢浮肿	温肾补脾，化气利水	附子理中汤 + 五苓散或济生肾气丸（肾阳虚衰较甚）
	肝肾阴虚证	口干舌燥，心烦失眠，舌红绛少津	滋补肝肾，化气利水	一贯煎 + 膈下逐瘀汤

原发性肝癌的中医辨证论治

病因病机	证型	证候	治法	方药
情志郁结、酒食所伤，湿热邪毒，病久不愈。基本病机为正气亏虚，邪毒凝结于内	气滞血瘀证	两胁胀痛，嗳气泛酸，舌红有瘀斑	疏肝理气，活血化瘀	逍遥散＋桃红四物汤
	湿热瘀毒证	脘腹胀满，目肤黄染，高热烦渴	清利湿热，化瘀解毒	茵陈蒿汤＋鳖甲煎丸
	肝肾阴虚证	潮热盗汗，头晕耳鸣，腰膝酸软	养阴柔肝，软坚散结	滋水清肝饮＋鳖甲煎丸

考点　溃疡性结肠炎

溃疡性结肠炎的病因病理、临床表现、检查、诊断、西医治疗

病因病理	自身免疫、遗传、感染和精神因素累及大肠黏膜和黏膜下层，呈弥漫性、连续性
临床表现	①消化道症状——腹泻，黏液脓血便，腹痛。②全身症状——发热，高热（合并症、急性暴发）。③肠外表现——外周关节炎、结节性红斑、坏疽性脓皮病。重型和暴发型可有明显鼓肠、腹肌紧张、腹部压痛及反跳痛

续表

检查		①血液：轻、中度贫血。②粪便：活动期有黏液脓血便。③纤维结肠镜：最有价值的诊断方法。④钡剂灌肠：重要的诊断方法。⑤黏膜组织学：黏膜和黏膜下层有淋巴细胞、浆细胞、嗜酸性及中性粒细胞浸润（活动期）
诊断		①持续或反复发作腹泻和黏液血便、腹痛。②排除细菌性、阿米巴痢疾，慢性血吸虫病，肠结核，克罗恩病，缺血性肠炎。③具有结肠镜检查特征性改变至少1项及黏膜活检或具有X线钡剂灌肠检查征象中至少1项
西医治疗	活动期	轻型：5－氨基水杨酸；中型：水杨酸、泼尼松；重型：静滴氢化可的松、环孢素
	缓解期	氨基水杨酸维持3年

溃疡性结肠炎的中医辨证论治

病因病机	证型	证候	治法	方药
先天不足、脾胃素虚、饮食不节、情志失调及感受外邪等导致气机紊乱，湿热内蕴，肠络受损	湿热内蕴证	里急后重，腹痛灼热，肛门灼热	清热利湿	白头翁汤
	脾胃虚弱证	大便时溏时泻，肢体倦怠，神疲，舌淡胖有齿痕	健脾渗湿	参苓白术散或补中益气汤（兼脱肛者）
	脾肾阳虚证	腹痛喜温喜按，腰酸膝软，形寒肢冷	健脾温肾止泻	理中汤＋四神丸
	肝郁脾虚证	腹泻与情志相关，腹痛即泻，泻后痛减，两胁胀痛	疏肝健脾	痛泻要方
	阴血亏虚证	腹痛隐隐，午后发热，五心烦热，头晕眼花	滋阴养血，清热化湿	驻车丸
	气滞血瘀证	泻下不爽，便血色紫暗，胸胁胀满，面色晦暗	化瘀通络	膈下逐瘀汤

考点　上消化道出血

上消化道出血的临床表现、检查、诊断、西医治疗

临床表现	①呕血和黑便。②失血性周围循环衰竭。③血象变化。④发热。⑤氮质血症
检查	①血常规：正细胞正色素性贫血。②胃镜（确诊的首选方法）
诊断	出血量的估计：①>5mL——粪便隐血（+）。②50～100mL——黑便。③250～300mL——呕血。④400～500mL——全身症状。⑤>1000mL——周围循环衰竭
西医治疗	输血指征：①体位改变时晕厥、血压↓、心率↑。②失血性休克。③血红蛋白<70g/L。 止血措施：①奥曲肽。②三腔二囊管。③内镜治疗（重要手段）

上消化道出血的中医辨证论治

病因病机	证型	治法	方药
饮食不节、情志内伤、素体脾虚；热伤胃络或气不统血而血溢胃肠	胃中积热证	清胃泻火，化瘀止血	泻心汤+十灰散
	肝火犯胃证	泻肝清胃，降逆止血	龙胆泻肝汤
	脾不统血证	益气健脾，养血止血	归脾汤
	气随血脱证	益气摄血，回阳固脱	独参汤或四味回阳饮

第四单元　泌尿系统疾病

考点　慢性肾小球肾炎

慢性肾小球肾炎的临床表现、检查、诊断、鉴别诊断、西医治疗

临床表现	疲倦乏力、腰酸、食欲不振，水肿，高血压，尿量改变，贫血
检查	①尿液检查：尿蛋白一般在1～3g/d，尿沉渣镜检红细胞增多。但在急性发作期，可出现镜下血尿甚至肉眼血尿。②肾功能检查：肾小球滤过率下降，内生肌酐清除率降低
诊断	血尿、蛋白尿、水肿、高血压病史，无论有无肾功能损害，均应考虑慢性肾炎的诊断，但需除外其他慢性肾脏疾病或继发于全身性疾病的肾小球损害
鉴别诊断	慢性肾盂肾炎：既往多有尿频、尿痛、腰痛等症状；尿检白细胞明显增多，甚至有白细胞管型，涂片找到细菌，尿培养阳性等有助鉴别
	急性肾小球肾炎：常在感染后1～3周发病
西医治疗	①降压：贝那普利、缬沙坦、钙离子拮抗药。②改善血液高凝状态：大剂量双嘧达莫或小剂量阿司匹林。③预防感染及避免使用肾毒性药物。④限制蛋白及磷的摄入量

慢性肾小球肾炎的中医辨证论治

病因	证型		证候	治法	方药
肺、脾、肾虚损，气血阴阳失衡	本证	脾肾气虚证	神疲乏力，便溏，尿频或夜尿多	补气健脾益肾	异功散加味
		肺肾气虚证	疲倦乏力，少语懒言，腰脊酸痛	补益肺肾	玉屏风散+金匮肾气丸
		脾肾阳虚证	全身浮肿，面色苍白，畏寒肢冷	温补脾肾	附子理中丸或济生肾气丸
		肝肾阴虚证	目睛干涩，头晕耳鸣，五心烦热	滋养肝肾	杞菊地黄丸
		气阴两虚证	面色无华，少气乏力，手足心热	益气养阴	参芪地黄汤
	标证	水湿证	颜面浮肿，苔白脉缓	利水消肿	五苓散+五皮饮
		湿热证	面浮肢肿，身热汗出，口干不欲饮	清热利湿	三仁汤
		血瘀证	面色黧黑，腰痛固定，肌肤甲错	活血化瘀	血府逐瘀汤
		湿浊证	口黏纳呆，身重困倦，浮肿尿少	健脾化湿泄浊	胃苓汤

考点 肾病综合征（助理医师不考）

肾病综合征的临床表现、并发症、检查、西医治疗

临床表现	大量蛋白尿（>3.5g/d），低蛋白血症（血浆白蛋白≤30g/L），高脂血症，水肿
并发症	感染，血栓、栓塞性并发症，急性肾衰竭，脂肪代谢紊乱，蛋白质营养不良
检查	①尿常规检查：尿蛋白定量>3.5g/24h。②肾活检：确定肾组织病理类型的唯一手段。③肾功能检查：血尿素氮、血肌酐可升高
西医治疗	①水肿：氢氯噻嗪。②低蛋白血症：静脉输注血浆或血浆白蛋白。③减少尿蛋白：卡托普利、氯沙坦、氨氯地平。④免疫调节治疗：糖皮质激素，泼尼松口服或冲击疗法；细胞毒药物，环磷酰胺，他克莫司

肾病综合征的中医辨证论治

病因病机	证型	证候	治法	方药
外感风邪，疮毒内犯，久居湿地，素体脾虚，烦劳过度，致肺脾肾功能失调、水液代谢失常	风水相搏证	起始眼睑浮肿，继则四肢、全身亦肿，伴发热、小便不利	疏风解表，宣肺利水	越婢加术汤
	热毒浸淫证	眼睑浮肿，恶风发热，小便不利，身发痈疡，脉滑数	宣肺解毒，利湿消肿	麻黄连翘赤小豆汤+五味消毒饮
	水湿浸渍证	胸闷腹胀，身重困倦，纳呆泛恶	健脾化湿，通阳利水	五皮饮+胃苓汤
	湿热内蕴证	胸闷烦热，口干口苦，大便干结	清热利湿，利水消肿	疏凿饮子
	脾虚湿困证	腹胀纳少，面色萎黄，尿少色清，便溏	温运脾阳，利水消肿	实脾饮
	肾虚水泛证	腰部冷痛酸重，形寒神疲，面色灰滞	温肾助阳，化气行水	济生肾气丸+真武汤

考点　尿路感染

尿路感染的病因、感染途径、临床表现、检查、诊断、鉴别诊断、西医治疗★

病因		大肠杆菌、葡萄球菌
感染途径		上行感染（大肠杆菌），血行感染（葡萄球菌），直接感染，淋巴道感染
临床表现	膀胱炎	尿频、尿急、尿痛、排尿困难、下腹疼痛，少数出现腰痛、发热
	肾盂肾炎	①急性：高热寒战，尿频急痛，排尿困难，肾叩击痛。②慢性：影像学检查发现有局灶性粗糙的肾皮质瘢痕，伴有相应的肾盂肾盏变形
检查		①尿常规：白细胞尿、血尿、蛋白尿。尿沉渣镜检白细胞 >5/HP 称为白细胞尿。 ②血常规：急性肾盂肾炎白细胞升高
诊断		膀胱穿刺尿定性培养有细菌生长，导尿细菌定量培养菌落计数≥10^5/mL
鉴别诊断		慢性肾小球肾炎：浮肿、大量蛋白尿，长期无低热、尿频，尿白细胞排泄率检查可鉴别
西医治疗		①急性膀胱炎：复方磺胺甲噁唑 2 片、呋喃妥因 50mg、磷霉素 3g。②急性肾盂肾炎：氧氟沙星、阿莫西林

尿路感染的中医辨证论治

病因病机	证型	证候	治法	方药
湿热蕴结下焦，肾与膀胱气化不利；实证为膀胱湿热、肝胆郁热，虚证为脾肾亏虚	膀胱湿热证	小便频数，点滴而下，尿色黄赤，苔黄腻	清热利湿通淋	八正散
	肝胆郁热证	烦躁易怒，情绪不稳，口苦口黏，舌质暗红，可见瘀点	清肝泻火，利水通淋	龙胆泻肝汤+石韦散
	脾肾亏虚，湿热屡犯证	小便淋沥不尽，时作时止，面色无华，腰膝酸软，食欲不振	健脾补肾	无比山药丸
	肾阴不足，湿热留恋证	头晕耳鸣，腰膝酸软，手足心热，咽干唇燥，舌质红	滋阴益肾，清热通淋	知柏地黄丸

考点 急性肾损伤（助理医师不考）

病因		肾前性——血容量减少；肾性——肾实质损伤；肾后性——急性尿路梗阻
临床表现	少尿期	短时间内尿量明显减少，恶心呕吐、腹胀腹泻、消化道出血、高血压、心衰、意识障碍、抽搐昏迷、严重的酸中毒和电解质异常。典型的为7~14天
临床表现	多尿期	尿量超过400mL时，则由少尿期进入多尿期，持续1~3周
临床表现	恢复期	肾小管细胞再生、修复，肾小管完整性恢复常需数月

续表

检查		①肾功能：氮质血症，电解质紊乱，酸碱平衡紊乱。②尿常规：等张尿，蛋白尿，颗粒管型。③尿渗透浓度 < 350mOsm/L
诊断		①48 小时内 Scr 升高超过 26.5μmol/L（0.3mg/dL）。②Scr 升高超过基线 1.5 倍确认或推测 7 天内发生。③尿量 < 0.5ml/(kg·h)，持续 6 小时以上
鉴别诊断		慢性肾衰竭：双侧肾缩小，贫血，尿毒症面容，肾性骨病，神经病变
西医治疗	药物	①急性肾衰少尿期——呋塞米。②缺血性急性肾衰——硝苯地平
	透析适应证	①少尿或无尿 2 天。②尿毒症症状明显。③肌酐清除率较正常下降超过 50%，或血尿素氮升高达 21mmol/L，血肌酐升高达 442μmol/L。④血钾超过 6.5mmol/L。⑤代谢性酸中毒，$CO_2-CP \leq 13$mmol/L。⑥脑水肿、肺水肿或充血性心力衰竭

考点 慢性肾衰竭

慢性肾衰竭的临床表现、检查、诊断、西医治疗

临床表现	①水、电解质代谢紊乱，蛋白质、糖类、脂肪和维生素代谢紊乱。②消化系统：食欲不振、恶心呕吐。中晚期口中氨味，腹泻，口腔黏膜溃烂，消化道出血。③循环系统：高血压，晚期心衰、心律失常。④精神、神经系统：早期头痛失眠、记忆力减退，晚期嗜睡谵语、肌肉颤动。⑤血液系统：肾性贫血。⑥呼吸系统：酸中毒时出现深而大的呼吸。⑦骨骼：肾性骨营养不良
检查	①BUN、Scr↑，CO_2－CP↓。②蛋白尿、血尿、管型尿
诊断	Ccr＜80mL/min，Scr＞133μmol/L，有慢性原发或继发性肾脏疾病病史
西医治疗	①控制感染。②纠正代谢性酸中毒：主要为口服碳酸氢钠，必要时可静脉输入。③纠正水、电解质平衡失调。④透析治疗：血液透析和腹膜透析（目前临床普遍应用）。⑤对症治疗：止呕、降压、强心和纠正贫血

慢性肾衰竭的中医辨证论治

病因病机	证型		证候	治法	方药
肾元虚衰，湿浊内蕴	本虚证	脾肾气虚证	少气乏力，纳差腹胀，腰膝酸软	补气健脾益肾	六君子汤
		脾肾阳虚证	纳差便溏，腰部冷痛，畏寒肢冷	温补脾肾	济生肾气丸
		肝肾阴虚证	头痛眩晕，耳鸣眼花，两目干涩	滋肾平肝	杞菊地黄汤
		气阴两虚证	神疲乏力，口干舌燥，手足心热	益气养阴，健脾补肾	参芪地黄汤
		阴阳两虚证	畏寒肢冷，手足心热，五更泄泻	温扶元阳，补益真阴	金匮肾气丸
	标实证	湿浊证	恶心呕吐，胸闷纳呆，口淡黏腻	和中降逆，化湿泄浊	小半夏加茯苓汤
		湿热证	湿郁化热，口干口苦，口臭恶心	中焦清化和中，下焦清利湿热	中焦黄连温胆汤，下焦四妙丸

续表

病因病机		证型	证候	治法	方药
肾气虚衰，湿浊内蕴	标实证	水气证	面肢浮肿，有胸水腹水	利水消肿	五皮饮或五苓散
		血瘀证	面色黧黑，腰痛固定，舌紫脉涩	活血化瘀	桃红四物汤
		肝风证	头晕头痛，手足蠕动，筋惕肉瞤	镇肝息风	天麻钩藤饮

第五单元　血液及造血系统疾病

考点　缺铁性贫血

缺铁性贫血的病因、临床表现、诊断

病因		①慢性失血。②铁需要量增加。③铁吸收不良。④铁摄入不足
临床表现	贫血	面色萎黄或苍白，乏力，头晕，耳鸣，记忆力减退，精神不集中，气短，心悸
	组织缺铁	①黏膜变化：舌乳头萎缩，口角炎，萎缩性胃炎和胃酸缺乏，吞咽困难。②皮肤和指（趾）甲症状：皮肤干燥，毛发干枯脱落，指甲脆薄易裂，扁平甲或反甲。③精神和行为症状：妇女多见疲乏、烦躁、头痛；儿童可见发育迟缓和行为改变

续表

诊断（符合①和②～⑥中2条以上者）	①小细胞低色素贫血，男性 Hb＜120g/L，女性 Hb＜110g/L，孕妇 Hb＜100g/L，MCV＜80fL，MCH＜27pg，MCHC＜32%。②血清（血浆）铁＜8.95μmol/L，总铁结合力＞64.44μmol/L。③运铁蛋白饱和度＜0.15（15%）。④骨髓铁染色显示骨髓小粒可染铁消失，铁粒幼红细胞＜15%。⑤全血红细胞游离原卟啉＞0.9μmol/L。⑥血清铁蛋白＜12μg/L。⑦铁剂治疗有效

缺铁性贫血的西医治疗

治疗原则		适应证或具体措施
纠正病因		针对痔疮、溃疡、肠道息肉、钩虫感染、胃肠道肿瘤及月经过多治疗
补充铁剂	口服铁剂	硫酸亚铁、葡萄糖酸亚铁，饭后口服
	注射铁剂	口服不奏效者
辅助治疗		饮食疗法，输血或输入红细胞，维生素E

缺铁性贫血的中医辨证论治

<table>
<tr><th>证型</th><th colspan="2">证候</th><th>治法</th><th>方药</th></tr>
<tr><td>脾胃虚弱证</td><td rowspan="4">面色萎黄，食欲不振，脘腹胀满，食后腹胀</td><td>恶心欲吐，胃脘不适，大便稀溏</td><td>健脾和胃，益气养血</td><td>香砂六君子汤＋当归补血汤</td></tr>
<tr><td>心脾两虚证</td><td>头目眩晕，心悸气短，失眠多梦</td><td>益气补血，养心安神</td><td>归脾汤或八珍汤</td></tr>
<tr><td>脾肾阳虚证</td><td>颜面虚浮，腰膝酸软，夜尿频多</td><td>温补脾肾</td><td>八珍汤＋无比山药丸</td></tr>
<tr><td>虫积证</td><td>腹痛，喜食异物，或吐或便虫体</td><td>杀虫消积，补益气血</td><td>八珍汤＋化虫丸</td></tr>
</table>

考点　再生障碍性贫血

再生障碍性贫血的临床表现、检查、西医治疗

<table>
<tr><td colspan="2">临床表现</td><td>贫血，出血，感染</td></tr>
<tr><td rowspan="2">检查</td><td>血象</td><td>全血细胞减少，网织红细胞百分数 <0.01，淋巴细胞比例增高</td></tr>
<tr><td>骨髓象</td><td>骨髓增生降低，粒、红系及巨核细胞明显减少且形态大致正常</td></tr>
</table>

续表

西医治疗	支持治疗	①控制感染。②止血：酚磺乙胺、氨基己酸，若内脏出血，输入浓集的血小板。③输血：用于红细胞<60g/L者。④护肝治疗
	促造血功能	雄激素、造血生长因子
	免疫抑制剂	抗胸腺球蛋白（ATG）、抗淋巴细胞球蛋白（ALG）、环孢素

再生障碍性贫血中医辨证论治

中医病机	证型	证候		治法	方药
阴阳虚损	肾阴虚证	面色苍白，唇甲色淡	颧红盗汗，手足心热，口渴思饮	滋阴补肾，益气养血	左归丸+当归补血汤
	肾阳亏虚证		气短懒言，面浮肢肿，形寒肢冷	补肾助阳，益气养血	右归丸+当归补血汤
	肾阴阳两虚证	倦怠乏力，腰膝酸软，皮肤紫斑	手足心热，畏寒肢冷	滋阴助阳，益气补血	左归丸、右归丸+当归补血汤
	肾虚血瘀证		面色晦暗，肌肤甲错，胁痛	补肾活血	六味地黄丸或金匮肾气丸+桃红四物汤
	气血两虚证	面白无华，唇淡，头晕心悸，气短乏力		补益气血	八珍汤
	热毒壅盛证	壮热口渴，咽痛，鼻衄，齿衄，脉洪数		清热凉血，解毒养阴	清瘟败毒饮

考点　白血病

西医病因	①生物因素：病毒和免疫功能异常。②物理因素：X 射线、γ 射线等电离辐射。③化学因素：苯、烷化剂。④遗传因素。⑤骨髓增生异常综合征、淋巴瘤等发展而成
中医病因病机	主要病因是热毒和正虚。热毒久蕴，精髓被扰；正气虚衰；浊邪内结，瘀血内阻

考点　急性白血病

急性白血病的临床表现、检查、西医治疗（助理医师不考：检查、西医治疗）

临床表现	骨髓造血功能受抑制：①贫血。②发热（早期症状）。③出血	
	白血病细胞增殖浸润：①肝脾、淋巴结肿大。②胸骨下端局部压痛。③眼球突出。④齿龈肿胀。⑤头痛头晕。⑥无痛性睾丸肿大	
检查	血象	①贫血进行性加重，呈正细胞正色素型。②网织红细胞计数↓，血小板计数↓。③白细胞早期偏低，晚期增加。④血片中找到原始和早期幼稚细胞（提示诊断）
	骨髓象	有核细胞常增生明显或轻度活跃（决定性诊断）
	血液生化	血清尿酸浓度增高，尿中尿酸排泄↑

续表

西医治疗	①高白细胞血症紧急处理：当白细胞 > $100 \times 10^9/L$，立即采用白细胞分离机。②防治感染。③成分输血支持。④维持营养。⑤防治高尿酸血症肾病

急性白血病的中医辨证论治

证型	证候	治法	方药
热毒炽盛证	壮热口渴，咽喉肿痛，咳嗽痰黄	清热解毒，凉血止血	黄连解毒汤+清营汤
痰热瘀阻证	痰多，心烦口苦，胸部刺痛，渴不欲饮	清热化痰，活血散结	温胆汤+桃红四物汤
阴虚火旺证	五心烦热，口苦口干，盗汗，乏力体倦	滋阴降火，凉血解毒	知柏地黄丸+二至丸
气阴两虚证	自汗盗汗，气短乏力，面色不华	益气养阴，清热解毒	五阴煎
湿热内蕴证	有汗热不解，头身困重，关节酸痛	清热解毒，利湿化浊	葛根芩连汤

考点　慢性髓细胞白血病

慢性髓细胞白血病的临床表现、检查、诊断、西医治疗（助理医师不考：西医治疗）

	慢性期	加速期	急变期
临床表现	①乏力、低热、多汗、体重↓。②脾大。③胸骨中下段压痛。④眼底充血及出血。⑤白细胞淤滞症	①发热、虚弱、进行性体重↓。②脾持续、进行性肿大。③骨骼疼痛。④逐渐出现贫血和出血。⑤原来治疗有效的药物无效	预后极差，数月内死亡
检查	①血象示白细胞数明显增多。②骨髓增生明显，以粒细胞为主。③粒细胞出现 Ph 染色体。④尿酸↑，血清乳酸脱氢酶↑。⑤中性粒细胞碱性磷酸酶↓	①血/骨髓原始细胞≥10%。②血嗜碱粒细胞>20%。③血小板进行性减少或增加。④胶原纤维显著增生	外周血或骨髓原始细胞>20%或出现髓外原始细胞浸润，CFU－GM 培养呈小簇生长或不生长
诊断	持续性白细胞数增高，血象、骨髓象改变，脾大，Ph 染色体（+），BCR－ABL 融合基因（+）		
西医治疗	①细胞淤滞症紧急处理：见急性白血病，需并用羟基脲和别嘌呤醇。明确诊断后首选伊马替尼。②化疗：羟基脲（首选），白消安，高三尖杉酯碱。③其他治疗：干扰素－α、甲磺酸伊马替尼，造血干细胞移植		

慢性髓细胞白血病的中医辨证论治

证型	证候	治法	方药
阴虚内热证	潮热盗汗，口干口苦，手足心热	滋阴清热，解毒祛瘀	青蒿鳖甲汤
瘀血内阻证	面色晦暗，胸骨按痛，胁下癥块，坚硬刺痛	活血化瘀	膈下逐瘀汤
气血两虚证	头晕眼花，疲乏无力，气短懒言，自汗	补益气血	八珍汤
热毒壅盛证	壮热汗出，胁下癥积，硬痛不移，口渴喜饮	清热解毒，扶正祛邪	清营汤＋犀角地黄汤

考点　原发免疫性血小板减少症

原发免疫性血小板减少症的临床表现、检查、西医治疗

临床表现		①起病隐匿。②出血多较轻而局限，反复发生，皮肤、黏膜出血。③乏力。④月经过多可致失血性贫血
检查	血小板	血小板计数减少
	骨髓象	①骨髓巨核细胞数量增加或正常。②巨核细胞体积变小，胞浆内颗粒减少，幼稚巨核细胞增加。③血小板生成型巨核细胞显著减少（<30%）。④红系及粒、单核系正常

中西医结合内科学

续表

西医治疗	①一般治疗：休息，避免外伤。②糖皮质激素（首选）。③脾切除。④免疫抑制剂。⑤急症处理：血小板悬液输注、静脉注射丙种球蛋白、促血小板生成药物、大剂量甲泼尼龙

原发免疫性血小板减少症的中医辨证论治

病位	证型	证候	治法	方药
血脉；与心、肝、脾、肾关系密切	血热妄行证	紫癜新鲜，融合成片，发热口渴，便秘尿黄	清热凉血	犀角地黄汤
	阴虚火旺证	耳鸣，低热颧红，心烦盗汗，舌红少津	滋阴降火，清热止血	茜根散或玉女煎
	气不摄血证	斑色暗淡，反复发作，过劳加重，神疲气短	益气摄血，健脾养血	归脾汤
	瘀血内阻证	斑色青紫，月经血块，毛发枯黄，面色黧黑	活血化瘀止血	桃红四物汤

第六单元　内分泌与代谢疾病

考点　甲状腺功能亢进症、亚急性甲状腺炎（助理医师不考）

甲状腺功能亢进症、亚急性甲状腺炎的病因、临床表现、检查、西医治疗

	甲状腺功能亢进症	亚急性甲状腺炎
病因	甲状腺腺体本身产生甲状腺激素过多，引起甲状腺毒症（Graves 病）	病毒感染，柯萨奇病毒最常见
临床表现	①高代谢综合征。②弥漫性甲状腺肿。③眼征。④胫前黏液性水肿。⑤甲状腺部位听到血管杂音和触到震颤	甲状腺肿大、结节、疼痛、压痛，伴有全身症状
检查	血清 FT_4、FT_3 升高，TSH 下降，TRAb 阳性。可明确诊断甲状腺功能亢进症	①血沉：早期明显增快，超过 50mm/h 时对本病诊断是有利的支持。 ②甲状腺摄碘率和血清 T_3、T_4 呈分离现象
西医治疗	①抗甲状腺药物治疗（硫脲类的甲基硫氧嘧啶和丙基硫氧嘧啶、咪唑类的甲巯咪唑）。 ②放射性 ^{131}I 治疗。 ③手术治疗	①轻症予非甾体抗炎药阿司匹林或吲哚美辛。 ②较重者予泼尼松。 ③伴一过性甲状腺毒症，予普萘洛尔。 ④伴一过性甲减，适当补充甲状腺制剂

甲状腺功能亢进症的中医辨证论治

病因病机	证型	证候	治法	方药
气滞痰凝，气郁化火，耗气伤阴	气滞痰凝证	胸闷，两胁胀满，善太息	疏肝理气，化瘀散结	逍遥散＋二陈汤
	肝火旺盛证	面红目赤，头晕目眩，口苦咽干	清肝泻火，消瘿散结	龙胆泻肝汤
	阴虚火旺证	五心烦热，失眠多梦	滋阴降火，消瘿散结	天王补心丹
	气阴两虚证	神疲乏力，气短汗多	益气养阴，消瘿散结	生脉散

考点　甲状腺功能减退症

甲状腺功能减退症的西医病因、临床表现、检查、诊断和西医治疗

西医病因	自身免疫损伤（最常见原因）；甲状腺破坏；慢性碘过量；抗甲状腺药物的应用
临床表现	①易疲劳，怕冷，反应迟钝，抑郁等；②肌肉、关节疼痛；③心动过缓；④厌食、腹胀便秘；⑤贫血；⑥男性阳痿，女性不孕等；⑦黏液性水肿昏迷
检查	血清 TSH↑ FT_4↓是诊断原发性甲减的必备指标；甲状腺自身抗体增高
诊断	诊断主要依据甲状腺功能检查：FT_4↓TSH 明显↑，为原发性甲减；亚临床期仅 TSH↑；FT_4↓TSH 正常，考虑为继发性甲减

续表

西医治疗	①替代治疗：不论何种甲减均需TH替代治疗，永久性者需终身服用；②亚临床甲减：高胆固醇血症者，血清TSH > 10mU/L，给予L - T_4治疗；③对症治疗；④黏液性水肿昏迷：即刻补充TH，首选左三碘甲腺原氨酸；保温，供氧，保持呼吸道通畅；补液；控制感染，防治休克，治疗原发病

甲状腺功能减退症的中医辨证论治

病因病机	由先天不足，后天久病伤肾，情志内伤，饮食不节而致		
证型	证候	治法	方药
脾肾气虚证	少气懒言，纳呆腹胀，腰膝酸软	益气健脾补肾	四君子汤 + 大补元煎
脾肾阳虚证	腰膝酸软，畏寒肢冷，厌食腹胀	温补脾肾	脾阳虚为主者，附子理中丸 肾阳虚为主者，右归丸
心肾阳虚证	形寒肢冷，心悸胸闷，腰膝酸软	温补心肾，利水消肿	真武汤 + 苓桂术甘汤
阳气衰微证	肢软体凉，呼吸微弱，脉迟微弱	益气回阳救逆	四逆加人参汤

考点　糖尿病

糖尿病的临床表现、并发症、诊断、西医治疗

临床表现			①代谢紊乱症状群（三多一少）。②反应性低血糖及昏迷。③急慢性并发症或伴发病
并发症	急性		①糖尿病酮症酸中毒（高血糖、高酮血症、代谢性酸中毒）。②高渗高血糖综合征（严重脱水和进行性意识障碍）
	慢性	大血管病变	糖尿病性心脏病，糖尿病性脑血管病，糖尿病下肢动脉硬化闭塞症
		微血管病变	糖尿病肾病，糖尿病性视网膜病变，糖尿病心肌病
		神经病变	周围神经病变，动眼神经，展神经麻痹，自主神经病变，糖尿病足
诊断			①尿糖测定。②空腹血糖≥7.0mmol/L。③口服葡萄糖耐量试验(OGTT)2h 血糖≥11.1mmol/L。④糖化血红蛋白 HbA1c≥6.5%。⑤有高血糖的典型症状，随机血糖≥11.1mmol/L
西医治疗		糖尿病教育	饮食、运动治疗
		口服降糖药	①磺脲类（如格列美脲）。②噻唑烷二酮类（如罗格列酮）。③双胍类：二甲双胍。④α－糖苷酶抑制药：阿卡波糖（拜糖平）。⑤格列奈类。⑥二肽基肽酶－4（DPP－4）抑制剂。⑦钠－葡萄糖协同转运蛋白2（SGLT－2）抑制剂
		胰岛素	优泌林、诺和灵

糖尿病的中医辨证论治

病机	证型		治法	方药
阴津亏损，燥热偏盛	阴虚燥热证	上消（肺热伤津证）	清热润肺，生津止渴	消渴方
		中消（胃热炽盛证）	清胃泻火，养阴增液	玉女煎
		下消（肾阴亏虚证）	滋阴固肾	六味地黄丸
	气阴两虚证		益气健脾，生津止渴	七味白术散
	阴阳两虚证		滋阴温阳，补肾固涩	金匮肾气丸
	痰瘀互结证		活血化瘀祛痰	平胃散+桃红四物汤
	脉络瘀阻证		活血通络	血府逐瘀汤

考点　血脂异常

血脂异常的西医病因、临床表现、检查、诊断和西医治疗

西医病因	原发性血脂异常：①基因缺陷；②高脂肪、高胆固醇、高脂肪酸饮食；③体重、年龄增加；④不良的生活习惯（高糖饮食、吸烟等）。继发性高脂血症：①全身系统性疾病（糖尿病等）；②药物（噻嗪类利尿剂等）；③雌激素缺乏
临床表现	黄色瘤、早发性角膜环和脂血症眼底病变；动脉粥样硬化

续表

检查	血清胆固醇 TC＜5.2mmol/L 为合适范围，5.2～6.19mmol/L 为边缘升高，≥6.2mmol/L 为升高；甘油三酯 TG ≥2.3mmol/L 为升高；低密度脂蛋白－胆固醇 LDL－C 3.4～4.09mmol/L 为边缘升高，≥4.1mmol/L 为升高；高密度脂蛋白－胆固醇 HDL－C＜1.0mmol/L 为降低
西医治疗	①饮食、运动治疗。②药物治疗：HMG－CoA 还原酶抑制剂（普伐他汀等）、胆酸螯合剂、贝特类（非诺贝特等）、烟酸类、普罗布考、肠道胆固醇吸收抑制剂（依折麦布）、高纯度鱼油制剂

血脂异常的中医辨证论治

病因病机	肝脾肾亏虚，痰浊瘀血，阻滞经脉，致膏脂布化失度		
证型	证候	治法	方药
痰浊中阻证	胸腹满闷，腹胀纳呆，大便溏薄	健脾化痰降浊	导痰汤
肝郁脾虚证	心烦易怒，胸胁闷痛，腹胀吐酸	疏肝解郁，健脾和胃	逍遥散
胃热滞脾证	多食，消谷善饥，脘腹胀满	清胃泄热	保和丸＋小承气汤
肝肾阴虚证	腰膝酸软，视物昏眩，颧红盗汗	滋养肝肾	杞菊地黄汤
脾肾阳虚证	畏寒肢冷，腰膝腿软，腹胀纳呆	温补脾肾	附子理中汤
气滞血瘀证	胸部憋气，刺痛，舌紫暗有瘀斑	活血祛瘀，行气止痛	血府逐瘀汤＋失笑散

第七单元　风湿性疾病

考点　类风湿关节炎

类风湿关节炎的临床表现、检查、诊断

临床表现	关节		①晨僵。②疼痛、压痛。③肿胀。④畸形。⑤关节功能障碍
	关节外		①类风湿结节。②类风湿血管炎。③肺（咳嗽气短）。④心脏（心包炎）
检查	血象		轻度至中度贫血
	炎性标志物		血沉和 C 反应蛋白↑
	免疫学检查		类风湿因子（+）
	X 线检查	早期	关节周围软组织肿胀→关节部位骨质疏松→关节间隙变窄、虫蚀样改变
		晚期	关节半脱位或骨性强直
诊断（具备 4 项可确诊）			①晨僵至少 1 小时（≥6 周）。②3 个/3 个以上关节肿（≥6 周）。③腕、掌指关节或近端指间关节肿（≥6 周）。④对称关节肿（≥6 周）。⑤类风湿皮下结节。⑥手和腕关节的 X 线片有关节端骨质疏松和关节间隙狭窄。⑦类风湿因子（+）

类风湿关节炎的中医辨证论治

病机	分期	证型	治法	方药
禀赋不足、感受外邪引起关节、经络的痹阻，不通而痛	活动期	湿热痹阻证	清热利湿，祛风通络	四妙丸
		阴虚内热证	养阴清热，祛风通络	丁氏清络饮
		寒热错杂证	祛风散寒，清热化湿	桂枝芍药知母汤
	缓解期	痰瘀互结证	活血化瘀，祛痰通络	身痛逐瘀汤＋指迷茯苓丸
		肝肾亏损证	益肝肾，补气血，祛风湿，通经络	独活寄生汤

考点 系统性红斑狼疮

系统性红斑狼疮的特点、临床表现、西医治疗

特点	90%以上见于女性；25%为肾脏首发
临床表现	①活动期患者常伴有发热（长期低中度热多见，合并感染时可见持续高热）。②对称性多关节疼痛、肿胀，不伴骨质破坏；肌痛，肌无力。③鼻梁和双颧颊部蝶形红斑；口、鼻黏膜溃疡。④狼疮肾炎（SLE为最常见的严重表现），无症状性蛋白尿和/或血尿，高血压，晚期尿毒症。⑤心包炎，心肌炎，心律失常，心功能不全。⑥狼疮肺炎，肺间质性病变

续表

西医治疗	轻型 SLE	及早服用小剂量糖皮质激素
	重型 SLE	①糖皮质激素泼尼松或泼尼松龙，未见效及早加用细胞毒药物。②免疫抑制剂环磷酰胺或硫唑嘌呤
	狼疮危象	大剂量泼尼松龙冲击治疗
	妊娠生育	病情稳定1年以上、细胞毒免疫抑制剂停用半年以上、泼尼松维持量 < 10mg/d，可妊娠。有习惯性流产史者，加服低剂量阿司匹林 50 ~ 100mg/d

系统性红斑狼疮的中医辨证论治

病机	证型	治法	方药
真阴不足，热毒内盛，痹阻脉络，内侵脏腑，病位在经络、血脉，与心、脾、肾相关	气营热盛证	清热解毒，凉血化斑	清瘟败毒饮
	阴虚内热证	养阴清热	玉女煎 + 增液汤
	热郁积饮证	清热蠲饮	葶苈大枣泻肺汤 + 泻白散
	瘀热痹阻证	清热凉血，活血散瘀	犀角地黄汤
	脾肾两虚证	滋肾填精，健脾利水	济生肾气丸
	气血两亏证	益气养血	八珍汤
	脑虚瘀热证	清心开窍	清宫汤送服或鼻饲安宫牛黄丸或至宝丹
	瘀热伤肝证	疏肝清热，凉血活血	茵陈蒿汤 + 柴胡疏肝散

第八单元　神经系统疾病

考点　癫痫

癫痫的临床表现、检查、西医治疗

临床表现	全面性强直-阵挛发作（大发作）	意识丧失和全身对称性抽搐
	失神发作（小发作）	儿童多见，短暂意识障碍
	单纯部分性发作（局限性癫痫）	意识清醒，分为部分性运动性发作和部分感觉性发作
	复杂部分性发作（颞叶癫痫）	意识障碍，精神症状
检查	脑电图	棘波、尖波、棘-慢复合波
	影像学	磁共振波谱能较好地诊断癫痫
西医治疗	①全面性发作——苯妥英钠、卡马西平。②部分性发作——卡马西平。③癫痫持续状态——地西泮	

癫痫的中医辨证论治

病因病机	脏腑失调、痰浊阻滞、气机逆乱、风痰内动、蒙蔽清窍			
证型		证候	治法	方药
发作期	阳痫	牙关紧闭，两目上视，四肢抽搐	开窍醒神，泻热涤痰息风	黄连解毒汤+定痫丸
	阴痫	面色暗晦萎黄，手足清冷，双眼半开半闭	急以开窍醒神，继以温化痰涎，顺气定痫	五生丸+二陈汤
休止期	肝火痰热证	性情急躁，时吐痰涎，大便秘结	清肝泻火，化痰息风	龙胆泻肝汤+涤痰汤
	脾虚痰湿证	胸闷痰多，恶心欲呕，纳少便溏	健脾和胃，化痰息风	醒脾汤
	肝肾阴虚证	头晕目眩，两目干涩，腰膝酸软，舌红少苔	补益肝肾，育阴息风	左归丸
	瘀阻清窍证	颜面口唇青紫，舌质紫暗	活血化瘀，通络息风	通窍活血汤

考点 脑血管疾病

缺血性脑血管疾病

<table>
<tr><td>病名</td><td>短暂性脑缺血发作</td><td>动脉硬化性脑梗死</td><td>脑栓塞</td><td>腔隙性梗死</td></tr>
<tr><td>病因</td><td>微栓子</td><td>动脉粥样硬化</td><td>栓子</td><td>高血压，动脉粥样硬化</td></tr>
<tr><td rowspan="2">临床表现</td><td colspan="2">病侧单眼一过性黑矇、Horner 征</td><td rowspan="2">①意识障碍。
②局限性神经缺失症状。
③原发疾病表现</td><td rowspan="2">①纯运动性轻偏瘫。
②纯感觉性卒中。
③共济失调性轻偏瘫。
④构音障碍－手笨拙综合征。
⑤感觉运动性卒中。
⑥腔隙状态</td></tr>
<tr><td>①跌倒发作。
②短暂全面性遗忘症。
③双眼视力障碍发作。
④短暂持续，24 小时内反复发作</td><td>①大脑中动脉主干闭塞。
②“三偏征”。
③交叉瘫。
④小脑梗死</td></tr>
<tr><td>CT 检查</td><td>大多正常</td><td>闭塞血管供血区低密度梗死灶</td><td>两侧多发性楔形梗死灶</td><td>楔形腔隙性阴影</td></tr>
<tr><td rowspan="4">西医治疗</td><td colspan="4">抗血小板聚集（阿司匹林）、扩血管、脑保护</td></tr>
<tr><td colspan="3">抗凝（肝素、华法林）</td><td rowspan="3">止血凝血（6－氨基已酸）
补钠补钾</td></tr>
<tr><td rowspan="2"></td><td colspan="2">溶栓治疗（尿激酶）</td></tr>
<tr><td colspan="2">降纤（降纤酶）</td></tr>
</table>

出血性脑血管疾病

病名		脑出血	蛛网膜下腔出血
病因		高血压合并小动脉硬化	先天性动脉瘤破裂
临床表现		头痛呕吐、意识障碍、脑膜刺激征（+）	
		“三偏征”	局限性或全身性抽搐，眼底玻璃体膜下出血
检查		CT 示高密度影	
西医治疗	降纤	6－氨基己酸、止血芳酸或止血环酸	
	脱水	甘露醇、呋塞米、甘油、白蛋白	
	水电解质	补液、补钠、补钾	

短暂性脑缺血发作的中医辨证论治

证型	证候	治法	方药
肝肾阴虚，风阳上扰证	目胀耳鸣，烦热多梦，舌红少苔	平肝息风，育阴潜阳	镇肝熄风汤
气虚血瘀，脉络瘀阻证	口角流涎，舌暗有瘀点	补气养血，活血通络	补阳还五汤
痰瘀互结，阻滞脉络证	头重如蒙，胸脘痞闷，舌腻苔滑数	豁痰化瘀，通经活络	黄连温胆汤＋桃红四物汤

动脉硬化性脑梗死、脑栓塞、腔隙性梗死、脑出血、蛛网膜下腔出血的中医辨证论治

证型	证候	治法	方药
肝阳暴亢，风火上扰证	头晕头痛，耳鸣目眩，手足重滞	平肝潜阳，活血通络	天麻钩藤饮
风痰瘀血，痹阻脉络证	肌肤不仁，口角流涎，手足拘挛，关节酸痛	祛风化痰通络	真方白丸子
痰热腑实，风痰上扰证	口黏痰多，腹胀便秘，偏身麻木	通腑泄热，化瘀理气	星蒌承气汤
气虚血瘀证	软弱无力，形体肥胖，气短声低，面色萎黄	益气养血，化瘀通络	补阳还五汤
阴虚风动证	烦躁失眠，眩晕耳鸣，手足心热	滋阴潜阳，镇肝息风	镇肝熄风汤
脉络空虚，风邪入中证	恶寒发热，肌体拘急，关节酸痛	祛风通络，养血和营	大秦艽汤
痰热内闭清窍证	口噤目张，气粗息高，两手卧固，躁扰不宁	清热化痰，醒神开窍	至宝丹或安宫牛黄丸，继羚羊角汤
痰湿壅闭心神证	牙关紧闭，口噤不开，痰涎壅盛，静而不烦	辛温开窍，豁痰息风	涤痰汤

续表

证型	证候	治法	方药
元气败脱，心神涣散证	目合口开，鼻鼾息微，手撒肢冷，汗多不止，二便自遗，肢体软瘫	益气回阳，救阴固脱	大剂参附汤+生脉散

第九单元　理化因素所致疾病

考点　急性一氧化碳中毒

病因	一氧化碳与血红蛋白的亲和力高于氧与血红蛋白的亲和力，当空气中混有多量的一氧化碳（$>30mg/m^3$）即可让一氧化碳与血红蛋白结合引起缺氧中毒	
临床表现	急性中毒	轻度：COHb浓度达10%~20%，头痛，头晕，乏力，恶心呕吐
		中度：COHb浓度达30%~40%，意识障碍，皮肤口唇黏膜呈樱桃红色
		重度：COHb浓度40%~60%，昏迷，各种反射消失
	急性CO中毒迟发脑病	“假愈期”：2~60天，表现有精神意识障碍，锥体外系神经障碍，锥体系神经损害，大脑皮质局灶症，脑神经及周围神经损害

中西医结合内科学

续表

诊断	①有 CO 接触史。②皮肤黏膜呈樱桃红色。③血 COHb 测定有确诊价值（停止接触 CO 超过 8 小时多降至正常。④除外其他引起昏迷的疾病。⑤迟发脑病	
西医治疗	纠正缺氧	迅速将患者转移到空气新鲜的地方，卧床休息，给氧
	防治脑水肿	20% 甘露醇、呋塞米、肾上腺皮质激素
	促进脑细胞恢复	ATP、辅酶 A、细胞色素 C、大剂量维生素 C、胞磷胆碱
	对症治疗	昏迷期间加强护理，保持呼吸道通畅，必要时进行气管切开
	迟发脑病治疗	高压氧、糖皮质激素、血管扩张剂、神经细胞营养药
	呼吸支持	

考点　有机磷杀虫药中毒

临床表现	胆碱能兴奋/危象	①毒蕈碱样症状（M 样症状）——流涎，多汗，瞳孔缩小
		②烟碱样症状（N 样症状）——肌纤维颤动，全身紧缩或压迫感
		③中枢神经系统症状——头晕头痛，意识障碍
检查	全血胆碱酯酶活力测定：70%～50% 为轻度中毒；50%～30% 为中度中毒；30% 以下为重度中毒	

续表

西医治疗	①胆碱酯酶复能药：碘解磷定、氯解磷定、双复磷和双解磷。②胆碱受体阻断药阿托品：对毒蕈碱样症状和对抗呼吸中枢抑制有效

第十单元　内科常见危重症

考点　休克

休克的临床表现、诊断、西医治疗

临床表现	多脏器功能不全综合征，意识模糊，心率增快，呼吸窘迫，急性肾衰
诊断（符合①、②、③、④中的两项，或⑤、⑥、⑦中的一项者）	①有发生休克的病因。②意识异常。③脉搏细速，超过100次/分或不能触及。④四肢湿冷，胸骨部皮肤指压痕（+），皮肤花纹、黏膜苍白或发绀，尿量<30mL/h。⑤收缩压<80mmHg。⑥脉压<20mmHg。⑦有高血压者收缩压较原有水平下降>30%
西医治疗	①液体复苏是各类休克的基本治疗（心源性休克慎用）；补液初期补液量大、快速。②血管活性药物：多巴胺，去甲肾上腺素，肾上腺素。③抗胆碱能药物：阿托品和戊乙奎醚。④糖皮质激素

考点 中暑（助理医师不考）

热射病、热痉挛、热衰竭的病因、分类、发病机制、好发人群、临床表现、西医治疗

病名	热射病		热痉挛	热衰竭
病因	高温		失水、失盐	周围循环不足
分类	非劳力性	劳力性		
发病机制	体温调节机制衰竭	产热＞散热	肌肉痉挛	虚脱或短暂晕厥
好发人群	小孩、老人、有基础病者	年轻人	高温下强体力劳动	未适应高温作业的体弱者
临床表现	高热、无汗、昏迷、休克		突然阵发性四肢、腹壁肌肉、肠平滑肌痉挛、无明显体温升高、无神志障碍	中心体温升高，不超过40℃，无神志障碍。头痛头晕，恶心，口渴胸闷，冷汗淋漓，脉弱
西医治疗	物理降温 0.2℃/min，每 15 分钟测 1 次，肛温降至 38℃时停止		静注 10% 葡萄糖酸钙 10mL + 维生素 C 0.5g	轻者口服 0.1% 等渗 NaCl；重者静滴 5% 葡萄糖氯化钠

第十一单元 肺系病证

考点 喘证

证型		证候		治法	方药
实喘	风寒壅肺证	喘逆胸胀	痰带泡沫，恶寒发热无汗	宣肺散寒	麻黄汤＋华盖散
实喘	表寒肺热证	喘逆胸胀	息粗鼻扇，形寒身热	解表清里，化痰平喘	麻杏石甘汤
实喘	痰热郁肺证	喘逆胸胀	身热有汗，渴喜冷饮	清热化痰，宣肺平喘	桑白皮汤
实喘	痰浊阻肺证	喘逆胸胀	咳吐不利，口黏不渴	祛痰降逆，宣肺平喘	二陈汤＋三子养亲汤
实喘	肺气郁痹证	情志刺激，息粗气憋，咽中如窒		开郁降气平喘	五磨饮子
虚喘	肺气虚耗证	气怯声低，咳声低弱，自汗畏风		补肺益气养阴	生脉散＋补肺汤
虚喘	肾虚不纳证	呼多吸少，气不得续，汗出肢冷		补肾纳气	金匮肾气丸＋参蛤散
虚喘	正虚喘脱证	张口抬肩，端坐不能平卧，咳喘欲绝		扶阳固脱，镇摄肾气	参附汤送服黑锡丹

第十二单元 心系病证

考点 不寐

证型	证候	治法	方药
肝火扰心证	急躁易怒，头晕头胀，目赤耳鸣，口干而苦	疏肝泻火，镇心安神	龙胆泻肝汤
痰热扰心证	胸闷脘痞，泛恶嗳气，口苦，头重，目眩	清化痰热，和中安神	黄连温胆汤
心脾两虚证	多梦易醒，心悸健忘，神疲食少，腹胀便溏	补益心脾，养血安神	归脾汤
心肾不交证	头晕耳鸣，腰膝酸软，潮热盗汗，五心烦热	滋阴降火，交通心肾	六味地黄汤 + 黄连阿胶汤
心胆气虚证	触事易惊，终日惕惕，胆怯心悸	益气镇惊，安神定志	安神定志丸 + 酸枣仁汤

考点 心悸

证型	证候	治法	方药
心虚胆怯证	善惊易恐，易惊醒	镇惊定志，养心安神	安神定志丸
心血不足证	头晕目眩，失眠健忘，面色无华	补血养心，益气安神	归脾汤

续表

证型	证候	治法	方药
心阳不振证	面色苍白，形寒肢冷	温补心阳，安神定悸	参附汤+桂枝甘草龙骨牡蛎汤
水饮凌心证	胸闷痞满，渴不欲饮，小便短少	振奋心阳，化气行水，宁心安神	苓桂术甘汤
阴虚火旺证	心烦失眠，五心烦热，口干，盗汗	滋阴清火，养心安神	天王补心丹
瘀阻心脉证	心痛时作，痛如针刺，唇甲青紫，舌质紫暗	活血化瘀，理气通络	桃仁红花煎
痰火扰心证	胸闷烦躁，失眠多梦，口干苦，脉弦滑	清热化痰，宁心安神	黄连温胆汤

第十三单元　脾胃病证

考点　胃痞

证型	证候	治法	方药
饮食内停证	进食尤甚，嗳腐吞酸	消食和胃，行气消痞	保和丸
痰湿中阻证	头晕目眩，身重困倦，呕恶纳呆	除湿化痰，理气和中	二陈平胃汤
湿热阻胃证	恶心呕吐，口干不欲饮，口苦	清热化湿，和胃消痞	泻心汤 + 连朴饮
肝胃不和证	心烦易怒，善太息，呕恶嗳气	疏肝解郁，和胃消痞	越鞠丸 + 枳术丸
脾胃虚弱证	喜温喜按，纳呆便溏，神疲乏力	补气健脾，升清降浊	补中益气汤
胃阴不足证	嘈杂，饥不欲食	养阴益胃，调中消痞	益胃汤

考点　腹痛

证型	证候	治法	方药
寒邪内阻证	腹痛急起，剧烈拘急，得温痛减，遇寒痛甚	散寒温里，理气止痛	良附丸 + 正气天香散

续表

证型	证候		治法	方药
湿热壅滞证	胀痛拒按	烦渴引饮	泄热通腑，行气导滞	大承气汤
饮食积滞证		嗳腐吞酸，痛而欲泻，泻后痛减	消食导滞，理气止痛	枳实导滞丸
肝郁气滞证	攻窜两胁，嗳气、矢气则舒，情志变化加剧		疏肝解郁，理气止痛	柴胡疏肝散
瘀血内停证	痛如针刺，经久不愈，舌质紫暗		活血化瘀，和络止痛	少腹逐瘀汤
中脏虚寒证	腹痛绵绵，喜热喜按，气短懒言，形寒肢冷		温中补虚，缓急止痛	小建中汤

考点 泄泻

证型	证候		治法	方药
寒湿内盛证	腹痛肠鸣	泄泻清稀，甚如水样	芳香化湿，解表散寒	藿香正气散
湿热伤中证		泻下急迫，粪色黄褐	清热利湿，分利止泻	葛根黄芩黄连汤
食滞肠胃证		臭如败卵，泻后痛减	消食导滞，和中止泻	保和丸
肝气乘脾证		攻窜作痛，矢气频作，情志诱发	抑肝扶脾	痛泻要方
脾胃虚弱证	时溏时泻，稍进油腻则大便次数增多		健脾益胃，化湿止泻	参苓白术散
肾阳虚衰证	黎明前脐腹作痛，肠鸣即泻，完谷不化		温肾健脾，固涩止泻	四神丸

考点 便秘

证型	证候	治法	方药
热秘	口干口臭，面红心烦	泻热导滞，润肠通便	麻子仁丸
气秘	便而不爽，肠鸣矢气，嗳气食少	顺气导滞	六磨汤
冷秘	手足不温，呃逆呕吐	温里散寒，通便止痛	大黄附子汤
气虚秘	汗出短气，便后乏力，面白神疲	益气润肠	黄芪汤
阴虚秘	如羊屎状，形体消瘦，颧红盗汗	滋阴通便	增液汤
阳虚秘	面色㿠白，四肢不温，喜热畏冷	温阳通便	济川煎
血虚秘	面色无华，头晕目眩，口唇色淡	养血润燥	润肠丸

第十四单元 肝胆病证

考点 胁痛

证型	证候	治法	方药
肝郁气滞证	走窜不定，疼痛因情志而增减，嗳气频作	疏肝理气	柴胡疏肝散
肝胆湿热证	胀痛或灼热疼痛，身目发黄	清热利湿	龙胆泻肝汤
瘀血阻络证	痛有定处，痛处拒按，入夜痛甚	祛瘀通络	血府逐瘀汤或复元活血汤
肝络失养证	胁肋隐痛，悠悠不休，遇劳加重	养阴柔肝	一贯煎

考点　黄疸

	证型	证候	治法	方药
阳黄	湿重于热证	身目俱黄，颜色不鲜明，身热不扬，腹胀便溏	利湿化浊	茵陈四苓散
	热重于湿证	身目俱黄，色泽鲜明，发热口渴	清热利湿	茵陈蒿汤
	胆腑郁热证	身目黄染，右胁疼痛，寒热往来	清泄胆热	大柴胡汤
	热毒炽盛证	发病急骤，黄疸迅速加深，高热烦渴	清热解毒	犀角散
阴黄	寒湿困脾证	身目俱黄，黄色晦暗，头重身困，神疲畏寒	温中散寒，健脾渗湿	茵陈术附汤
	脾虚血亏证	面色萎黄，肌肤不荣，纳呆便溏	健脾益气	黄芪建中汤

考点　积聚

	证型	证候		治法	方药
聚证	肝郁气滞证	聚散无常	攻窜胀痛，时聚时散	疏肝解郁，行气散结	逍遥散
	食滞痰阻证		条索状物聚起	导滞散结，理气化痰	六磨汤
积证	气滞血阻证	积块固定	质软不坚，胀痛不适	理气活血，通络消积	大七气汤
	瘀血内结证		形瘦纳少，面暗舌紫	祛瘀软坚，佐以扶正健脾	膈下逐瘀汤 + 六君子汤
	正虚瘀结证		久病体弱，饮食大减	补益气血，活血化瘀	八珍汤 + 化积丸

考点　头痛

	证型	证候	治法	方药
外感头痛	风寒头痛	拘急收紧感，伴恶风畏寒，脉浮紧	疏散风寒止痛	川芎茶调散
	风热头痛	恶风面红目赤，脉浮数	疏风清热和络	芎芷石膏汤
	风湿头痛	头痛如裹，肢体困重，胸闷纳呆，便溏	祛风胜湿通窍	羌活胜湿汤

续表

证型		证候	治法	方药
内伤头痛	肝阳头痛	心烦易怒，夜寐不宁，口苦面红	平肝潜阳息风	天麻钩藤饮
	血虚头痛	心悸失眠，面色少华，神疲乏力	养血滋阴，和络止痛	加味四物汤
	痰浊头痛	胸脘满闷，纳呆呕恶，脉滑	健脾燥湿，化痰降逆	半夏白术天麻汤
	肾虚头痛	眩晕耳鸣，腰膝酸软，神疲乏力	养阴补肾，填精生髓	大补元煎
	瘀血头痛	痛处固定不移，痛如锥刺，舌紫暗	活血化瘀，通窍止痛	通窍活血汤
	气虚头痛	时发时止，遇劳加重，神疲乏力，气短懒言	健脾益气升清	益气聪明汤

考点　眩晕

证型	证候	治法	方药
肝阳上亢证	头胀耳鸣，急躁易怒	平肝潜阳，清火息风	天麻钩藤饮或羚羊角汤
气血亏虚证	神疲乏力，唇甲不华	补益气血，健运脾胃	八珍汤
肾精不足证	腰酸膝软，颧红咽干，形寒肢冷	补益肾精，充养脑髓	河车大造丸

续表

证型	证候	治法	方药
痰浊内蕴证	头重如蒙，胸闷恶心，食少痰多	燥湿祛痰，健脾和胃	半夏白术天麻汤
瘀血阻窍证	头痛失眠，舌有瘀斑，脉涩	祛瘀生新，活血通窍	通窍活血汤

第十五单元　肾系病证

考点　水肿

	证型	证候	治法	方药
阳水	风水泛滥证	来势迅速，恶寒发热，肢节酸楚，小便不利	散风解表，宣肺行水	越婢加术汤
	湿毒浸淫证	身发疮痍溃烂，延及全身	宣肺解毒，利湿消肿	麻黄连翘赤小豆汤+五味消毒饮
	水湿浸渍证	全身水肿，下肢明显，按之没指	健脾化湿，通阳利水	五皮饮+胃苓汤
	湿热壅盛证	皮肤绷紧光亮，胸脘痞闷，烦热口渴	分利湿热	疏凿饮子

续表

证型		证候		治法	方药
阴水	脾阳虚衰证	水肿日久	脘腹胀闷，纳减便溏	健脾温阳，化湿利水	实脾饮
	肾阳衰微证		腰酸冷痛，四肢厥冷，怯寒神倦	温肾助阳，化气行水	济生肾气丸＋真武汤
	瘀水互结证		肿势不一，皮肤瘀斑，腰部刺痛	活血祛瘀，化气行水	桃红四物汤＋五苓散

第十六单元　气血津液病证

考点　郁证

证型	证候			治法	方药
肝气郁结证	胁肋胀满	精神抑郁	痛无定处，脘闷嗳气	疏肝解郁，理气畅中	柴胡疏肝散
痰气郁结证			咽中如有物梗塞，吞之不下，咳之不出，“梅核气”	行气开郁，化痰散结	半夏厚朴汤
气郁化火证		性情急躁易怒，口苦而干		疏肝解郁，清肝泻火	丹栀逍遥散

续表

证型	证候		治法	方药
心神失养证	情绪不宁	多疑易惊，悲忧善哭，喜怒无常，“脏躁”	甘润缓急，养心安神	甘麦大枣汤
心脾两虚证		多思善疑，头晕神疲，心悸胆怯	健脾养心，补益气血	归脾汤
心阴亏虚证		心悸，健忘，失眠，五心烦热，盗汗	滋阴养血，补心安神	天王补心丹
气滞血瘀证		性情急躁，胸胁疼痛，舌紫暗有瘀斑	活血化瘀，理气解郁	血府逐瘀汤
肝肾阴虚证		面红目赤，急躁易怒，耳鸣	滋养阴精，补益肝肾	杞菊地黄丸

考点　痰饮

证型		证候		治法	方药
痰饮（饮停胃肠）	脾阳虚弱证	水声	胃中振水声，泛吐清水痰涎	温脾化饮	苓桂术甘汤＋小半夏加茯苓汤
	饮留胃肠证		水走肠间，沥沥有声	攻下逐饮	甘遂半夏汤或己椒苈黄丸
溢饮（饮溢四肢）		身体沉痛，肢体浮肿		发表化饮	小青龙汤

续表

	证型	证候		治法	方药
支饮（饮停胸肺）	寒饮伏肺证	咳喘	痰吐白沫量多，天冷受寒加重	宣肺化饮	小青龙汤
	脾肾阳虚证		心悸气短，咳而气怯，怯寒肢冷	温脾补肾	金匮肾气丸＋苓桂术甘汤
悬饮（饮流胁下）	邪犯胸肺证		寒热往来，胸胁刺痛，心下痞硬	和解宣利	柴枳半夏汤
	饮停胸胁证		咳唾引痛，肋间饱满，不能平卧	泻肺祛饮	椒目瓜蒌汤＋十枣汤
	络气不和证	如灼如刺，闷咳不舒，阴雨天更甚		理气和络	香附旋覆花汤
	阴虚内热证	咳呛时作，少量黏痰，午后潮热		滋阴清热	沙参麦冬汤＋泻白散

考点　汗证

	证型	证候	治法	方药
自汗	营卫不和证	汗出恶风，周身酸楚，微发热	调和营卫	桂枝汤
	肺气虚弱证	汗出恶风，动则益甚，体倦乏力	益气固表	玉屏风散
	心肾亏虚证	动则心悸汗出，腰酸腿软，小便频数	益气温阳	芪附汤
	热郁于内证	蒸蒸汗出，面赤，气粗口渴，大便干结	清泄里热	竹叶石膏汤

续表

	证型	证候	治法	方药
盗汗	心血不足证	睡则汗出，醒则止，心悸，面色少华	补血养心	归脾汤
	阴虚火旺证	寐则汗出，虚烦少寐，五心烦热	滋阴降火	当归六黄汤
脱汗		大汗淋漓，汗出如油，四肢厥冷	益气回阳固脱	参附汤
战汗		全身恶寒、战栗，汗出，发热口渴	扶正祛邪	主要针对原发病辨证论治
黄汗		汗出色黄，胁肋胀痛，小便短赤	清热化湿	龙胆泻肝汤

考点　内伤发热

证型	证候	治法	方药
阴虚发热证	午后潮热，夜间发热，不欲近衣，手足心热	滋阴清热	清骨散
血虚发热证	头晕眼花，心悸不宁，面白少华，唇甲色淡	益气养血	归脾汤
气虚发热证	劳累后低热，倦怠乏力，气短懒言，自汗	益气健脾，甘温除热	补中益气汤
阳虚发热证	形寒怯冷，头晕嗜卧，腰膝酸软，面色㿠白	温补阳气，引气归原	金匮肾气丸

续表

证型	证候	治法	方药
气郁发热证	随情绪波动而起伏，精神抑郁，胁肋胀满，烦躁易怒，口干而苦	疏肝理气，解郁泄热	丹栀逍遥散
痰湿郁热证	心内烦热，胸闷脘痞，不思饮食，渴不欲饮	燥湿化痰，清热和中	黄连温胆汤＋中和汤
血瘀发热证	夜晚发热，自觉身体某些部位发热，痛处固定，舌青紫有瘀斑	活血化瘀	血府逐瘀汤

考点　厥证（助理医师不考）

证型		证候	治法	方药
气厥	实证	因精神刺激，突然昏倒，不省人事，四肢厥冷	顺气解郁，开窍醒神	通关散＋五磨饮子
	虚证	眩晕昏仆，面色苍白，汗出肢冷，气息低微	益气回阳固脱	独参汤或四味回阳饮

续表

证型		证候	治法	方药
血厥	实证	突然昏倒，不省人事，牙关紧闭，面红目赤	开窍活血，顺气降逆	通瘀煎或羚角钩藤汤
	虚证	面色苍白，呼吸低微，口唇无华，自汗肢冷	补益气血	独参汤＋人参养荣汤或当归补血汤
痰厥		恣食肥甘，多湿多痰，喉中痰鸣，呼吸气粗	行气豁痰	导痰汤
暑厥		突然昏倒，面红身热，头晕头痛，汗出	清暑益气，开窍醒神	紫雪丹＋白虎加人参汤

第十七单元　肢体经络病证

考点　痿证

证型	证候		治法	方药
肺热津伤，筋失濡润证	关节无痛，无力运动	病起发热，皮肤干燥，心烦口渴	清热润燥，养肺生津	清燥救肺汤
湿热浸淫，气血不运证		肢体困重，扪及微热，胸脘痞闷	清热利湿，通利筋脉	加味二妙散
脾胃亏虚，精微不运证		神疲肢倦，肌肉萎缩，少气懒言	补脾益气，健运升清	参苓白术散 + 补中益气汤
肝肾亏损，髓枯筋痿证		腰膝酸软，不能久立，眩晕耳鸣	补益肝肾，滋阴清热	大补阴煎
热毒炽盛，气血两燔证		面红斑赤，烦躁不宁，口渴咽痛	清热解毒，凉血活血	清瘟败毒散

考点 腰痛

证型		证候	治法	方药
寒湿腰痛证		冷痛重着，寒冷和阴雨天加重	散寒行湿，温经通络	甘姜苓术汤
湿热腰痛证		重着而热，身体困重，小便短赤	清热利湿，舒筋止痛	四妙丸
瘀血腰痛证		痛如针刺，固定拒按，日轻夜重	活血化瘀，理气止痛	身痛逐瘀汤
肾虚腰痛	肾阴虚证	隐隐作痛，面色潮红，盗汗遗精	滋补肾阴	左归丸
	肾阳虚证	局部发凉，喜温喜按，肢冷畏寒	温补肾阳	右归丸

第 七 篇

中西医结合外科学

第一单元　中医外科证治概要

考点　中医外科命名与专业术语

外科术语		概念
疡		一切外科疾病的总称，疡科即外科
疮疡	广义	指一切体表外科疾病的总称
	狭义	指发于体表的化脓性疾病
肿疡		体表外科疾病尚未溃破的肿块
胬肉		疮疡溃破，过度生长后高突于疮面或者暴翻于疮口之外的肉芽组织
痈	内痈	生于脏腑的化脓性疾病
	外痈	生于体表皮肉之间的化脓性疾病
疽	有头疽	指发于肌肤间的急性化脓性疾病
	无头疽	指发于骨骼或关节间等深部组织的化脓性疾病

第二单元　无菌术

考点　手术器械和物品的消毒与灭菌

分类		应用
化学消毒法	70% ~75% 乙醇消毒法	刀片、剪刀、缝针及显微器械的消毒
	10% 甲醛溶液	输尿管导管、塑料类、有机玻璃的消毒
	甲醛气体熏蒸法	不宜浸泡且不耐高温的器械和物品的消毒
	环氧乙烷熏蒸法	各种导管、仪器及器械的消毒
物理消毒法	高压蒸汽灭菌法、煮沸灭菌法	金属器械、橡胶、玻璃类物品的消毒
	干热灭菌法	金属器械的灭菌

第三单元　麻醉

考点　局部麻醉

常用局麻药	酯类局麻药	普鲁卡因、丁卡因
	酰胺类局麻药	利多卡因、布比卡因、罗哌卡因
方法和临床应用	黏膜表面麻醉	适用于浅表手术，内镜检查也常用此法
	局部浸润麻醉	将麻醉药注射入手术区的组织内，阻滞神经末梢达到麻醉效果
	区域阻滞麻醉	手术区四周和底部注射麻醉药物，阻滞神经纤维
	神经阻滞麻醉	有臂丛神经阻滞、颈丛神经阻滞、肋间神经阻滞、指或（趾）神经阻滞
不良反应与防治	中毒反应	大多为超耐受量使用或者意外血管注入引起，表现为嗜睡、眩晕，应避免一次用药超过限量，注射前应回抽有无血液
	过敏反应	大多发生于酯类局麻药，表现为发疹、喉头水肿、器官痉挛，缩血管、抗组胺类药及激素合用可缓解症状

第四单元　体液与营养代谢

考点　体液代谢的失调

	分类	别称	特点	其他
水和钠的代谢紊乱	等渗性缺水	急性缺水或混合性缺水	水钠成比例丧失	血钠正常
	低渗性缺水	慢性缺水或继发性缺水	失钠多于失水	血钠降低
	高渗性缺水	原发性缺水	失水多于失钠	血钠升高
钾的异常	低钾血症		血钾 <3.5mmol/L	肌无力、肠麻痹
	高钾血症		血钾 >5.5mmol/L	心搏骤停

考点　酸碱平衡失调

分类	机制	临床表现	治疗原则
代谢性酸中毒	酸产生太多和排出障碍或 HCO_3^- 丢失太多	呼吸深快、带有酮味	去除病因，纠正缺水，恢复肺、肾功能，输入碱性药
代谢性碱中毒	酸丢失过多或 HCO_3^- 相对或绝对增多	呼吸浅慢、嗜睡	积极治疗原发病，补充氯化钾、酸溶液，抽搐者给予钙剂，纠正不宜过速
呼吸性酸中毒	血液 $PaCO_2$ 增加，形成高碳酸血症	呼吸困难、躁动不安、发绀	急性：去除病因，改善通气功能。慢性：积极治疗原发病
呼吸性碱中毒	血液 $PaCO_2$ 下降，形成低碳酸血症	呼吸快而深，后转浅而短促，间有叹息样呼吸	处理原发病，手足抽搐者可注射钙剂，严重者可行气管插管和控制呼吸

考点　复合的酸碱失衡（助理医师不考）

分类	机制	举例
混合型酸中毒	缺氧导致代谢性酸中毒，CO_2潴留导致呼吸性酸中毒	心脏骤停
混合型碱中毒	固定碱大量丧失导致代谢性碱中毒，过度换气所致CO_2减少、$PaCO_2$降低的呼吸性碱中毒	幽门梗阻合并感染性休克、高热
代谢性碱中毒合并呼吸性酸中毒	固定酸大量丧失导致代谢性碱中毒，CO_2潴留导致呼吸性酸中毒	幽门梗阻合并肺源性疾病如肺心病、肺炎或肺不张
代谢性酸中毒合并呼吸性碱中毒	缺氧导致代谢性酸中毒，过度换气所致CO_2减少、$PaCO_2$降低的呼吸性碱中毒	已经存在代谢性酸中毒的患者在手术麻醉过程中采用人工呼吸机辅助呼吸，因管理不当，造成呼吸过快、过深，CO_2丢失过多而致呼吸性碱中毒

第五单元　输血

考点　外科输血、输血的不良反应及并发症

	外科输血	自体输血
适应证	急性出血达 500～1000mL	有大出血的手术和创伤
	贫血或低蛋白血症	出血量>1000mL 的择期手术
	凝血异常	血型特殊者（无相应供血者，输血困难）
	重症感染	体外循环或低温下的心内直视手术、其他较大的择期手术与急诊手术
禁忌证	无绝对禁忌证	①血液受胃肠道内容物/尿液/癌细胞污染。②心肺肝肾功能不全者。③贫血或凝血因子缺乏者。④胸腹开放性损伤超过 4 小时者。⑤血液内可能有感染者
不良反应及并发症	发热、过敏、溶血、细菌污染反应，循环超负荷等	
	大量输血后也容易引起凝血机制混乱、高钾血症、高血氨、酸碱平衡失调	

第六单元　休克（助理医师不考）

考点　休克的治疗

西医治疗	①一般紧急治疗：积极处理引起休克的原发伤病。采取头、躯干抬高20°~30°，下肢抬高15°~20°体位；及早建立静脉通道；用药维持血压；早期予以鼻管或面罩吸氧；注意保温。②补充血容量。③处理原发病。④纠正酸碱平衡失调。⑤血管活性药：血管收缩剂（多巴胺、去甲肾上腺素等），血管扩张剂（酚妥拉明、阿托品等），强心药。⑥治疗DIC，改善微循环。⑦皮质类固醇和其他药物的应用		
中医辨证论治	证型	治法	方药
	热伤气阴证	益气固脱，清热解毒养阴	生脉饮＋清热解毒养阴之品
	热伤营血证	气血两清，益气补阴	清营汤
	阴厥证	益气固脱，养血育阴	人参养营汤
	寒厥证	回阳救逆	四味回阳饮
	厥逆证	益气固脱，阴阳双补	保元汤＋固阳汤
	阴脱证	益气固脱，养血育阴	独参汤＋四逆汤
	阳脱证	益气固脱	独参汤＋四逆汤

考点 外科常见的休克

低血容量性休克、感染性休克的病因、西医治疗

	低血容量性休克	感染性休克
病因	大血管破裂、腹部损伤、门静脉高压症等（通常在迅速失血超过全身总血量的20%时），严重的体液丢失	多见于腹腔内感染、烧伤脓毒血症、泌尿系统感染等并发的毒血症或败血症，污染手术、导管置入或输液等也可引起
西医治疗	（1）补充血容量：快速输注平衡液或等渗盐水，可在45分钟内输入1000～2000mL。（2）止血：①迅速控制明显的外出血，初步纠正休克后进行根治性止血；②对肝、脾破裂及大血管损伤等所致的内出血以及已休克患者，补充血容量并尽快手术止血；③对消化道大出血者，针对病因止血	①控制感染：处理原发病灶，有手术指征者应紧急手术；应用抗生素；加强支持、营养治疗。②抗休克：补充血容量；纠正酸中毒；血管活性药物；维护心功能；皮质激素的应用

低血容量性休克的中医辨证论治

证型	治法	方药
阴厥证	益气固脱，养血生津	人参养营汤
寒厥证	回阳救逆	四味回阳汤
厥逆证	阴阳双补，救逆固脱	保元饮+固阴煎

感染性休克的中医辨证论治

证型	治法	方药
热伤气阴证	益气养阴，清热固脱	生脉饮+清热解毒之品
热伤营血证	气血两清，益气养阴	清营汤

第七单元　围术期处理

考点　手术后监测与处理、手术后常见并发症的处理

术后症状或并发症	处理方法
恶心呕吐	持续胃肠减压，辅以止吐药
疼痛	术后24小时内最剧烈，随后减轻，至术后第3日基本消失，多数患者能耐受
发热	最常见，手术创伤可使体温升高1℃左右，2～3日恢复正常属术后正常的发热，术后3～6天仍有发热，则要寻找发热原因
腹胀	持续胃肠减压，放置肛管，高渗液低压灌肠
呃逆	早期可压迫眶上缘，针刺内关、足三里、天突、鸠尾等穴位，对顽固性呃逆可颈部膈神经封闭
术后出血	以预防为主，改善凝血功能，术中严格止血
肺不张和肺部感染	鼓励并协助患者咳嗽排痰，使用足量、有效的抗生素；严重痰液阻塞时，支气管镜吸痰，必要时考虑行气管切开术

续表

术后症状或并发症		处理方法
应激性溃疡		消除病因，补充血容量，使用止血药，控制感染；安置胃管，灌注冰盐水加去甲肾上腺素液或局部灌注止血药；应用抗酸剂、质子泵抑制剂、H_2抑制剂；胃镜检查或治疗；手术治疗
切口并发症	切口裂开	部分裂开者可加压包扎；全层裂开者立即手术
	切口感染	抗感染，伤口扩创引流

第八单元 重症救治（助理医师不考）

考点 多器官功能障碍综合征（MODS）

MODS 时各器官病理生理特点	肺	最易受损；可致肺循环障碍，出现出血、缺氧及酸中毒，肺泡细胞代谢障碍；肺泡塌陷，肺不张，气体交换障碍；肺间质水肿、肺泡水肿及透明膜形成，肺动脉高压，低氧血症性呼吸功能衰竭
	肾	最早受影响；肾血管收缩，肾小球毛细血管静水压↓，肾小球滤过率明显↓，尿量↓；肾灌流不足，肾小管上皮细胞损伤，滤过液回吸收↑，尿量↓
	肝	易被忽略，易受损；肝脏病理性损伤，胆汁淤积，转氨酶↑，血浆氨基酸谱改变，肝性脑病
	胃肠道	MODS 的原发部位，主要的靶器官之一；胃肠黏膜血流量↓，通透性↑，肠黏膜上皮缺血、脱落，片状坏死，形成肠壁多发性浅表溃疡；小肠绒毛缩短、锐减，吸收区减小，选择性吸收和防御屏障功能障碍，出现肠麻痹、消化道出血；肠道内菌群紊乱，外源性致病菌在肠道内繁殖，由肝门静脉和肠系膜淋巴结扩散到体循环，出现不能进食、腹胀、肠麻痹和消化道出血
	心	多发于 MODS 的终末阶段，实际早期已出现损伤；24 小时之内出现心脏指数升高，或心动过速，经 5～10 天后心功能可恢复正常

续表

治疗措施	①控制感染。②维持氧的供需平衡。③保护肝肾功能。④免疫学治疗。⑤营养支持：补充蛋白质和氨基酸。⑥应用中和氧自由基药物（过氧化氢酶等）、抗溶蛋白酶的药物、抑制炎性反应的药物（激素、前列腺素等）

第九单元　外科感染

考点　浅部组织的化脓性感染

疖和疖病、痈的致病菌、临床表现、西医治疗

病名		疖和疖病	痈（中医称“有头疽”）
致病菌		金黄色葡萄球菌	
临床表现		①先红肿热痛，脓栓，后脱落排脓。②“危险三角区”的疖可感染到颅内，高热寒战、头痛	①片状稍隆起的紫色浸润区坚韧，边界不清。②白细胞计数增高
西医治疗	起初	热敷，理疗，药物外敷	
	成脓	成脓有波动感变软时可切开引流	
	全身	给予抗生素治疗，并增加营养	

疖和疖病、痈的中医辨证论治

	证型	治法	方药
疖和疖病	暑疖	清热利湿解毒	清暑汤加减
	蝼蛄疖	补益气血，托毒生肌	托里消毒散
	疖病	祛风清热利湿	防风通圣散
痈	热毒蕴结证	和营托毒，清热利湿	仙方活命饮
	阴虚火盛证	滋阴生津，清热托毒	竹叶黄芪汤
	气血两虚证	调补气血	十全大补汤

急性蜂窝织炎、丹毒的致病菌、临床表现、西医治疗

病名	急性蜂窝织炎	丹毒（网状淋巴管炎）
致病菌	溶血性链球菌	溶血性链球菌
临床表现	红肿热痛，扩大快，中心坏死、化脓，出现波动感	①头痛，畏寒，发热。②片状红疹，边缘清楚，略为隆起，压之褪色，迅速蔓延
西医治疗	起初理疗，药物外敷，脓成及时切开引流	抬高患肢，注意休息
	加强营养支持，止痛，应用抗生素	局部湿热敷，全身应用抗生素

急性蜂窝织炎的中医辨证论治

证型	治法	方药
锁喉痈	散风清热，化痰解毒	普济消毒饮
臀痈	清热解毒，和营利湿	黄连解毒汤 + 仙方活命饮
足发背	清热解毒，和营利湿	五神汤

丹毒的中医辨证论治

证型	治法	方药
肝脾湿火证	清肝泻热利湿	龙胆泻肝汤或柴胡清肝汤
胎火蕴毒证	凉血清热解毒	犀角地黄汤 + 黄连解毒汤
风热毒蕴证	疏风清热解毒	普济消毒饮
湿热毒蕴证	利湿清热解毒	五神汤 + 萆薢渗湿汤

考点 手部急性化脓性感染

脓性指头炎、掌深部间隙感染的临床表现、西医治疗

病名	脓性指头炎	掌深部间隙感染
临床表现	初起指端针刺样疼痛，后产生剧痛，呈搏动性，指头红肿不明显，呈黄白色，伴发热、全身不适、白细胞计数↑等	①掌深部间隙感染：掌心凹陷消失，隆起，皮肤紧张发白，压痛明显。中指、无名指、小指处半屈曲位。手背肿胀严重。伴高热、头痛、脉快等。②鱼际间隙感染：大鱼际和拇指指蹼肿胀，压痛显著。掌中凹陷存在，食指半屈位，拇指半屈并外展，活动受限，不能对掌
西医治疗	①热敷，抗生素，内服中药治疗。②切开减压，引流，患指末节侧面做纵切口，不可超过指关节。③脓腔较大时，做对口引流	①理疗、外敷，大剂量抗生素治疗。②切开引流。③掌中间隙感染：在掌横纹中1/3处行横行切口，或在中指、无名指指蹼间行纵切口，长1~1.5cm。④鱼际间隙感染：在大鱼际偏尺侧波动感最明显处，或在拇指、食指指蹼虎口处行切口

急性化脓性腱鞘炎、化脓性滑囊炎的临床表现、西医治疗

<table>
<tr><th>病名</th><th>急性化脓性腱鞘炎</th><th>化脓性滑囊炎</th></tr>
<tr><td rowspan="2">临床表现</td><td colspan="2">病情发展迅速，24 小时左右出现剧烈疼痛和明显炎症，伴发热、头痛、全身不适等</td></tr>
<tr><td>患指呈明显均匀肿胀，皮肤高度紧张，轻度屈曲使腱鞘处于松弛位，任何轻微被动伸指动作均能引起剧烈疼痛</td><td>小指腱鞘炎可蔓延到尺侧滑液囊，拇指腱鞘炎可蔓延到桡侧滑液囊，小鱼际或大鱼际处剧烈肿胀、疼痛和压痛</td></tr>
<tr><td rowspan="2">西医治疗</td><td colspan="2">热敷，抗生素，内服中药治疗；切开引流减压</td></tr>
<tr><td>切口选在手指侧面，切口不能超过指关节，不能损伤指神经、血管</td><td>切口分别选在小鱼际和大鱼际处</td></tr>
</table>

脓性指头炎、急性化脓性腱鞘炎和化脓性滑囊炎、掌深部间隙感染的中医辨证论治

证型	治法	方药
火毒结聚证	清热解毒	五味消毒饮
热盛肉腐证	清热解毒，透脓止痛	黄连解毒汤＋五味消毒饮加白芷、皂角刺

考点 全身性感染、特异性感染

全身性感染、特异性感染的临床表现、西医治疗

	全身性感染	特异性感染之破伤风	特异性感染之气性坏疽
临床表现	寒战发热，神志改变	头昏头痛、失眠乏力、烦躁不安	病情突然恶化，烦躁不安，有恐惧/欣快感
	脉搏细速，低血压	肌肉持续性收缩，咀嚼不便、张口困难、牙关紧闭，苦笑面容，角弓反张	皮肤、口唇变白，大量出汗，脉搏快，体温逐步上升
	腹胀、黏膜皮肤瘀斑	肌肉阵发性痉挛和抽搐，面色紫绀，呼吸急促，四肢抽搐	伤肢沉痛胀裂，迅速蔓延，浆液渗出，气泡冒出，恶臭
西医治疗	原发病灶处理，抗菌	消除毒素来源，扩创引流；中和游离毒素，使用破伤风抗毒素	急症清创
	支持疗法，对症治疗	控制解除痉挛；应用抗生素	青霉素
	减轻中毒症状和防治休克	支持治疗；保持呼吸道通畅	高压氧疗及全身支持疗法

中西医结合外科学

全身性感染、特异性感染的中医辨证论治

		证型	治法	方药
全身性感染		疔疮走黄证	凉血清热解毒	五味消毒饮+黄连解毒汤+犀角地黄汤
		火陷证	凉血解毒，泄热养阴，清心开窍	清营汤
		干陷证	补养气血，托毒透邪，清心安神	托里消毒散
		虚陷证	温补脾肾	附子理中汤
特异性感染	破伤风	风毒在表证	祛风镇痉	玉真散+五虎追风散
		风毒入里证	祛风镇痉，清热解毒	木萸散
		阴虚邪留证	益胃养阴，疏风通络	沙参麦冬汤
	气性坏疽	湿热火盛，燔灼营血证	清火利湿，凉血解毒	黄连解毒汤、犀角地黄汤+三妙丸
		气血不足，心脾两虚证	益气补血，养心健脾	八珍汤+归脾汤

第十单元 损伤

考点 颅脑、胸部、腹部、泌尿系损伤（助理医师不考）

损伤部位	损伤形式	临床表现
颅脑	脑震荡	一过性昏迷，近事遗忘症
	脑挫裂伤	昏迷，局灶症状和体征，颅内压增高与脑疝，脑膜刺激征
	颅内血肿	意识障碍，患侧瞳孔改变，“两慢一高”（心率、呼吸慢，血压高），锥体束征
胸部	肋骨骨折	外伤史，深呼吸、咳嗽或转动体位时疼痛加剧
腹部	脾破裂	真性脾破裂：急性失血性休克、血性腹膜炎的症状
	肝破裂	腹痛，腹膜刺激征；出血，胆汁外溢和肝组织坏死
	胰腺损伤	上腹部剧烈疼痛及弥漫性腹膜炎体征，伴恶心、呕吐、腹胀
	十二指肠及小肠损伤	腹痛，腹胀，压痛及反跳痛，腹肌紧张，肠鸣音减弱，移动性浊音
	结肠与直肠损伤	细菌性腹膜炎

续表

损伤部位	损伤形式	临床表现
泌尿系统	肾损伤	休克，血尿，疼痛，发热
	膀胱损伤	休克，血尿，腹痛，排尿困难
	尿道损伤	休克，尿道出血，疼痛，排尿困难

考点　烧伤、冷伤

烧伤、局部冻结伤的分度、临床表现

	分度	临床表现
烧伤	Ⅰ度烧伤	红斑
	浅Ⅱ度烧伤	水疱
	深Ⅱ度烧伤	渗出
	Ⅲ度烧伤	焦痂
局部冻结伤	Ⅰ度冻伤	局部红肿，有发热、痒、刺痛的感觉
	Ⅱ度冻伤	有水疱形成，自觉疼痛，知觉迟钝
	Ⅲ度冻伤	创面由白变为黑褐色，知觉消失，其周围红肿疼痛，可出现血疱
	Ⅳ度冻伤	伤处出现坏死，周围有炎症反应

烧伤面积的估计、烧伤严重程度的判断★

烧伤面积的估计		头、面、颈部为9%
		双上肢为2×9% =18%
		躯干前后包括外阴为3×9% =27%
		双下肢包括臀部为（5×9%）+1% =46%
烧伤严重程度的判断	轻度烧伤	Ⅱ度烧伤面积在10%（小儿在5%）以下
	中度烧伤	Ⅱ度烧伤面积在11% ~30%（小儿在6% ~15%），或Ⅲ度烧伤面积在10%（小儿在5%）以下
	重度烧伤	Ⅱ度以上烧伤总面积在31% ~50%，或Ⅲ度烧伤面积在12% ~20%（小儿Ⅱ度以上烧伤总面积在16% ~25%或Ⅲ度烧伤面积在6% ~10%）
	特重度烧伤	烧伤总面积达50%以上，或Ⅲ度烧伤超过20%（小儿烧伤总面积在25%以上或Ⅲ度烧伤面积在10%以上）

第十一单元　常见体表肿物

分类	好发部位	临床表现
脂肪瘤	肩、背、臀部	正常脂肪样瘤状物，呈圆形或分叶状，无痛，有假性波动感
纤维瘤	面、颈、胸背部	质硬，生长缓慢，无粘连，活动度大，无压痛，少见压迫症状
神经纤维瘤	神经纤维细胞	皮肤上单独或多发性的皮下硬结性肿物，皮肤上有色素改变
皮脂腺囊肿	头面、胸背部	质软，界清，表面与皮肤粘连，可见腺体导管开口
毛细血管瘤	婴幼儿头面颈	色红，呈边缘不规则、不高出皮肤的斑片状
海绵状血管瘤	头部、颈部	紫红，柔软有波动感，大小不等，边界清楚
蔓状血管瘤	头皮	紫红，蚯蚓状蜿蜒迂曲的血管，有搏动、震颤及血管杂音

第十二单元　甲状腺疾病

考点　单纯性甲状腺肿、慢性淋巴细胞性甲状腺炎

	证型	治法	方药
单纯性甲状腺肿	肝郁脾虚证	疏肝解郁，健脾益气	四海舒郁丸
	肝郁肾虚证	疏肝补肾，调摄冲任	四海舒郁丸＋右归丸
慢性淋巴细胞性甲状腺炎	气滞痰凝证	疏肝理气，化痰散结	海藻玉壶汤
	肝郁胃热证	清肝泄胃，解毒消肿	普济消毒饮＋丹栀逍遥散
	脾肾阳虚证	温补脾肾，化痰散结	阳和汤

考点　甲状腺功能亢进症的外科治疗

手术治疗指征	①中度以上的原发性甲亢。②继发性甲亢或高功能甲状腺腺瘤。③胸骨后甲状腺肿并发甲亢，腺体较大伴有压迫症状的甲亢。④抗甲状腺药物或^{131}I治疗后复发，或不适宜药物及^{131}I治疗的甲亢。⑤妊娠早、中期的甲亢患者又符合上述适应证者

续表

术后并发症及其防治原则	①术后呼吸困难和窒息：最危急，在病床旁放置无菌的气管切开包和手套备用。②喉返神经损伤。③喉上神经损伤。④手足抽搐。⑤甲状腺危象：肾上腺素能阻滞剂；碘剂；氢化可的松等。⑥甲状腺功能减退		
中医辨证论治	证型	治法	方药
	肝郁痰结证	疏肝理气，软坚散结	柴胡疏肝散+海藻玉壶汤
	肝火旺盛证	清肝泻火，解郁散结	龙胆泻肝汤+藻药散
	胃火炽盛证	清胃泻火，生津止渴	白虎加人参汤+养血泻火汤
	阴虚火旺证	滋阴清热，化痰软坚	知柏地黄汤+当归六黄汤
	气阴两虚证	益气养阴，泻火化痰	生脉散+补中益气汤

第十三单元　胸部疾病

考点　食管癌

食管癌的临床表现、检查、外科治疗

临床表现	早期吞咽食物梗噎感，胸骨后疼痛，中晚期吞咽困难，梗阻症状，呕血或黑便，声音嘶哑，体重减轻和厌食
检查	食管拉网细胞学检查、食管镜、X线钡餐、CT检查

续表

外科治疗	手术治疗（首选方法）

食管癌的中医辨证论治

证型	治法	方药
痰气交阻证	开郁，化痰，润燥	启膈散+逍遥散
痰湿内蕴证	除湿化痰，降逆止呕	二陈汤+旋覆代赭汤
瘀毒内结证	活血化瘀，解毒祛邪	桃仁四物汤+犀角地黄汤
津亏热结证	清热养阴	五汁安中饮加味
阴枯阳衰证	滋阴壮阳，益气养血	大补元煎

第十四单元　乳房疾病

考点　急性乳腺炎、乳腺增生病

急性乳腺炎、乳腺增生病的临床表现、检查、西医治疗

病名	急性乳腺炎	乳腺增生病
临床表现	①乳房肿痛。②发热。③骨节酸痛，恶心呕吐	①乳房肿块。②乳房胀痛，呈周期性，常与月经有关。③乳头溢液

续表

病名		急性乳腺炎	乳腺增生病
检查	血象	白细胞增高，中性粒细胞增多，呈感染象	
	B超	可显示局部脓肿的大小不等	不均匀低回声区，无回声囊肿
西医治疗		①早期宜用含有100万单位青霉素的等渗盐水20mL注射在炎性结节四周。②未成脓肿前运用抗生素效果好。③成脓后应及时切开引流	①口服维生素 B_6 与维生素E或维生素A。②黄体酮、达那唑、丙酸睾丸酮

急性乳腺炎、乳腺增生病的中医辨证论治

	病因	证型	治法	方药
急性乳腺炎	乳汁瘀积，细菌入侵	肝胃郁热证	疏肝清胃，通乳散结	瓜蒌牛蒡汤
		热毒炽盛证	清热解毒，托里透脓	五味消毒饮+透脓散
		正虚毒恋证	益气和营，托毒生肌	托里消毒散
		气血凝滞证	疏肝活血，温阳散结	四逆散加味

续表

	病因	证型	治法	方药
乳腺增生病	肝络阻塞，气血瘀滞	肝郁气滞证	疏肝理气，散结止痛	逍遥散加减
		痰瘀凝结证	活血化瘀，软坚祛痰	失笑散＋开郁散
		气滞血瘀证	行气活血，散瘀止痛	桃红四物汤＋失笑散
		冲任失调证	调理冲任，温阳化痰，活血散结	二仙汤

考点　乳房纤维腺瘤、乳腺癌

	乳房纤维腺瘤	乳腺癌
临床表现	圆形和椭圆形肿块，边界清，表面光滑，易推动	早期无痛小肿块，后期疼痛；局部酒窝征，乳头内陷；淋巴侵犯后成橘皮样改变
西医治疗	目前尚无理想的药物治疗，根治本病的方法是行手术切除	①手术治疗：治疗Ⅰ、Ⅱ期乳癌的常规手段。②放射治疗。③化学药物治疗。④内分泌疗法

续表

	乳房纤维腺瘤	乳腺癌
中医辨证论治	肝气郁结证：疏肝解郁，化痰散结——逍遥散	肝郁气滞证：疏肝解郁，理气化痰——逍遥散
		冲任失调证：调摄冲任，理气散结——二仙汤＋开郁散
	血瘀痰凝证：疏肝活血，化痰散结——逍遥散＋桃红四物汤＋山慈菇、海藻	毒热蕴结证：清热解毒，活血化瘀——清瘟败毒饮＋桃红四物汤
		气血两虚证：调理肝脾，益气养血——人参养荣汤

第十五单元　胃与十二指肠疾病

考点　胃、十二指肠溃疡急性穿孔

临床表现	①夜间空腹或饱食后突发上腹部刀割样剧痛，迅速波及全腹。②休克症状：面色苍白，出汗，脉搏细数，血压下降。③面容痛苦，仰卧位屈膝位，腹式呼吸减弱或消失，全腹压痛，腹肌强直
检查	X 线提示膈下可见新月状游离气体

续表

鉴别诊断	急性胰腺炎	发病不如溃疡病穿孔急骤，疼痛位于上腹部偏左，向腰背部放射
	急性阑尾炎穿孔	漏出物沿升结肠外侧沟流至右下腹，引起右下腹疼痛和压痛
	急性胆囊炎	右上腹可触及肿大的胆囊，墨菲征阳性
西医治疗	非手术治疗	适用于穿孔小或空腹穿孔，单纯性溃疡穿孔，非顽固性溃疡，腹膜炎已局限者
	手术治疗	适用于经非手术治疗6~12小时，症状不见缓解者

第十六单元　门静脉高压症★

临床表现		①脾大、脾功能亢进。②呕血、黑便。③腹水
检查	血象	白细胞减少，小于3×10^9/L，血小板计数明显降低
	肝功能	肝功能分级方法评价
	腹部超声及多普勒测定	目前最方便的测定方法
	X线检查	食管、胃底静脉曲张时，呈蚯蚓状或蚕食样

续表

西医治疗	非手术治疗	建立有效静脉通道，扩充血容量，药物止血，内镜下行硬化剂注射，食管曲张静脉套扎术，三腔二囊管压迫止血，经颈静脉肝内门体分流术
	手术治疗	门体分流术，断流手术，转流手术

第十七单元 急腹症

考点 急性阑尾炎与肠梗阻

急性阑尾炎与肠梗阻的临床表现、检查、西医治疗★

		急性阑尾炎	肠梗阻
临床表现	同	腹痛，呕吐，恶心	
	异	典型的转移性右下腹疼痛，发热乏力	腹胀，停止排气排便，晚期有脱水
检查		右下腹压痛、反跳痛，腹膜刺激征	腹部可见肠型及肠蠕动波，肠鸣音亢进
西医治疗		早期行阑尾切除术	禁食与胃肠减压；纠正水、电解质、酸碱平衡紊乱；防治感染和毒血症；灌肠疗法，颠簸疗法，腹部推拿等；手术治疗

急性阑尾炎与肠梗阻的中医辨证论治

	证型	方药
急性阑尾炎	瘀滞证	大黄牡丹汤+红藤煎剂
	湿热证	复方大柴胡汤
	热毒证	大黄牡丹汤+透脓散
肠梗阻	气滞血瘀证	桃核承气汤
	水结湿阻证	甘遂通结汤
	肠腑热结证	复方大承气汤
	肠腑寒凝证	温脾汤
	虫积阻滞证	驱蛔承气汤

考点　胆道感染及胆石症

病名	分类	临床表现	
		症状	体征
急性胆道感染	急性胆囊炎	突发右上腹阵发性绞痛，常放射至右肩、肩胛部和背部	右上腹压痛、反跳痛及肌紧张，Murphy 征阳性
	急性梗阻性化脓性胆管炎	Charcot 三联征（腹痛、寒战高热、黄疸）还可出现休克、神经系统受抑制表现，即 Reynold 五联征	
胆石症	胆囊结石	阵发性绞痛，右肩胛部放射	右上腹有程度不同的压痛
	肝外胆管结石	Charcot 三联征	
	肝内胆管结石	肝区疼痛，寒战发热，轻度黄疸	肝脏不对称增大、肝区叩击痛

考点　急性胰腺炎

急性胰腺炎的临床表现、诊断、西医治疗

临床表现	症状	①腹痛、腹胀。②恶心、呕吐
	体征	①高热。②腹膜炎体征

续表

诊断	实验室诊断	血清淀粉酶 >500U/dL，尿淀粉酶 >1000U/dL，血清脂肪酶也有明显升高
	影像学诊断	B 超可见胰腺水肿及胰周液化
		增强 CT 可明确诊断
西医治疗	非手术治疗	禁食、胃肠减压，补液防休克，镇痛解痉，抑制胰腺分泌，营养支持，抗生素
	手术治疗	胰腺坏死组织切除加引流术

第十八单元　腹外疝

考点　腹股沟斜疝、腹股沟直疝

	腹股沟斜疝	腹股沟直疝
疝囊路径	经过腹壁下动脉外侧的腹股沟深环	经过腹壁下动脉内侧的直疝三角区
	向下、向前、向内斜行	由后向前突出
	经过腹股沟管，再穿出腹股沟浅环	不经过内环
	可进入阴囊	不进入阴囊

第十九单元　肛肠疾病

考点　痔、肛周脓肿

痔、肛周脓肿的临床表现、诊断、西医治疗

病名	痔	肛周脓肿
临床表现	①肛周瘙痒、疼痛。②脱出、异物感。③便血、便秘。④肿胀、黏液外溢	①肛周疼痛、肿胀、结块。②肛腺感染，呈不同程度的发热
诊断	肛门镜、直肠指检发现的柔软团状组织，按齿状线上下分为内外痔	肛周红肿，皮温升高，白细胞和中性粒细胞升高，B超可发现肛周脓肿以确定其大小
西医治疗	尽量采取保守治疗。方法：注射疗法、红外线凝固、胶圈套扎、手术痔切除术	抗生素，局部理疗，口服缓泻剂或涂液状石蜡减轻排便疼痛，手术切开脓肿引流

痔、肛周脓肿的中医辨证论治

	证型	治法	方药
痔	风伤肠络证	清热凉血祛风	凉血地黄汤
	湿热下注证	清热渗湿止血	脏连丸
	气滞血瘀证	清热利湿，祛风活血	止痛如神汤
	脾虚气陷证	补气升提	补中益气汤
肛周脓肿	热毒蕴结证	清热解毒，消肿止痛	仙方活命饮或黄连解毒汤
	火毒炽盛证	清热解毒透脓	透脓散
	阴虚毒恋证	养阴清热，祛湿解毒	青蒿鳖甲汤＋三妙丸

考点　肛瘘

肛瘘的临床表现、分类及西医治疗

临床表现	静止期	可无症状或只有轻微不适
	慢性活动期	外口流脓、肛门潮湿、瘙痒等
	急性炎症期	发热、局部红肿热痛等，破溃或切开引流后症状缓解
	专科查体	肛门皮肤可见一个或多个溃破或肉芽增生性外口、硬结，并可触及或探及条索状瘘管往肛管、直肠方向潜行
分类	低位单纯性肛瘘、低位复杂性肛瘘、高位单纯性肛瘘、高位复杂性肛瘘	
西医治疗	药物治疗	①局部药物：如洗必泰痔疮栓。②全身药物：如甲硝唑、氟哌酸、庆大霉素、磺胺类、链霉素等
	手术治疗	切开疗法、挂线疗法、隧道式对口拖线引流术等

肛瘘的内治法

证型	治法	方药
湿热下注证	清热利湿	萆薢渗湿汤
正虚邪恋证	扶正祛邪	托里消毒饮
阴液亏虚证	养阴托毒	青蒿鳖甲汤

第二十单元　泌尿与男性生殖系统疾病

考点　男性生殖系统疾病

男性生殖系统疾病的临床表现、西医治疗

	睾丸炎与附睾炎	前列腺炎	良性前列腺增生症
临床表现	睾丸增大充血	发热寒战	尿频
	阴囊壁水肿	尿频、尿急、尿痛、排尿困难	排尿困难
	附睾肿大灼热	会阴坠胀疼痛	血尿
	疼痛放射至下腹部及腹股沟	直肠胀满，里急后重	尿潴留
西医治疗	急性期口服止痛退热药	急性期首选复方新诺明	α 受体阻滞药、降胆固醇药
	慢性期热水坐浴	外治法：①前列腺按摩（慢性前列腺炎）。②熏洗坐浴。③药物离子透入等	手术治疗
	抗生素控制感染		
	冰袋敷于阴囊，防止肿胀		

男性生殖系统疾病中医辨证论治

	证型	治法	方药
睾丸炎与附睾炎	湿热下注证	清热利湿，解毒消肿	龙胆泻肝汤
	火毒炽盛证	清火解毒，活血透脓	仙方活命饮
	脓出毒泄证	益气养阴，清热除湿	滋阴除湿汤
	寒湿凝滞证	温经散寒止痛	暖肝煎
前列腺炎	湿热下注证	清热利湿	八正散或龙胆泻肝汤
	气滞血瘀证	活血化瘀，行气止痛	前列腺汤
	阴虚火旺证	滋阴降火	知柏地黄丸
	肾阳虚衰证	温补肾阳	济生肾气丸
良性前列腺增生症	湿热下注证	清热利湿，通闭利尿	八正散
	气滞血瘀证	行气活血，通窍利尿	沉香散
	脾肾气虚证	健脾温肾，益气利尿	补中益气汤
	肾阳衰微证	温补肾阳，行气化水	济生肾气丸
	肾阴亏虚证	滋补肾阴，清利小便	知柏地黄丸

考点　膀胱癌（助理医师不考）

膀胱癌的临床表现和西医治疗

临床表现	症状	①血尿：常见首发症状。②膀胱刺激症状：表现为尿频、尿急、尿痛。③排尿困难：肿瘤较大或堵塞膀胱出口时可发生。④其他：晚期肿瘤可引起输尿管梗阻、腰痛、尿毒症、腹痛、严重贫血、消瘦等。盆腔广泛浸润时可出现腰骶部疼痛及下肢浮肿
	体征	瘤体较大时双合诊检查可触到肿块；若出现排尿梗阻，可在下腹部触到膨隆的膀胱
西医治疗	原则	以手术治疗为主，化疗、放疗、免疫治疗和中医药治疗为辅
	手术方法	经尿道肿瘤电切术、经尿道激光肿瘤切除术、膀胱部分切除术、单纯膀胱切除术和根治性膀胱切除术

膀胱癌的中医辨证论治

证型	治法	方药
肝郁气滞证	疏肝解郁，通利小便	沉香散
湿热下注证	清热利湿，通利小便	八正散
气血两虚证	益气养血，通利小便	八珍汤

第二十一单元　周围血管疾病

周围血管疾病的临床表现、西医治疗

病名		血栓闭塞性脉管炎	动脉硬化性闭塞症	下肢深静脉血栓形成	单纯性下肢静脉曲张
临床表现	症状	肢体发凉，间歇性跛行，感觉异常		下肢沉重，酸胀	
		疼痛是最突出症状		小腿剧痛，足背脉搏消失	下肢浅静脉扩张迂曲
	体征	皮肤颜色改变，动脉搏动减弱，营养障碍		下肢肿胀	
		①游走性血栓性浅静脉炎。②雷诺现象。③坏疽和溃疡	皮肤温度下降	皮肤温度升高	①皮肤色素沉着溃疡。②血栓性浅静脉炎。③出血
西医治疗	药物	扩血管药；抗血小板聚集药；改善微循环药	降血脂，扩血管，抗凝祛聚，祛纤溶栓	溶栓抗凝，祛聚祛纤	
	手术	腰交感神经切除术；血管重建	经皮腔内血管成形术、腰交感神经节切除术	导管取栓术	大隐静脉高位结扎加剥脱术

周围血管疾病的中医辨证论治

	证型	治法	方药
血栓闭塞性脉管炎	寒凝血脉证	温阳通脉，祛寒化湿	阳和汤加减
	血瘀脉络证	活血化瘀，通络止痛	桃红四物汤加减
	热毒蕴结证	清热解毒，化瘀止痛	四妙勇安汤加减
	气血两虚证	补气养血，益气通络	十全大补丸加减
	肾虚证	温补肾阳，滋补肾阴	肾阳虚用附桂八味丸；肾阴虚用六味地黄丸
动脉硬化性闭塞症	寒凝血脉证	温经散寒，活血化瘀	阳和汤
	血瘀脉络证	活血化瘀，通络止痛	桃红四物汤
	热毒蕴结证	清热解毒，利湿通络	四妙勇安汤
	脾肾阳虚证	补肾健脾，益气活血	八珍汤+右归丸
下肢深静脉血栓形成	湿热蕴阻，气滞血瘀证	理气活血，清热利湿	桃红四物汤+萆薢渗湿汤
	气虚血瘀，寒湿凝滞证	益气活血，通阳利水	补阳还五汤+五皮饮
单纯性下肢静脉曲张	气血瘀滞证	行气活血，祛瘀除滞	柴胡疏肝散
	湿热瘀阻证	清热利湿，活血祛瘀	萆薢渗湿汤+大黄䗪虫丸

第二十二单元　皮肤及性传播疾病

考点　带状疱疹

证型	证候	治法	方药
肝经郁热证	皮疹潮红，疱壁紧张，灼热刺痛	清泻肝火，解毒止痛	龙胆泻肝汤
脾虚湿蕴证	皮损色淡，疱壁松弛，溃后糜烂	健脾利湿，清热解毒	除湿胃苓汤
气滞血瘀证	皮疹消退，疼痛不止，坐卧不安	理气活血，通络止痛	柴胡疏肝散＋桃红四物汤

考点　湿疹

湿疹的临床表现、西医治疗

	急性湿疹	亚急性湿疹	慢性湿疹
临床表现	密集粟粒大小的丘疹、丘疱疹，基底潮红，常为片状或弥漫性，呈多形性，对称分布	皮损渗出较少，以丘疹、结痂、鳞屑为主，有少量水疱及轻度糜烂，自觉瘙痒剧烈	皮损皮肤肥厚粗糙、浸润，色暗红或紫褐色，有不同程度的苔藓样变

续表

	急性湿疹	亚急性湿疹	慢性湿疹
西医治疗	湿敷或干燥疗法	可用糊剂	以止痒、抑制表皮细胞增生、促进真皮炎症浸润吸收为主

湿疹的中医辨证论治★

证型	治法	方药
湿热浸淫证	清热利湿	萆薢渗湿汤 + 三妙丸
脾虚湿蕴证	健脾利湿	除湿胃苓汤
血虚风燥证	养血润肤，祛风止痒	当归饮子

考点 淋病

淋病的临床表现

		疼痛特点	分泌物特点
男性淋病	急性	排尿时有尿道外口刺痛或灼热痛，排尿后疼痛减轻	尿道口溢脓，有浆液性分泌物，后逐渐出现黄色黏稠的脓性分泌物
	慢性	排尿时尿道灼热或轻微刺痛，可见终末血尿	尿道外口不见排脓，挤压后，尿道外口仅见少量稀薄浆液性分泌物
女性淋病	急性	淋菌性宫颈炎，淋菌性尿道炎，淋菌性前庭大腺炎	
	慢性	幼女淋菌性外阴阴道炎，继发盆腔脓肿，播散型淋病	

淋病的中医辨证论治

证型	治法	方药
湿热毒蕴证	清热利湿，解毒化浊	龙胆泻肝汤酌加土茯苓、红藤、萆薢等
阴虚毒恋证	滋阴降火，利湿祛浊	知柏地黄丸酌加土茯苓、萆薢等

考点　梅毒

分类	临床表现	西药治疗
一期梅毒	疳疮（硬下疳），男性多发生在阴茎的包皮、冠状沟、系带或龟头上	青霉素
二期梅毒	杨梅疮，早期有流感样综合征，继而出现皮肤黏膜损害、骨损害、眼梅毒	
三期梅毒	晚期梅毒，此期病程长，易复发，除皮肤黏膜损害外，常侵犯多个脏器	
潜伏梅毒	隐性梅毒，无临床症状，血清反应阳性，脑脊液正常	
胎传梅毒	母体内的梅毒螺旋体导致胎儿感染的梅毒	

考点　尖锐湿疣

病史	有与尖锐湿疣患者不洁性交或生活接触史。潜伏期 1～12 个月，平均 3 个月
皮损特点	淡红色或暗红褐色、柔软的表皮赘生物，赘生物大小不一，单个或群及分布
好发部位	男性好发于阴茎龟头、冠状沟、系带；同性恋者发生于肛门、直肠
	女性好发于外阴、阴蒂、宫颈、阴道和肛门
醋酸白实验	3%～5% 的醋酸液涂擦或湿敷 3～10 分钟，阳性者局部变白，病灶稍隆起
西医治疗	口服或注射抗病毒药物和免疫增强剂，外涂，激光，冷冻，电灼，较大者可手术切除

第八篇

中西医结合妇产科学

第一单元 女性生殖系统生理

考点 卵巢激素及其生理作用

卵巢激素	生理作用
雌激素	①促进子宫肌细胞增生肥大。②使子宫内膜腺体及间质增生修复。③使宫颈口松弛。④促进输卵管肌层发育及上皮的分泌活动。⑤促进第二性征发育，协同 FSH。⑥维持促进骨基质代谢
孕激素	在雌激素的基础上发挥作用，使基础体温升高
雄激素	对生殖系统、生理代谢均产生影响

第三单元 妊娠生理

考点 胎儿附属物的形成及其功能

组成	来源	功能
胎盘	羊膜、叶状绒毛膜、底蜕膜	维持胎儿生长发育的重要器官
胎膜	绒毛膜、羊膜	维持羊膜腔的完整性，保护胎儿，分娩发动上有一定作用
脐带	由体蒂演变而成	胎儿和母体之间进行物质交换的重要通道
羊水	母体血清和胎儿的尿液	胚胎在羊水中生长发育

第三单元　产前保健

产前检查时间	妊娠 6～13^{+6}周，14～19^{+6}周，20～24 周，25～28 周，29～32 周，33～36 周，37～41 周（每周 1 次）
预产期推算	按末次月经第一日算起，月份减 3 或加 9，日数加 7

第四单元　正常分娩

考点　分娩的临床经过及处理

产程各期	第一产程	第二产程	第三产程
临床表现	规律宫缩、宫口扩张（1～10cm）、胎先露下降、胎膜破裂	排便感，产生向下用力屏气的动作	胎儿娩出，子宫回缩，胎盘完全剥离，宫体上升，少量流血
处理	观察、破膜、宫缩，注意胎心，检查宫口扩张及胎先露下降	勤听胎心，指导产妇用力，接产准备	协助胎盘娩出，检查胎盘胎膜、软产道，产后观察
临产标志	有规律且逐渐加强的宫缩，持续 30 秒及以上，间歇 5～6 分钟，进行性宫颈管消失，宫口扩张和胎先露部下降，镇静药不可抑制		

第五单元　妊娠病

考点　妊娠剧吐

妊娠剧吐的临床表现、西医治疗

临床表现	食入即吐，头晕乏力，消瘦萎靡，严重时嗜睡、谵妄甚至死亡或 Wernicke 脑病
西医治疗	维生素 B_6，维生素 B_6 - 多西拉敏复合制剂，甲氧氯普胺等

妊娠剧吐的中医辨证论治★

病机	证型	证候	治法	方药
冲气上逆，胃失和降	脾胃虚弱证	呕吐清水或饮食物，甚或食入即吐	健脾和胃，降逆止呕	香砂六君子汤
	肝胃不和证	呕吐酸水或苦水，口干口苦，胸胁胀满	清肝和胃，降逆止呕	橘皮竹茹汤+黄连或黄连温胆汤+左金丸
	痰滞证	呕吐痰涎，胸膈满闷，不思饮食	化痰除湿，降逆止呕	青竹茹汤

考点　流产

流产的临床类型与临床表现

临床类型	临床表现
先兆流产	妊娠 28 周前出现少量阴道流血（见红）。妇科检查可见子宫颈口未开，胎膜未破，子宫大小与停经周数相符。中医称胎漏、胎动不安
难免流产	阴道流血增多，阵发性腹痛加剧，宫口见胎儿组织
不全流产	妊娠物部分排出体外，尚有部分残留于宫腔内
完全流产	妊娠物已完全排出，流血逐渐停止，腹痛随之消失
稽留流产	胚胎或胎儿已死亡，滞留在宫腔内未及时自然排出
复发性流产	与同一性伴侣自然流产连续发生 3 次或以上。中医称滑胎
流产合并感染	宫腔感染

胎漏、胎动不安、滑胎的辨证论治

	证型	证候	治法	方药
胎漏、胎动不安	肾虚证	妊娠期阴道少量流血，腰酸，头晕耳鸣，夜尿多	补肾益气，固冲安胎	寿胎丸加党参、白术
	气血虚弱证	妊娠期阴道少量流血，色淡质稀，面色㿠白，神疲肢倦	益气养血，固肾安胎	胎元饮
	血热证	妊娠期阴道下血，口干口渴，心烦少寐，溲赤便结	清热凉血，固冲安胎	保阴煎加苎麻根
	血瘀证	宿有癥瘕，孕后阴道下血，色暗红，腰酸腹痛下坠	活血消癥，补肾安胎	桂枝茯苓丸+寿胎丸
	外伤证	阴道少量下血，腰酸，或伴小腹坠痛	益气养血，固肾安胎	加味圣愈汤
滑胎	肾气亏损证	屡孕屡堕，头晕耳鸣，腰膝酸软，夜尿频多	补肾益气，调固冲任	补肾固冲丸
	气血虚弱证	屡孕屡堕，面色㿠白或萎黄，头晕心悸，神疲乏力	益气养血，调固冲任	泰山磐石散

考点　异位妊娠

分期	证型	证候		治法	方药
未破损期	胎阻胞络证	腹痛，阴道未出血		活血祛瘀，杀胚消癥	宫外孕Ⅱ号方加紫草、蜈蚣、水蛭、天花粉
已破损期	不稳定型——胎元阻络，气虚血瘀证（多见于输卵管妊娠流产）	腹痛、阴道出血	头晕神疲，血β-hCG↑	益气化瘀，消癥杀胚	宫外孕Ⅰ号方加党参、黄芪、紫草、蜈蚣、天花粉
	休克型——气陷血脱证（多见于输卵管妊娠破裂）		四肢厥冷，冷汗淋漓，后穹隆穿刺提示腹腔出血	回阳救逆，益气固脱	参附汤合生脉散加黄芪、柴胡、炒白术
	包块型——瘀结成癥证（指陈旧性宫外孕）		腹痛减轻，局限性包块，血β-hCG↓	活血化瘀，消癥散结	理冲汤加土鳖虫、水蛭、炙鳖甲

考点　妊娠期高血压疾病

	证型	证候		治法	方药
子肿	脾肾两虚证	肢	按之凹陷	健脾温肾，行水消肿	白术散+五苓散
	气滞湿阻证	肿	随按随起	理气行滞，除湿消肿	天仙藤散
子晕	阴虚肝旺证	眩	颜面潮红	滋阴养血，平肝潜阳	杞菊地黄丸加天麻、钩藤、石决明
	脾虚肝旺证	晕	舌胖齿痕	健脾利湿，平肝潜阳	半夏白术天麻汤
子痫	肝风内动证	昏	心悸烦躁	滋阴清热，平肝息风	羚角钩藤汤
	痰火上扰证	倒	气粗痰鸣	清热豁痰，息风开窍	牛黄清心丸

考点　前置胎盘、胎盘早剥

病名	前置胎盘	胎盘早剥
概念	妊娠28周，胎盘附于子宫下段，胎盘下缘达到宫颈内口，位置低于胎儿先露	妊娠20周后正常位置的胎盘在胎儿娩出前部分或全部从子宫壁剥离
临床表现	症状：无诱因无痛性反复阴道流血； 体征：大量出血时面色苍白、脉数微	0级：分娩后回顾性产后诊断 Ⅰ级：外出血，子宫软，无胎儿窘迫 Ⅱ级：胎儿宫内窘迫或胎死宫内 Ⅲ级：产妇出现休克症状，伴或不伴DIC

续表

病名	前置胎盘	胎盘早剥
西医治疗原则	抑制宫缩，止血，吸氧，适时终止妊娠	早期识别、积极处理休克、及时终止妊娠、控制 DIC、减少并发症

考点　羊水过多（助理医师不考）

定义	妊娠期间羊水量超过 2000mL 为羊水过多，分为慢性羊水过多和急性羊水过多
临床表现	妊娠 20～32 周腹部胀大迅速、子宫明显大于妊娠月份并伴有压迫症状和胎位不清、胎心音遥远等体征
西医治疗	①低盐饮食，减少孕妇饮水量，左侧卧位。②对压迫症状严重，孕周小，胎肺不成熟者，行经腹羊膜穿刺放水。③吲哚美辛。④病因治疗。⑤警惕脐带脱垂及胎盘早剥。⑥确诊胎儿畸形、染色体异常，及时终止妊娠

续表

	证型	证候	治法	方药
中医辨证治疗	脾气虚弱证	胸膈满闷，神疲肢软	健脾渗湿，养血安胎	鲤鱼汤加陈皮、大腹皮、桑寄生、续断
	气滞湿郁证	胸膈胀闷，肢体肿胀	理气行滞，利水除湿	茯苓导水汤去槟榔，加防己
	肾阳亏虚证	腰酸、下肢水肿、逆冷	补肾温阳，化气行水安胎	真武汤

考点 羊水过少（助理医师不考）

定义	妊娠晚期羊水量少于 300ml 者
临床表现	胎盘功能不良者常有胎动减少；胎膜早破者有阴道流液。子宫明显小于妊娠月份，尤以胎儿宫内生长受限者明显。超声是诊断最重要的辅助检查
西医治疗	①胎儿畸形：应终止妊娠。②正常胎儿：寻找与去除病因，增加补液；补充羊水期待治疗；终止妊娠

续表

	证型	治法	方药
中医辨证治疗	气血虚弱证	补益气血，滋养胎元	八珍汤加桑葚、制何首乌或胎元饮
	脾肾不足证	健脾温肾，滋养胎元	温土毓麟汤加白芍、麦冬、当归或寿胎丸＋四君子汤
	血寒宫冷证	温肾扶阳，滋养胎元	长胎白术散加巴戟天、艾叶

第六单元　妊娠合并疾病（助理医师不考）

考点　糖尿病

证型	证候	治法	方药
肺热津伤证	烦渴多饮，口干舌燥	清热润肺，生津止渴	消渴方去天花粉，加葛根、麦冬、石斛、黄芩、菟丝子
胃热炽盛证	多食易饥，形体消瘦	清胃泻火，养阴生津	玉女煎去牛膝，加玄参、芦根、黄连、黄芩

续表

证型	证候	治法	方药
肾阴亏虚证	尿频量多，浊如膏脂	滋补肝肾，养阴清热	六味地黄丸合地黄饮子去牡丹皮、茯苓，加菟丝子
阴阳两虚证	饮一溲二，面色黧黑	滋阴助阳	金匮肾气丸去泽泻、牡丹皮、附子，加淫羊藿、菟丝子、益智仁

考点　尿路感染

<table>
<tr><th>证型</th><th colspan="2">证候</th><th>治法</th><th>方药</th></tr>
<tr><td>阴虚火旺证</td><td rowspan="3">尿频，淋沥涩痛</td><td>腰膝酸软，五心烦热</td><td>养阴泻火通淋</td><td>知柏地黄丸去牡丹皮，加麦冬、五味子、车前草</td></tr>
<tr><td>心火偏亢证</td><td>心烦易怒，口舌生疮</td><td>清心泻火通淋</td><td>导赤散去木通，加黄连、玄参、车前草</td></tr>
<tr><td>湿热下注证</td><td>口苦咽干，渴不欲饮</td><td>清热利湿通淋</td><td>五淋散加车前子</td></tr>
</table>

第七单元 分娩期并发症

考点 产后出血

概念	胎儿娩出 24 小时内失血量≥500mL，剖宫产时≥1000mL
临床表现	①宫底升高，轮廓不清。②胎盘、胎膜缺损。③阴道、会阴、宫颈裂伤
西医治疗	①按摩子宫。②取出胎盘。③缝合软产道。④输新鲜全血
中医辨证论治	气虚证：补气固冲，摄血止崩——升举大补汤去黄连，加地榆炭、乌贼骨
	血瘀证：活血化瘀，理血归经——化瘀止崩汤

考点 羊水栓塞（助理医师不考）

概念	分娩时羊水进入母体血循环引起急性肺栓塞、休克、DIC、肾衰竭
病因	羊水中的有形物质
临床表现	寒战，呛咳，气急，烦躁不安，尖叫，发绀，呼吸困难，抽搐
西医治疗	早期抗过敏，DIC 阶段抗凝，少尿无尿阶段使用利尿剂

第八单元 产后病

考点 中医对产后病的认识★

产后三冲	指产后败血上冲，冲心、冲胃、冲肺
产后三急	指产后呕吐、盗汗、泄泻，三者并见必危
产后三病	病痉、病郁冒、大便难
产后“三审”	先审小腹痛与不痛，以辨有无恶露停滞
	次审大便通与不通，以验津液之盛衰
	再审乳汁的行与不行及饮食多少，以察胃气之强弱
产后用药“三禁”	禁大汗，以防亡阳
	禁峻下，以防亡阴
	禁通利小便，以防亡津液

考点　晚期产后出血

病因病机	证型	证候		治法	方药
冲任不固，气血运行失常	气虚证	恶露不止	神疲懒言	补脾益气，固冲摄血	补中益气汤加艾叶炭、鹿角胶
	血热证		有臭气	清热凉血，安冲止血	保阴煎加七叶一枝花、贯众、炒地榆、煅牡蛎
	血瘀证		疼痛拒按	活血化瘀，调冲止血	生化汤+失笑散加益母草、茜草

考点　产褥中暑（助理医师不考）

证型	证候	治法	方药
暑入阳明证	产后壮热	清暑泄热，透邪外达	白虎汤加西瓜翠衣、竹叶、芦根
暑伤气津证	产后身热多汗	清热解暑，益气生津	清暑益气汤
暑入心营证	产后神昏谵语	清营泄热，清心开窍	清营汤送服安宫牛黄丸或紫雪丹或至宝丹
西医治疗原则：迅速降低体温是抢救成功的关键			

考点　产褥感染

产褥感染的病因、病理、临床表现、西医治疗

病因	诱因	产妇虚弱
	致病菌	厌氧菌、支原体、衣原体
病理		①急性外阴、阴道、宫颈炎。②急性子宫内膜炎、子宫肌炎。③急性盆腔结缔组织炎。④血栓静脉炎。⑤脓血症及败血症。⑥急性盆腔腹膜炎
临床表现	症状	①发热。②下腹痛。③恶露增多，混浊，或呈脓性，有臭。④下肢血栓静脉炎
	体征	①会阴红肿化脓。②黏膜充血。③子宫大而软
西医治疗		物理降温，应用广谱抗生素，切开引流，抗凝治疗，手术治疗

产褥感染的中医辨证论治

证型	治法	方药
感染邪毒证	清热解毒，凉血化瘀	五味消毒饮合失笑散加味
热入营血证	清营解毒，散瘀泄热	清营汤加味
热陷心包证	清心开窍	清营汤送服安宫牛黄丸或紫雪丹

考点　产后便秘

证型	证候	治法	方药
血虚津亏证	面色萎黄，皮肤干燥，头晕心悸	养血滋阴，润肠通便	四物汤加肉苁蓉、柏子仁、火麻仁
肺脾气虚证	临厕努责难出，便后疲乏益甚，自汗少气	补脾益肺，润肠通便	润燥汤
阳明腑实证	脘腹胀满疼痛，口臭或口舌生疮	通腑泻热，养血通便	玉烛散

考点　产后腹痛

证型	证候	治法	方药
血虚证	产后小腹隐隐作痛，喜揉喜按，头晕心悸	养血益气	肠宁汤
血瘀证	产后小腹疼痛拒按，夜间尤重，面色青白，四肢不温	温经活血，祛瘀止痛	生化汤加益母草

第九单元　外阴色素减退性疾病

考点　外阴慢性单纯性苔藓、外阴硬化性苔藓

病名	临床表现		证型	治法	方药
外阴慢性单纯性苔藓	外阴瘙痒，皮肤粉红	瘙痒剧烈，坐卧不安，影响睡眠	肝郁气滞证	疏肝解郁，养血通络	黑逍遥散去生姜，加川芎
			湿热下注证	清热利湿，通络止痒	龙胆泻肝汤去木通
外阴硬化性苔藓		或无不适，晚期出现性交困难	肝肾阴虚证	补益肝肾，养荣润燥	归肾丸＋二至丸
			血虚化燥证	益气养血，润燥止痒	人参养荣汤
			脾肾阳虚证	温肾健脾，养血润燥	右归丸加黄芪、白术

第十单元　女性生殖系统炎症

考点　前庭大腺炎症（助理医师不考）

病因	葡萄球菌、大肠埃希菌、链球菌、肠球菌、淋病奈瑟菌、沙眼衣原体		
临床表现	急性炎症	局部肿胀、疼痛，灼热感，常伴恶寒、发热等；检查见大阴唇下1/3处有肿块，触痛明显，脓肿形成时有压痛及波动感	
	慢性炎症	前庭大腺肿块大小不一，囊肿大，可有外阴坠胀或性交不适感；检查见囊肿大小不等，多呈椭圆形	
西医治疗	急性期	卧床休息，保持外阴清洁；针对病原体口服或肌注合适的抗生素；脓肿形成者需行切开引流并作造口术	
	慢性期囊肿	定期观察，对较大或反复急性发作的囊肿作囊肿造口术	
中医辨证论治	热毒蕴结证	清热解毒，消肿散结	仙方活命饮
	寒凝痰瘀证	温经散寒，涤痰化瘀	阳和汤

考点　阴道炎症

阴道炎症的分类、病因、临床表现、西医治疗

分类	病因	临床表现	西医治疗	
			全身治疗	局部治疗
滴虫阴道炎	阴道毛滴虫	分泌物特点为稀薄脓性，灰黄色，泡沫状	口服甲硝唑	
外阴阴道假丝酵母菌病	假丝酵母菌	分泌物白色凝乳状或豆腐渣样	口服伊曲康唑、氟康唑	制霉菌素、酮康唑、克霉唑、咪康唑栓
细菌性阴道病	加德纳菌、厌氧菌、人型支原体	分泌物为灰白色，稀薄，有鱼腥臭味	口服甲硝唑	2%克林霉素软膏；甲硝唑栓
萎缩性阴道炎	卵巢功能减退	分泌物增多，多呈水状，外阴瘙痒、有灼热感	口服雌激素补充治疗	局部应用雌三醇乳膏或甲硝唑栓

阴道炎症的中医辨证论治

证型	治法		方药
肝经湿热证	清热利湿	杀虫止痒	龙胆泻肝汤加苦参、百部、蛇床子
湿虫滋生证		解毒杀虫	萆薢渗湿汤加苦参、防风

考点　子宫颈炎症

子宫颈炎症的病因、病理、临床表现、妇科检查、西医治疗

病因	淋病奈瑟菌，沙眼衣原体，大肠埃希菌
病理	急性子宫颈炎，慢性子宫颈炎（慢性子宫颈管黏膜炎、子宫颈息肉、子宫颈肥大）
临床表现	急性子宫颈炎：白带多、脓性，外阴瘙痒、灼热感
	慢性子宫颈炎：白带多、乳白色、黏液状、夹血丝，腰骶部疼痛
妇科检查	急性子宫颈炎：宫颈充血、水肿、触痛
	慢性子宫颈炎：宫颈糜烂、肥大或见息肉
西医治疗	针对病原体选用抗生素

子宫颈炎症的中医辨证论治

证型	治法	方药
热毒蕴结证	清热解毒，燥湿止带	止带方＋五味消毒饮
湿热下注证	疏肝清热，利湿止带	龙胆泻肝汤去木通
脾虚湿盛证	健脾益气，升阳除湿	完带汤
肾阳虚损证	温肾助阳，涩精止带	内补丸

考点　盆腔炎性疾病

病因		感染，不洁
病理		盆腔包块
临床表现	症状	腹痛，发热，阴道分泌物增多，呈脓性，臭秽
	体征	阴道充血，穹隆触痛，宫颈充血水肿，举痛
中医辨证论治		热毒炽盛证：清热解毒，凉血化瘀——五味消毒饮合大黄牡丹汤
		湿热瘀结证：清热利湿，化瘀止痛——仙方活命饮加薏苡仁、冬瓜仁

考点 盆腔炎性疾病后遗症

盆腔炎性疾病后遗症的临床表现、妇科检查

临床表现	症状	全身症状（如低热，易感疲乏等）、不孕、异位妊娠、慢性盆腔痛（常在劳累、性交后、排便时及月经前后加剧）、盆腔炎性疾病反复发作等
	体征	①子宫内膜炎：子宫增大、有压痛。②输卵管炎：输卵管增粗、呈条索状，有轻压痛。③输卵管积水或输卵管卵巢囊肿：在盆腔扪及囊性肿块，活动多受限。④盆腔结缔组织炎：子宫常呈后位，活动受限或粘连、固定，子宫片状增厚，压痛，宫骶韧带增粗、变硬，有触痛
辅助检查	分泌物培养、盆腔超声、子宫输卵管造影、腹腔镜检查	

盆腔炎性疾病后遗症的中医辨证论治

证型	治法	方药
湿热瘀结证	清热利湿，化瘀止痛	银甲丸
气滞血瘀证	活血化瘀，理气止痛	膈下逐瘀汤
寒湿凝滞证	祛寒除湿，活血化瘀	少腹逐瘀汤
气虚血瘀证	益气健脾，化瘀散结	理冲汤
肾虚血瘀证	化瘀止痛，补肾益气	温胞饮

第十一单元 月经病

考点 排卵障碍性异常子宫出血

排卵障碍性异常子宫出血的病因、临床表现、西医治疗

病因	中医病因	冲任损伤，不能制约经血，胞宫蓄溢失常	
	西医病因	下丘脑－垂体－卵巢轴功能调节失常	
临床类型	无排卵性异常子宫出血		排卵性异常子宫出血
临床表现	月经周期紊乱、经期长短不一、经量不定甚至大出血		排卵性月经过多、黄体功能不足、子宫内膜不规则脱落、排卵期出血、稀发排卵者表现为月经后期、量少
西医治疗原则	促进排卵		促进黄体功能恢复
西医治疗	止血、调整月经周期、促进排卵、手术		改善黄体功能、治疗子宫内膜不规则脱落、稀发排卵者参照闭经治疗

无排卵性异常子宫出血（崩漏）的中医辨证论治★

证型		证候	治法	方药
血热证	实热证	血色深红或鲜红，质稠，烦热口渴	清热凉血，止血调经	清热固经汤
	虚热证	血色鲜红而质稠，心烦潮热	养阴清热，止血调经	上下相资汤
肾虚证	肾阴虚证	色鲜红，质稠，头晕耳鸣，腰膝酸软或心烦，舌偏红	滋肾益阴，止血调经	左归丸去牛膝合二至丸
	肾阳虚证	色淡质清，畏寒肢冷，面色晦暗，腰腿酸软，小便清长	温肾固冲，止血调经	右归丸去肉桂，加补骨脂、淫羊藿
脾虚证		气短神疲，面色㿠白，四肢不温	补气升阳，止血调经	举元煎合安冲汤加炮姜炭
血瘀证		色紫黑有块，或有小腹不适，舌紫	活血化瘀，止血调经	逐瘀止崩汤

排卵性月经过多（月经过多）的中医辨证论治

证型	证候	治法	方药
气虚证	色淡红质稀，气短懒言，小腹空坠	补气升提，固冲止血	举元煎或安冲汤加升麻
血热证	色红质黏稠，口渴饮冷，溲黄便结	清热凉血，固冲止血	保阴煎加炒地榆
血瘀证	色紫暗，质稠有血块，经行腹痛	活血化瘀，固冲止血	桃红四物汤加三七、茜草、蒲黄

子宫内膜不规则脱落（经期延长）的中医辨证论治

证型	证候	治法	方药
气虚证	神倦嗜卧，气短懒言，小腹空坠	补气摄血，固冲调经	举元煎
血瘀证	经行小腹疼痛拒按，舌紫暗	活血化瘀，固冲调经	桃红四物汤＋失笑散
湿热蕴结证	混杂黏液，带下量多，色黄臭秽	清热利湿，止血调经	固经丸
虚热证	咽干口燥，潮热颧红，手足心热	养阴清热，凉血调经	两地汤＋二至丸

黄体功能不足（月经先期）的中医辨证论治

证型	证候	治法	方药
脾气虚证	神疲肢倦，气短懒言，小腹空坠	健脾益气，固冲调经	补中益气汤
肾气虚证	腰酸腿软，头晕耳鸣，小便频数	补肾益气，固冲调经	固阴煎
阴虚血热证	颧赤唇红，手足心热，咽干口燥	养阴清热，固冲调经	两地汤

续表

证型	证候	治法	方药
阳盛血热证	心胸烦闷，渴喜冷饮，便结面赤	清热降火，凉血调经	清经散
肝郁血热证	经前乳房胀痛，烦躁易怒，口苦咽干	疏肝解郁，清热调经	丹栀逍遥散

排卵期出血（经间期出血）的中医辨证论治

证型	证候	治法	方药
肾阴虚证	头晕腰酸，手足心热	滋肾养阴，固冲止血	加减一阴煎
湿热证	带下量多色黄或赤白带下，质黏腻、有臭气	清热除湿，凉血止血	清肝止淋汤
脾气虚证	神疲肢倦，气短懒气，食少腹胀	健脾益气，固冲摄血	归脾汤
血瘀证	血色紫暗有块，小腹疼痛拒按	活血化瘀，理血归经	逐瘀止血汤

稀发排卵（月经后期、月经过少）的中医辨证论治

证型	证候	治法	方药
肾气虚证	腰酸腿软，头晕耳鸣，小便频数，面色晦暗或有暗斑	补肾益气，养血调经	大补元煎
血虚证	头晕眼花，心悸失眠，皮肤不润，面色苍白或萎黄	补血益气调经	人参养荣汤

续表

证型	证候	治法	方药
血寒证	经色紫暗有块，小腹冷痛，得热痛减，畏寒肢冷	温经散寒，活血调经	温经汤
痰湿证	经色淡，质黏，头晕体胖，心悸气短，脘闷恶心，带下量多	燥湿化痰，活血调经	苍附导痰丸

考点　闭经

证型	证候	治法	方药
肾气亏损证	腰腿酸软，头晕耳鸣，倦怠乏力	补肾益气，养血调经	加减苁蓉菟丝子丸加淫羊藿、紫河车
气血虚弱证	神疲肢倦，头晕眼花，心悸气短	益气健脾，养血调经	人参养荣汤
阴虚血燥证	五心烦热，颧红唇干，骨蒸劳热	养阴清热，养血调经	加减一阴煎加丹参、黄精、女贞子、香附
气滞血瘀证	精神抑郁，烦躁易怒，嗳气叹息	行气活血，祛瘀通经	血府逐瘀汤
寒凝血瘀证	冷痛拒按，形寒肢冷，面色青白	温经散寒，活血通经	温经汤

续表

证型	证候	治法	方药
痰湿阻滞证	胸闷呕恶，倦怠嗜睡，面浮肢肿	燥湿化痰，活血通经	丹溪治湿痰方或苍附导痰丸+佛手散
肝肾阴虚证	头晕耳鸣，腰腿酸软，两目干涩，面色少华	滋补肝肾，养血调经	育阴汤去海螵蛸、牡蛎加当归、菟丝子

考点　痛经

证型	证候	治法	方药
气滞血瘀证	胀痛拒按，经行不畅	理气活血，逐瘀止痛	膈下逐瘀汤加蒲黄
寒凝血瘀证	冷痛拒按，畏寒肢冷	温经散寒，化瘀止痛	少腹逐瘀汤加乌药、苍术、茯苓
湿热瘀阻证	灼痛，带下量多色黄	清热除湿，化瘀止痛	清热调血汤加蒲公英、薏苡仁
气血虚弱证	神疲乏力，心悸失眠	补气养血，调经止痛	黄芪建中汤加党参、当归
肝肾亏损证	腰膝酸痛，头晕耳鸣	滋肾养肝，调经止痛	调肝汤加桑寄生、肉苁蓉

考点　绝经综合征

证型	证候	治法	方药
肝肾阴虚证	阴部干涩，溲黄便秘	滋养肝肾，育阴潜阳	杞菊地黄丸去泽泻
脾肾阳虚证	腰背冷痛，小便清长	温肾扶阳	右归丸
心肾不交证	心悸怔忡，心烦不宁，多梦易惊	滋阴降火，交通心肾	天王补心丹去人参、朱砂，加太子参、桑椹
肾阴阳两虚证	月经紊乱，乍寒乍热，烘热汗出	滋阴补肾，调补冲任	二仙汤＋二至丸
肾虚肝郁证	头晕耳鸣，乳房胀痛，腰膝酸软	滋肾养阴，疏肝解郁	一贯煎

第十二单元 女性生殖器官肿瘤

考点 子宫肌瘤

临床表现	①月经异常。②下腹包块。③白带增多。④压迫症状。⑤不孕、继发性贫血		
手术指征	①月经过多致继发贫血，药物治疗无效者；②有蒂肌瘤扭转致急性腹痛者；③子宫肌瘤体积大或有膀胱、直肠压迫症状；④仅因肌瘤致不孕或反复流产者；⑤疑有肉瘤变者		
中医辨证论证	证型	治法	方药
	气滞血瘀证	行气活血，化瘀消癥	膈下逐瘀汤
	痰湿瘀阻证	化痰除湿，活血消癥	苍附导痰丸＋桂枝茯苓丸
	湿热瘀阻证	清热利湿，活血消癥	大黄牡丹汤加红藤、败酱草、石见穿、赤芍
	肾虚血瘀证	补肾活血，消癥散结	金匮肾气丸＋桂枝茯苓丸
	气虚血瘀证	益气养血，消癥散结	理冲汤加桂枝、山慈菇、煅龙骨、煅牡蛎

第十三单元 子宫内膜异位症及子宫腺肌病

考点 子宫内膜异位症

临床表现	下腹痛，痛经，不孕，月经失调		
检查	腹腔镜检查为“金标准”		
病机	瘀血阻滞冲任胞宫		
中医辨证论治	气滞血瘀证	理气活血，祛瘀散结	膈下逐瘀汤
	寒凝血瘀证	温经散寒，活血祛瘀	少腹逐瘀汤
	瘀热互结证	清热凉血，活血祛瘀	清热调血汤加红藤、薏苡仁、败酱草
	痰瘀互结证	理气化痰，活血逐瘀	苍附导痰汤 + 桃红四物汤
	气虚血瘀证	益气活血，化瘀散结	理冲汤
	肾虚血瘀证	补肾益气，活血化瘀	归肾丸 + 桃红四物汤

考点　子宫腺肌病

临床表现	经量增多、经期延长，进行性加剧的继发性痛经和不孕
检查	病理诊断是金标准
病机	参见“子宫内膜异位症”
中医辨证论治	参见“子宫内膜异位症”

第十四单元　子宫脱垂

子宫脱垂的分度

	轻型	重型
Ⅰ度	宫颈外口距处女膜缘 <4cm	宫颈外口达处女膜缘
Ⅱ度	宫颈脱于阴道口外，宫体在阴道内	宫颈、部分宫体脱出阴道口
Ⅲ度	宫颈宫体全部脱至阴道口外	

子宫脱垂的中医辨证论治★

病因病机	证型	治法	方药
冲任不固，带脉失约，提摄无力	中气下陷证	补益中气，升阳举陷	补中益气汤加枳壳
	肾气亏虚证	补肾固脱，益气升提	大补元煎加黄芪、升麻、枳壳
	湿热下注证	清热利湿	龙胆泻肝汤＋五味消毒饮

第十五单元　不孕症与辅助生殖技术

不孕症的概念、检查、西医治疗

概念	女性无避孕性生活至少12个月而未孕
检查	①卵巢功能检查：超声检查、激素水平测定、基础体温（BBT）测定；②输卵管通畅检查；③宫腔镜检查；④腹腔镜检查；⑤染色体检查、免疫试验、CT或MRI检查

续表

西医治疗	纠正盆腔器质性病变：①输卵管性不孕：行腹腔镜下输卵管造口术、整形术、吻合术等；②免疫性不孕：应用免疫抑制剂
	诱导排卵：①氯米芬为首选促排卵药；②来曲唑可减低雌激素水平
	不明原因不孕的治疗：对卵巢功能减退和年龄>30 岁的夫妇，可行宫腔内丈夫精液人工授精治疗
	辅助生殖技术：人工授精、体外受精－胚胎移植及其衍生技术等

不孕症的中医辨证论治★

证型	治法	方药
肾气虚弱证	补肾益气，温养冲任	毓麟珠
肾阴虚证	滋阴养血，调冲益精	养精种玉汤＋清骨滋肾汤
肾阳虚证	温肾益气，调补冲任	温肾丸
肝气郁结证	疏肝解郁，养血理脾	开郁种玉汤
痰湿壅阻证	燥湿化痰，调理冲任	启宫丸
瘀滞胞宫证	活血化瘀，调理冲任	少腹逐瘀汤
湿热内蕴证	清热除湿，活血调经	清热调血汤加红藤、败酱草、车前子、薏苡仁

中西医结合妇产科学

第十六单元　计划生育

考点　避孕

避孕方法	工具避孕法	药物避孕法	输卵管绝育术
适应证	已婚育龄妇女	身体健康，愿意避孕，月经正常的育龄妇女	已婚妇女，因病不能生育
禁忌证	妊娠及生殖器官炎症	严重高血压、糖尿病、肝肾疾病及甲亢者，血栓性疾病	①开腹输卵管结扎——感染。 ②经腹腔镜输卵管绝育术——腹腔粘连
并发症	宫内节育器嵌顿		出血，感染，脏器损伤，输卵管再通

第九篇

中西医结合儿科学

第一单元　总论

考点　小儿年龄分期与生长发育

小儿年龄分期

年龄分期	分期标准
胎儿期	受孕～分娩共 40 周，围生期指孕期 28 周至产后 7 天
新生儿期	出生～生后满 28 天
婴儿期	从出生 28 天后到满 1 周岁
幼儿期	1 周岁～3 周岁
学龄前期	3 周岁～7 周岁
学龄期	7 周岁～青春期之前
青春期	女孩自 11～12 周岁到 17～18 周岁，男孩自 13～14 周岁到 18～20 周岁

小儿生长发育★（助理医师不考：视觉、听觉、粗细动作、语言）

年龄	新生儿	新生儿~6个月	7~12个月	12~24个月	>2岁
体重	平均为3kg	出生体重+0.7×月龄	6+0.25×月龄	8+年龄×2	
身长	50cm	第一年内增长最快，约25cm		第二年增长10cm	75+7×年龄
颅骨发育	前囟1~2cm	2~4个月后囟闭合		1~1.5岁前囟闭合	
头围	34cm	1岁46cm		2岁48cm	5岁50cm
乳牙		4~6个月乳牙萌出，2岁以内乳牙数目=月龄-4（或6）			
血压	收缩压=80+2×年龄，舒张压=收缩压×2/3				
视觉	15~20cm清晰	1个月凝视光源；4~5个月认识母亲		1~2岁区别形状	6岁视觉充分发育
听觉	3~7天相当好	3~4个月转向声源	7~9个月确定声源		区别声音
粗动作		3个月抬头；4个月翻身	6个月独坐；8~9个月爬	1岁走；2岁跳；3岁快跑	

续表

细动作	两手紧握拳	3个月有意识握物；3~4个月玩弄手中物体	6~7个月换手捏；9~10个月拇指取物	12~15个月用匙取食、乱涂画	2~3岁用筷；4岁穿衣
语言			1岁会叫妈妈		4岁表达

考点　小儿诊法概要

指诊和切诊

指诊	正常表现：正常小儿指纹大多淡紫隐隐而不显于风关之上
	辨证纲要：浮沉分表里，红紫辨寒热，淡滞定虚实，三关测轻重
切诊	基本脉象：浮、沉、迟、数、有力、无力

考点　小儿治法概要

儿科药物剂量计算方法

	计算方法
小儿中药剂量	新生儿用成人量的1/6，乳婴儿为成人量的1/3，幼儿为成人量的1/2，学龄儿童为成人量的2/3或成人量

考点 小儿体液平衡特点

脱水	轻度	失水量占体重的 5% 以下
	中度	失水量占体重的 5% ~10%
	重度	失水量占体重的 10% 以上
代谢性酸中毒	轻度	症状不明显，常被原发病所掩盖
	中度	呼吸深而有力，唇呈樱桃红色，精神萎靡，嗜睡，恶心，频繁呕吐，心率增快
	重度	心肌收缩无力，心率转慢，心排血量减少，致低血压，心力衰竭和室颤

第二单元 新生儿疾病

考点 新生儿黄疸

临床表现	生理性黄疸	出生后 2 ~3 天出现，4 ~6 天达高峰，10 ~14 天消退
	病理性黄疸	出生后 24 小时内出现，3 周后不消退
中医辨证论治	湿热熏蒸证：清热利湿退黄——茵陈蒿汤加味	
	寒湿阻滞证：温中化湿退黄——茵陈理中汤加味	
	瘀积发黄证：化瘀消积退黄——血府逐瘀汤	

续表

中医辨证论治	变证	胎黄动风证：平肝息风，利湿退黄——羚角钩藤汤
		胎黄虚脱证：大补元气，回阳固脱——参附汤＋生脉散

第三单元　呼吸系统疾病

考点　急性上呼吸道感染

急性上呼吸道感染的类型及其临床表现

分类		临床表现
一般类型		以鼻咽部症状为主：流涕，鼻塞，喷嚏，咳嗽，流泪，声嘶，咽部不适或咽痛
特殊类型	疱疹性咽峡炎	咽腭弓、悬雍垂、软腭/扁桃体上有 2～4mm 的疱疹，周围有红晕，疱疹破溃后形成小溃疡
	咽－结合膜热	发热，咽炎，结合膜炎

急性上呼吸道感染的中医辨证论治

<table>
<tr><th colspan="3">证型</th><th>治法</th><th>方药</th></tr>
<tr><td rowspan="4">主证</td><td colspan="2">风寒感冒</td><td>辛温解表</td><td>荆防败毒散</td></tr>
<tr><td colspan="2">风热感冒</td><td>辛凉解表</td><td>银翘散</td></tr>
<tr><td colspan="2">暑邪感冒</td><td>清暑解表</td><td>新加香薷饮</td></tr>
<tr><td colspan="2">时邪感冒</td><td>清热解毒</td><td>银翘散＋普济消毒饮</td></tr>
<tr><td rowspan="4">兼证</td><td rowspan="2">夹痰</td><td>风寒夹痰</td><td>辛温解表，宣肺化痰</td><td>疏风解表的基础上，加用三拗汤、二陈汤</td></tr>
<tr><td>风热夹痰</td><td>辛凉解表，清肺化痰</td><td>疏风解表的基础上，加用桑菊饮</td></tr>
<tr><td colspan="2">夹滞</td><td>解表兼以消食导滞</td><td>疏风解表的基础上，加用保和丸</td></tr>
<tr><td colspan="2">夹惊</td><td>解表兼以清热镇惊</td><td>疏风解表的基础上，加用镇惊丸；另服小儿回春丹</td></tr>
</table>

考点　肺炎

肺炎的中医辨证论治（常证）

证型	证候	治法	方药
风寒闭肺	恶寒发热，无汗，痰白而稀，指纹浮红	辛温开闭，宣肺止咳	华盖散
风热闭肺	发热恶风，咳嗽气急，高热烦躁，咳喘，气急，喉中痰鸣，面红便干，指纹紫滞	辛凉开闭，清肺止咳	银翘散＋麻杏石甘汤

续表

证型	证候	治法	方药
痰热闭肺	喉间痰鸣，胸闷胀满，泛吐痰涎	清热涤痰，开肺定喘	五虎汤＋葶苈大枣泻肺汤
湿热闭肺	身热不扬，咳痰不爽，大便黏腻	清热祛湿，化痰开闭	甘露消毒丹＋三仁汤
毒热闭肺	涕泪俱无，鼻孔干燥如烟煤	清热解毒，泻肺开闭	黄连解毒汤＋麻杏石甘汤
阴虚肺热	低热盗汗，干咳无痰，面色潮红	养阴清肺，润肺止咳	沙参麦冬汤
肺脾气虚	面白汗出，咳嗽无力，纳差便溏，神疲	补肺健脾，益气化痰	人参五味子汤

肺炎的中医辨证论治（变证）

证型	证候	治法	方药
心阳虚衰证	骤然面色苍白，四肢厥冷，神情淡漠，右胁下出现痞块并渐增大，指纹青紫，可达命关	温补心阳，救逆固脱	参附龙牡救逆汤
邪陷厥阴证	神昏谵语，四肢抽搐，口噤项强，双目上视，指纹青紫，可达命关，透关射甲	平肝息风，清心开窍	羚角钩藤汤＋牛黄清心丸

考点　支气管哮喘

中医病因		①内因：肺、脾、肾三脏不足；②外因：感触外邪
中医病机		外因诱发，触动伏痰，痰阻气道所致
西医发病机制		①免疫因素。②神经、精神和内分泌因素。③遗传学背景。④神经信号通路
诊断		反复发作的喘息、气促、咳嗽，双肺散在弥漫性以呼气相为主的哮鸣音，支气管舒张剂有效
鉴别诊断		毛细支气管炎、喘息性支气管炎、支气管淋巴结结核、支气管异物
急性期发作西医治疗		①面罩或双导管吸氧。② β_2 受体激动剂（吸入治疗）。③糖皮质激素（尽早使用）。④氨茶碱
中医辨证论治	急性发作期	寒性哮喘——温肺散寒，化痰定喘——小青龙汤+三子养亲汤
		热性哮喘——清热化痰，止咳定喘——麻杏石甘汤/定喘汤
	慢性持续期	痰邪恋肺，肺脾气虚证——补虚纳气，化湿除痰——金水六君煎
		痰邪恋肺，肾虚不纳证——降气化痰，补肾纳气——偏上盛，苏子降气汤；偏下虚，射干麻黄汤+都气丸
	临床缓解期	肺脾气虚证——益气固表——人参五味子汤+玉屏风散
		脾肾阳虚证——健脾温肾——金匮肾气丸
		肺肾阴虚证——润肺滋肾——六味地黄丸

考点 反复呼吸道感染

证型	证候	治法	方药
肺脾气虚证	反复外感，少气懒言，厌食，便溏，指纹淡	健脾益气，补肺固表	玉屏风散
营卫失调证	恶风畏寒，平时多汗，面色少华，指纹淡红	扶正固表，调和营卫	黄芪桂枝五物汤
脾肾两虚证	食少纳呆，便溏，鸡胸龟背，腰膝酸软，形寒肢冷	温补肾阳，健脾益气	金匮肾气丸 + 理中丸
肺胃阴虚证	皮肤不润，唇干口渴，盗汗自汗，手足心热	养阴润肺，益气健脾	生脉散 + 沙参麦冬汤

第四单元　循环系统疾病

考点　病毒性心肌炎

病毒性心肌炎的诊断、西医治疗（助理医师不考：西医治疗）

临床诊断依据	①心功能不全、心源性休克/心脑综合征。②心脏扩大。③心电图改变：以R波为主的2个/2个以上的主要导联（Ⅰ、Ⅱ、aVF、V_5）的ST-T改变持续4天以上伴动态变化。④CK-MB↑/心肌肌钙蛋白（cTnI/cTnT）(+)
西医治疗	①卧床休息。②营养心肌药物（辅酶Q10、1,6-二磷酸果糖、维生素C）。③肾上腺皮质激素主要用于心源性休克、致死性心律紊乱等的抢救。④控制心力衰竭（地高辛、毛花苷C）

病毒性心肌炎的中医辨证论治

证型	治法	方药
风热犯心证	清热解毒，宁心复脉	银翘散
湿热侵心证	清热化湿，宁心安神	葛根黄芩黄连汤
气阴两虚证	益气养阴，宁心复脉	炙甘草汤+生脉散
心阳虚弱证	温振心阳，宁心复脉	桂枝甘草龙骨牡蛎汤
痰瘀阻络证	豁痰化瘀，宁心通络	瓜蒌薤白半夏汤+失笑散

第五单元　消化系统疾病

考点　鹅口疮★

	病因	证型	临床表现/证候	治法	方药
西医	白色念珠菌	口腔黏膜满布乳凝块样白膜，如鹅口（雪口）			
中医	胎热内蕴，口腔不洁，感受秽毒	心脾积热（实热）	鲜红较甚，面赤唇红，发热烦躁，多啼口干，便结尿赤	清心泻脾	清热泻脾散
		虚火上炎（虚热）	红晕不著，形体瘦弱，颧红，手足心热，口干不渴	滋阴降火	知柏地黄丸

考点　疱疹性口炎

证型	证候	治法	方药
风热乘脾证	口颊、上腭溃烂，口臭涎多	疏风清热，泻火解毒	银翘散
心火上炎证	舌尖、舌边溃烂，口干欲饮	清心泻火，凉血解毒	泻心导赤散
虚火上炎证	口腔溃烂较少，神疲颧红，口干不渴	滋阴降火，引火归原	六味地黄丸加肉桂

考点　胃炎

胃炎的诊断要点、鉴别诊断

诊断要点	①急性胃炎：无特征性临床表现，依靠病史、体检、临床表现及内镜检查。 ②慢性胃炎：诊断及分类主要根据胃镜下表现和病理组织学检查
鉴别诊断	消化性溃疡、急性胰腺炎、肠蛔虫症、肠痉挛、心理因素所致非特异性腹痛

胃炎的中医辨证论治（助理医师不考）

证型	证候	治法	方药
乳食积滞证	胃脘胀痛，嗳腐吞酸，呕吐，呕吐物多为酸臭乳块/不消化食物	消食消乳，和胃止痛	保和丸（伤食）或消乳丸（伤乳）
寒邪犯胃证	胃脘冷痛，喜温喜按，纳少便溏	温散寒邪，和胃止痛	香苏散+良附丸
湿热中阻证	胃脘灼痛拒按，头身重着	清热化湿，理气止痛	黄连温胆汤
肝气犯胃证	胃脘胀痛连胁，胸闷嗳气	疏肝理气，和胃止痛	柴胡疏肝散
脾胃虚寒证	胃脘隐痛绵绵，喜温喜按	温中健脾，益气和胃	黄芪建中汤
胃阴不足证	胃脘隐隐灼痛，口燥咽干	养阴益胃，和中止痛	益胃汤

考点 小儿腹泻

小儿腹泻的临床表现、西医治疗

临床表现	①胃肠道症状：便次增多，黄色水样或蛋花样，有少量黏液。②重型腹泻，还有脱水征（小便短少、高热烦渴、神疲痿软、皮肤干瘪、囟门凹陷）、电解质紊乱和全身中毒症状（口唇樱红、呼吸深长、腹胀）
西医治疗	①饮食疗法。②液体疗法。③药物治疗（控制感染、微生态疗法、肠黏膜保护剂）

常见类型肠炎的临床特点

	分类	临床特点
常见类型肠炎	轮状病毒肠炎	起病急，伴发热等上呼吸道感染症状，先呕吐，后腹泻，黄色水样或蛋花样便
	诺如病毒肠炎	急性起病，阵发性腹痛、恶心、呕吐和腹泻为首发症状
	产毒性细菌引起的肠炎	起病较急，轻症大便次数稍增，重症腹泻频繁，量多，伴呕吐，镜检无白细胞
	侵袭性细菌引起的肠炎	急性起病，高热，腹泻频繁，大便黏液状，带脓血，有腥臭味，伴恶心、呕吐、腹痛和里急后重
	出血性大肠杆菌肠炎	大便次数增多，黄色水样便，后转为血水便，有特殊臭味

续表

	分类	临床特点
	抗生素诱发的肠炎	①金黄色葡萄球菌肠炎：大便暗绿色，量多带黏液，少数为血便。②假膜性小肠结肠炎：轻症——大便每日数次，停用抗生素痊愈；重症——腹泻频繁，黄绿色水样便，可有假膜排出。③真菌性肠炎：黄色稀便，泡沫较多，大便镜检有真菌孢子和菌丝

小儿腹泻的中医辨证论治

病因	证型		治法	方药
感受外邪、伤于饮食、脾胃虚弱、脾肾阳虚	常证	湿热泻	清肠解热，化湿止泻	葛根黄芩黄连汤
		风寒泻	疏风散寒，化湿和中	藿香正气散
		伤食泻	运脾和胃，消食化滞	保和丸
		脾虚泻	健脾益气，助运止泻	参苓白术散
		脾肾阳虚泻	温补脾肾，固涩止泻	附子理中汤＋四神丸
	变证	气阴两伤证	益气养阴，酸甘敛阴	人参乌梅汤
		阴竭阳脱证	挽阴回阳，救逆固脱	生脉散＋参附龙牡救逆汤

第六单元　泌尿系统疾病

考点　急性肾小球肾炎

急性肾小球肾炎的临床表现、西医治疗

临床表现	典型表现	①水肿。②血尿。③蛋白尿。④高血压。⑤尿量减少
	严重表现	严重的循环充血：呼吸困难，肺部湿啰音
		高血压脑病：剧烈头痛，恶心呕吐，视力障碍，惊厥昏迷
		急性肾功能不全：尿少、尿闭，暂时性氮质血症，电解质紊乱和代谢性酸中毒
	非典型表现	无症状性急性肾炎：血尿/血补体 C3↓而无临床症状
		肾外症状性急性肾炎：水肿和高血压
		肾病综合征表现的急性肾炎：大量蛋白尿，低蛋白血症，高脂血症，严重水肿
西医治疗	防治感染：有链球菌感染灶者应用青霉素 10～14 天	
	利尿：水肿、尿少、高血压时口服氢氯噻嗪，明显循环充血可用呋塞米	
	降压：利血平	

急性肾小球肾炎的中医辨证论治

	证型	治法	方药
常证	风水相搏证	疏风宣肺，利水消肿	麻黄连翘赤小豆汤 + 五苓散
	湿热内侵证	清热利湿，凉血止血	五味消毒饮 + 小蓟饮子
	阴虚邪恋证	滋阴补肾，兼清余热	知柏地黄丸 + 二至丸
	气虚邪恋证	健脾益气，兼化湿浊	参苓白术散
变证	邪陷心肝证	平肝泻火，清心利水	龙胆泻肝汤 + 羚角钩藤汤
	水凌心肺证	泻肺逐水，温阳扶正	已椒苈黄丸 + 参附汤
	水毒内闭证	通腑泄浊，解毒利尿	温胆汤 + 附子泻心汤

考点 肾病综合征

肾病综合征的临床特点、并发症、西医治疗、中医辨证论治（助理医师不考：并发症）

临床特点	①大量蛋白尿。②低白蛋白血症。③高脂血症。④水肿
并发症	①感染。②电解质紊乱和低血容量。③血栓形成。④肾小管功能障碍。⑤急性肾衰竭
西医治疗	肾上腺皮质激素

<table>
<tr><th colspan="2">证型</th><th>治法</th><th>方药</th></tr>
<tr><td colspan="2">肺脾气虚证</td><td>益气健脾，宣肺利水</td><td>防己黄芪汤＋五苓散</td></tr>
<tr><td colspan="2">脾肾阳虚证</td><td>温肾健脾，化气行水</td><td>偏肾阳虚：真武汤＋黄芪桂枝五物汤；偏脾阳虚：实脾饮</td></tr>
<tr><td colspan="2">肝肾阴虚证</td><td>滋阴补肾，平肝潜阳</td><td>知柏地黄丸</td></tr>
<tr><td colspan="2">气阴两虚证</td><td>益气养阴，化湿清热</td><td>六味地黄丸加黄芪</td></tr>
<tr><td colspan="2">外感风寒证</td><td>辛温宣肺祛风</td><td>麻黄汤</td></tr>
<tr><td colspan="2">外感风热证</td><td>辛凉宣肺祛风</td><td>银翘散</td></tr>
<tr><td colspan="2">水湿证</td><td>补气健脾，利水消肿</td><td>五苓散＋己椒苈黄丸</td></tr>
<tr><td rowspan="3">湿热证</td><td>上焦</td><td>清热解毒燥湿</td><td>五味消毒饮</td></tr>
<tr><td>中焦</td><td>和胃降浊化湿</td><td>甘露消毒丹</td></tr>
<tr><td>下焦</td><td>清热利水渗湿</td><td>八正散</td></tr>
<tr><td colspan="2">血瘀证</td><td>活血化瘀</td><td>桃红四物汤</td></tr>
<tr><td colspan="2">湿浊证</td><td>利湿降浊</td><td>温胆汤</td></tr>
</table>

第七单元　神经系统疾病

考点　病毒性脑炎

病毒性脑炎的病因、临床表现、西医治疗

病因	肠道病毒
临床表现	前驱症状：起病急，上呼吸道感染，胃肠道症状
	神经系统症状：脑膜刺激征（颈强直），颅内压增高，惊厥，意识障碍
西医治疗	对症处理：营养供给，控制高热，控制惊厥
	病因处理：对于单纯性疱疹病毒给予阿昔洛韦
	重症、急性期的病例：肾上腺皮质激素制剂（地塞米松）

病毒性脑膜炎的中医辨证论治

病因病机	证型	治法	方药
外感温热邪毒（疫毒）	痰热壅盛证	泻火涤痰	清瘟败毒饮
	痰蒙清窍证	涤痰开窍	涤痰汤
	痰阻经络证	涤痰通络，活血化瘀	指迷茯苓丸＋桃红四物汤

考点　癫痫

证型	治法	方药
惊痫	镇惊安神	镇惊丸
痰痫	涤痰开窍	涤痰汤
风痫	息风定痫	定痫丸
瘀痫	活血化瘀，通窍息风	通窍活血汤
虚痫	益肾填精	河车八味丸

第八单元　小儿常见心理障碍

考点　抽动障碍、注意缺陷多动障碍

抽动障碍、注意缺陷多动障碍的病因病机、临床表现

	抽动障碍	注意缺陷多动障碍
病因病机	肝风、痰火胶结成疾，病位在肝	先天不足，后天失调，导致阳动有余，阴静不足
临床表现	①多发性抽动。②发声抽动。③秽语症。④模仿他人语言、习惯	①活动过多。②注意力不集中。③情绪不稳、冲动任性。④学习困难

抽动障碍、注意缺陷多动障碍的中医辨证论治

	证型	治法	方药
抽动障碍	肝亢风动证	清肝泻火，息风镇惊	天麻钩藤饮
	痰火扰神证	泻火涤痰，清心安神	黄连温胆汤
	脾虚肝旺证	益气健脾，平肝息风	缓肝理脾汤
	阴虚风动证	滋阴潜阳，柔肝息风	大定风珠
注意缺陷多动障碍	肝肾阴虚证	滋阴潜阳，柔肝息风	杞菊地黄丸
	心脾两虚证	健脾养心，益气安神	归脾汤＋甘麦大枣汤
	痰火内扰证	清热泻火，化痰宁心	黄连温胆汤
	脾虚肝旺证	健脾疏肝，宁心安神	逍遥散

第九单元　造血系统疾病

考点　营养性缺铁性贫血★

营养性缺铁性贫血的临床表现、检查、西医治疗

临床表现	皮肤黏膜苍白，口唇、甲床和睑结膜最为明显，疲乏无力	
	食欲减退/异食癖	
	烦躁不安/精神萎靡，注意力不集中	
检查	血红蛋白↓，外周血红细胞呈小细胞低色素性改变，网织红细胞数正常/轻度减少	
	血清铁↓，总铁结合力↑，运铁蛋白饱和度↓，红细胞原卟啉↑，血清铁蛋白↓	
西医治疗	血红蛋白＜100g/L 的轻度贫血——补铁为主	两者同时补充维生素 C 以促进铁吸收
	血红蛋白＞100g/L 的轻度贫血——食物补充	

营养性缺铁性贫血的中医辨证论治

证型	治法	方药
脾胃虚弱证	健运脾胃，益气养血	六君子汤
心脾两虚证	补脾养心，益气生血	归脾汤
肝肾阴虚证	滋养肝肾，益精生血	左归丸
脾肾阳虚证	温补脾肾，益精养血	右归丸

考点　免疫性血小板减少症

临床表现	突然起病，皮肤、黏膜自发性出血，针点样出血点、瘀点
检查	①血小板 $<100\times10^9$/L，急性期 $<20\times10^9$/L。②骨髓巨核细胞增多/正常
中医辨证论治	①风热伤络证：疏风清热，凉血止血——银翘散。②血热伤络证：清热解毒，凉血止血——犀角地黄汤。③气不摄血证：益气健脾，摄血养血——归脾汤。④阴虚火旺证：滋阴清热，凉血宁络——大补阴丸＋茜根散。⑤瘀血阻络证：活血化瘀，养血补血——桃红四物汤

第十单元　内分泌疾病

考点　性早熟

证型	治法	方药
阴虚火旺证	清肝滋肾，解郁泻火	知柏地黄丸＋大补阴丸
肝经郁热证	疏肝解郁，清利湿热	丹栀逍遥散
痰湿壅滞证	健脾燥湿，化痰散结	知柏地黄丸＋二陈汤

考点　儿童期糖尿病（助理医师不考）

西医诊断	①空腹血糖≥7.0mmol/L。②随机血糖≥11.1mmol/L。③糖耐量试验中120分钟血糖≥11.1mmol/L，符合上述任何一条即可诊断糖尿病。儿童1型糖尿病一旦出现临床症状、尿糖阳性、空腹血糖达7.0mmol/L以上和随机血糖在11.1mmol/L以上，一般不做口服葡萄糖耐量试验（OGTT），即可确诊

续表

中医辨证论治	肺热津伤证——清热润肺，生津止渴——玉女煎
	胃燥津伤证——清胃泻热，养阴保津——白虎加人参汤＋增液汤
	肾阴亏损证——滋阴补肾，生津清热——六味地黄丸
	阴阳两虚证——育阴温阳，阴阳双补——金匮肾气丸

第十一单元　免疫系统疾病

考点　过敏性紫癜

病因	素体正气亏虚，外感风热时邪及饮食不当等
病位	心、肺、脾
病机	邪热入血，迫血妄行，血不循经，热盛伤络
临床表现	反复出现皮肤紫癜（首发症状），多见于四肢及臀部，呈对称性分布
	脐周、下腹绞痛伴呕吐
	多发性大关节肿痛
	血尿和蛋白尿，为紫癜性肾炎
	中枢神经系统病变（潜在危险）：颅内出血，惊厥，昏迷，失语

过敏性紫癜的中医辨证论治

证型	治法	方药
风热伤络证	疏风清热，凉血止血	银翘散
血热妄行证	清热解毒，凉血化斑	犀角地黄汤
湿热痹阻证	清热利湿，通络止痛	四妙丸
阴虚火旺证	滋阴清热，凉血化瘀	大补阴丸
气虚血瘀证	补中益气，化瘀止血	补中益气汤

第十二单元　营养性疾病

考点　蛋白质-能量营养不良

病因	原发性	供给不足，喂养不当，不良饮食习惯
	继发性	消化吸收障碍和需要量增加

续表

证型		治法	方药
疳证	疳气证	和脾健运	资生健脾丸
	疳积证	消积理脾	肥儿丸
	干疳证	补益气血	八珍汤
兼证	眼疳证	养血柔肝，滋阴明目	石斛夜光丸
	口疳证	清心泻火，滋阴生津	泻心导赤散
	疳肿胀证	健脾扶阳，利水消肿	防己黄芪汤 + 五苓散

考点 维生素 D 缺乏性佝偻病

维生素 D 缺乏性佝偻病的分期及其临床表现

分期	临床表现
初期	神经兴奋性增高：激惹，烦躁，睡眠不安，易惊，夜啼，多汗，枕秃
激期	骨骼改变，X 线显示骨骺端钙化带消失，呈杯口状、毛刷状，血清钙磷↓
恢复期	各症状体征减轻、消失
后遗症期	表现正常，少数重症者残留不同程度的畸形

维生素 D 缺乏性佝偻病的中医辨证论治

证型	治法	方药
肺脾气虚证	健脾益气，补肺固表	人参五味子汤
脾虚肝旺证	培土抑木，镇惊安神	益脾镇惊散
脾肾亏虚	健脾补肾，填精补髓	补肾地黄丸
肾虚骨弱证	补肾填精，强筋壮骨	补天大造丸

第十三单元　感染性疾病

考点　麻疹、风疹、幼儿急疹、猩红热

麻疹、风疹、幼儿急疹、猩红热的临床表现和检查★

病名	麻疹	风疹	幼儿急疹	猩红热
初期表现	发热，咳嗽，流涕，泪水汪汪	发热，咳嗽，流涕，咽痛	突然高热，一般情况好	发热，咽喉红肿化脓疼痛
体征	口腔麻疹黏膜斑	无	无	环口苍白圈，杨梅舌

续表

病名	麻疹	风疹	幼儿急疹	猩红热
出疹与发热	发热3~4天出疹，出疹时发热更高	发热1~2天出疹	发热3~4天出疹，热退疹出	发热数小时~1天出疹，出疹时高热
出疹表现	玫瑰色斑丘疹，耳后发际→额面、颈部→躯干→四肢	淡红色斑丘疹，头面部→躯干→四肢	红色斑丘疹，发疹无顺序，以躯干面部为主	细小红色丘疹，全身皮肤呈弥漫性红色，压之褪色
退疹表现	棕色色素斑，糠麸样脱屑	无色素沉着，无脱屑或有细小脱屑	无脱屑及色素沉着斑	无色素沉着，大片脱皮
血常规	白细胞总数↓，淋巴细胞↑			白细胞↑

麻疹、风疹、幼儿急疹、猩红热的中医辨证论治

病名	分类	证型	治法	方药
麻疹	顺证	邪犯肺卫证（初热期）	辛凉透表，清宣肺卫	宣毒发表汤
麻疹	顺证	邪入肺胃证（见形期）	清热解毒，透疹达邪	清解透表汤
麻疹	顺证	阴津耗伤证（收没期）	养阴生津，清解余邪	沙参麦冬汤
麻疹	逆证	邪毒闭肺证	宣肺开闭，清热解毒	麻杏石甘汤
麻疹	逆证	麻毒攻喉证	清热解毒，利咽消肿	清咽下痰汤
麻疹	逆证	邪陷心肝证	清热解毒，息风开窍	羚角钩藤汤
风疹		邪郁肺卫证	疏风清热透疹	银翘散
风疹		邪入气营证	清气凉营解毒	透疹凉解汤
幼儿急疹		邪郁肺卫证	辛凉解表	银翘散
幼儿急疹		热透肌肤证	清热透疹	化斑解毒汤
猩红热		邪侵肺卫证	辛凉宣透，清热利咽	解肌透痧汤
猩红热		毒炽气营证	清气凉营，泻火解毒	凉营清气汤
猩红热		疹后伤阴证	养阴生津，清热润喉	沙参麦冬汤

考点 水痘

病名		水痘
临床表现	典型水痘	周身可见疱疹，以躯干部为主。疱疹内含水液，周围有红晕，伴瘙痒
	重症水痘	高热及全身中毒症状严重，皮疹呈离心分布，继发感染者呈坏疽型
	先天性水痘	易发生弥漫性水痘感染，呈出血性表现
辨证论治	邪郁肺卫证：疏风清热，解毒利湿——银翘散	
	毒炽气营证：清气凉营，化湿解毒——清胃解毒汤	

考点 手足口病★

临床表现	发热，头痛，咳嗽，流涕，口痛，纳差，恶心，泄泻，口腔及手足部疱疹呈离心性分布	
辨证论治	常证	邪犯肺脾证：宣肺解表，清热化湿——甘露消毒丹
		湿热蒸盛证：清热凉营，解毒祛湿——清瘟败毒饮
		心脾积热证：清热泻脾，泻火解毒——清热泻脾散＋导赤散
		正虚邪恋证：益气健脾，养阴生津——生脉散
	变证	邪陷心肝证：凉营解毒，息风开窍——清瘟败毒饮＋羚角钩藤汤
		邪伤心肺证：泻肺逐水，温阳扶正——己椒苈黄丸＋参附汤

考点　流行性腮腺炎

<table>
<tr><td colspan="2">病机</td><td>邪犯少阳，热毒蕴结，郁滞少阳，凝结于耳下腮部</td></tr>
<tr><td colspan="2">临床表现</td><td>一侧腮腺先肿，2～4天后累及对侧。腮腺肿胀以耳垂为中心向前、后、下发展，边缘不清，有弹性感及触痛，表面不红，张口、咀嚼困难</td></tr>
<tr><td rowspan="4">中医辨证论治</td><td rowspan="2">常证</td><td>邪犯少阳证：和解少阳，散结消肿——柴胡葛根汤</td></tr>
<tr><td>热毒蕴结证：清热解毒，软坚散结——普济消毒饮</td></tr>
<tr><td rowspan="2">变证</td><td>邪陷心肝证：清热解毒，息风开窍——清瘟败毒饮</td></tr>
<tr><td>毒窜睾腹证：清肝泻火，活血止痛——龙胆泻肝汤</td></tr>
</table>

第十四单元　寄生虫病

考点　蛔虫病

<table>
<tr><td rowspan="2">感染途径</td><td>传染源——蛔虫病患者</td></tr>
<tr><td>传播途径——蛔虫卵可以经口而被吞入胃内</td></tr>
</table>

续表

临床表现	幼虫移行引起的症状：蛔虫卵移至肺、脑、肝
	成虫引起的症状：脐周腹痛，不剧烈，喜按揉
	并发症：胆道蛔虫症
辨证论治	蛔虫证：驱蛔杀虫，调理脾胃——使君子散
	蛔厥证：安蛔定痛，继以驱虫——乌梅丸
	虫瘕证：通腑散结，驱蛔下虫——驱蛔承气汤

考点　蛲虫病（助理医师不考：辨证论治）

感染途径	传染源——蛲虫患者；传播途径——蛲虫卵经吞食或空气吸入，幼虫经肛门入肠内逆行感染
临床表现	①1/3 的蛲虫感染者无症状；②肛周和会阴皮肤剧烈瘙痒，睡眠不安，局部皮肤发生皮炎和继发感染，并伴有全身症状
辨证论治	虫扰魄门证：杀虫止痒，内外兼治——驱蛲汤
	湿热内蕴证：杀虫止痒，清热除湿——追虫丸（《普济方》）
	脾虚虫扰证：杀虫止痒，运脾养胃——驱虫粉（验方）+参苓白术散

第十五单元 小儿危重症的处理

考点 心搏呼吸骤停与心肺复苏术

心搏呼吸骤停临床表现	①突然昏迷：可有一过性抽搐。②大动脉搏动消失。③心音消失/心跳过缓。④瞳孔扩大。⑤呼吸停止或严重呼吸困难。⑥心电图表现心搏徐缓，室性心动过速，心室纤颤，心室停搏。⑦眼底血管血流缓慢或停滞，血细胞聚集呈点彩样改变
心肺复苏步骤	胸部按压（C）：胸骨中下1/3处，按压与人工呼吸频率30∶2（单人施救）
	开放气道（A）：头部后仰
	建立呼吸（B）：人工呼吸
	药物治疗（D）：肾上腺素（首选）

第十六单元　中医相关病证

考点　慢性咳嗽

证型	证候	治法	方药
风伏肺络证	干咳为主，遇冷空气或活动后加重	疏风通窍，宣肺止咳	三拗汤＋苍耳子散
痰湿郁肺证	痰多色白，胸闷纳呆，大便溏薄	燥湿化痰，肃肺止咳	二陈汤＋三子养亲汤
痰热蕴肺证	痰稠色黄难咯，大便干结	清肺化痰，肃肺止咳	清金化痰汤
肝火犯肺证	咽痒阵咳，胸胁胀痛，烦躁易怒	清肝泻肺，润肺止咳	泻青丸＋泻白散
食火犯肺	咯黄痰，恶心呕吐，脘腹饱胀，大便干	消食导滞，化痰止咳	保和丸＋二陈汤
肺脾气虚证	咳声无力，面白神疲，纳少便溏	健脾益气，补肺固表	异功散＋玉屏风散
肺阴亏虚证	无痰/痰少黏，口渴咽干，手足心热	养阴清热，润肺止咳	沙参麦冬汤

考点　腹痛

病因病机	证型	治法	方药
脏腑功能失调，气血阻滞	腹部中寒证	温中散寒，理气止痛	养脏散
	乳食积滞证	消食导滞，行气止痛	香砂平胃散
	胃肠结热证	通腑泄热，行气止痛	小承气汤
	脾胃虚寒证	温中理脾，缓急止痛	小建中汤+理中丸
	气滞血瘀证	活血化瘀，行气止痛	少腹逐瘀汤

考点　积滞、厌食

	证型	治法	方药
积滞	乳食内积证	消乳化食，和中导滞	乳积者：消乳丸；食积者：保和丸
	脾虚夹积证	健脾助运，消食化滞	健脾丸
厌食	脾失健运证	调和脾胃，运脾开胃	不换金正气散
	脾胃气虚证	健脾益气，佐以助运	异功散加味
	脾胃阴虚证	滋脾养胃，佐以助运	养胃增液汤

考点　便秘

中医病因病机	病因：饮食、情志因素，燥热内结，气血不足等。病机：大肠传导功能失常
中医辨证论治	乳食积滞证——消积导滞，清热和中——乳积者：消乳丸；食积者：保和丸
	燥热内结证——清腑泄热，润肠通便——麻子仁丸
	气机郁滞证——疏肝理气，导滞通便——六磨汤
	气虚不运证——健脾益气，润肠通便——黄芪汤
	血虚肠燥证——滋阴养血，润肠通便——润肠丸

考点　尿血

中医病因病机	病因为感受外邪、饮食所伤、禀赋不足、脏腑虚损。病机为热伤血络，或气不摄血，导致血溢脉外，随尿排出
中医辨证论治	风热伤络证——疏风散邪，清热凉血——连翘败毒散
	下焦湿热证——清热利湿，凉血止血——小蓟饮子
	脾不统血证——补中健脾，益气摄血——归脾汤
	脾肾两虚证——健脾固肾——济生肾气丸
	阴虚火旺证——滋阴清热，凉血止血——知柏地黄丸

考点　急惊风

急惊风的诊断要点、西医急救处理

诊断要点	①有明显的原发疾病。②发热、四肢抽搐、颈项强直、角弓反张、神志昏迷。③中枢神经系统感染——神经系统检查病理反射（+）
西医急救处理	①一般处理：平卧，头侧位，解开衣领，清除口、鼻、咽分泌物和呕吐物。②抗惊厥药物：首选地西泮

急惊风的中医辨证论治

惊风八候	证型	治法	方药
搐、搦、颤、掣、反、引、窜、视	风热动风证	疏风清热，息风定惊	银翘散
	温热疫毒，邪陷心肝证	平肝息风，清心开窍	羚角钩藤汤＋紫雪丹
	温热疫毒，气营两燔证	清气凉营，息风开窍	清瘟败毒饮
	湿热疫毒证	清热化湿，解毒息风	黄连解毒汤＋白头翁汤
	暴受惊恐证	镇惊安神，平肝息风	琥珀抱龙丸

第十篇

针灸学

第一单元　经络系统

考点　十二经脉

十二经脉的体表分布规律

十二经脉	四肢	分布
三阴经	上肢	太阴在前，厥阴在中，少阴在后
	下肢	内踝上 8 寸以下：厥阴在前，太阴在中，少阴在后
		内踝上 8 寸以上：太阴在前，厥阴在中，少阴在后
三阳经	上肢、下肢	阳明在前，少阳在中，太阳在后

十二经脉的循行走向、交接规律、气血循环流注★

分类	循行走向	交接规律	气血循环流注（歌诀）
记忆点	手三阴从胸走手	阳经与阴经（互为表里）在手足末端相交	肺大胃脾心小肠，膀肾包焦胆肝肺
	手三阳从手走头	阳经与阳经（同名经）在头面部相交	
	足三阳从头走足	相互衔接的阴经与阴经在胸中相交	
	足三阴从足走腹		

考点 奇经八脉

分类	基本功能
任脉	总任一身之阴经，称“阴脉之海”，与女子妊娠有关，有“任主胞胎”之说
督脉	总督一身之阳经，称“阳脉之海”，与脑、脊髓、肾又有密切联系
冲脉	调节十二经气血，称“十二经脉之海”，又称“血海”，同妇女的月经有关
带脉	约束纵行的诸脉，主司带下，固护胞胎
阴跷脉、阳跷脉	濡养眼目、司眼睑开合和下肢运动
阴维脉、阳维脉	阴维脉的功能是“维络诸阴”；阳维脉的功能是“维络诸阳”

第二单元 腧穴的主治特点和规律

考点 主治特点

主治特点	治疗	规律
近治作用	局部及邻近组织器官	腧穴所在，主治所在
远治作用	远隔部位的组织器官	经脉所过，主治所及
特殊作用	①双向的良性调整作用。②相对特异的治疗	

第三单元　特定穴★

考点　五输穴（助理医师不考）

五输穴概述

分布	肘膝关节以下
分类	所出为井，所溜为荥，所注为输，所行为经，所入为合
属性	阴井木，阳井金
主病	井主心下满，荥主身热，输主体重节痛，经主喘咳寒热，合主逆气而泄
治疗	春刺井，夏刺荥，季夏刺输，秋刺经，冬刺合

考点　原穴、络穴（助理医师不考）

原穴、络穴概述

	原穴（阴经之输并于原）	络穴
分布	腕踝关节附近	肘膝关节以下
作用	诊断和治疗疾病	加强表里两经联系

十二原穴和十五络穴

经脉	原穴	络穴	经脉	原穴	络穴
手太阴肺经	太渊	列缺	手阳明大肠经	合谷	偏历
手厥阴心包经	大陵	内关	手少阳三焦经	阳池	外关
手少阴心经	神门	通里	手太阳小肠经	腕骨	支正
足太阴脾经	太白	公孙	足阳明胃经	冲阳	丰隆
足厥阴肝经	太冲	蠡沟	足少阳胆经	丘墟	光明
足少阴肾经	太溪	大钟	足太阳膀胱经	京骨	飞扬
任脉		鸠尾	督脉		长强
脾之大络		大包			

考点　背俞穴、募穴

五脏	背俞穴	募穴	六腑	背俞穴	募穴
肺	肺俞	中府	大肠	大肠俞	天枢
心	心俞	巨阙	小肠	小肠俞	关元
心包	厥阴俞	膻中	三焦	三焦俞	石门
脾	脾俞	章门	胃	胃俞	中脘

续表

五脏	背俞穴	募穴	六腑	背俞穴	募穴
肾	肾俞	京门	膀胱	膀胱俞	中极
肝	肝俞	期门	胆	胆俞	日月

考点　八脉交会穴

八脉交会穴	所通八脉	八脉交会穴	所通八脉
公孙	冲脉	内关	阴维脉
外关	阳维脉	足临泣	带脉
后溪	督脉	申脉	阳跷脉
列缺	任脉	照海	阴跷脉

考点　八会穴

八会	穴名	八会	穴名
气会	膻中	脏会	章门
血会	膈俞	腑会	中脘
脉会	太渊	骨会	大杼
筋会	阳陵泉	髓会	悬钟

考点 郄穴（助理医师不考）

阴经	郄穴	阳经	郄穴
手太阴肺经	孔最	手阳明大肠经	温溜
手厥阴心包经	郄门	手少阳三焦经	会宗
手少阴心经	阴郄	手太阳小肠经	养老
足太阴脾经	地机	足阳明胃经	梁丘
足厥阴肝经	中都	足少阳胆经	外丘
足少阴肾经	水泉	足太阳膀胱经	金门
阴维脉	筑宾	阳维脉	阳交
阴跷脉	交信	阳跷脉	跗阳

考点 下合穴（助理医师不考）

六腑	下合穴	六腑	下合穴
大肠	上巨虚	胃	足三里
小肠	下巨虚	膀胱	委中
三焦	委阳	胆	阳陵泉

第四单元 腧穴的定位方法

骨度分寸定位法★

部位	起止点	折量寸	说明
头面部	前发际正中至后发际正中	12	用于确定头部腧穴的纵向距离
	眉间（印堂）至前发际正中	3	用于确定前发际及其头部腧穴的纵向距离
	第7颈椎棘突下（大椎）至后发际正中	3	用于确定后发际及其头部腧穴的纵向距离
	两额角发际（头维）之间	9	用于确定头前部腧穴的横向距离
	耳后两乳突（完骨）之间	9	用于确定头后部腧穴的横向距离
胸腹胁部	胸骨上窝（天突）至剑突尖	9	用于确定胸部任脉穴的纵向距离
	剑突尖至脐中	8	用于确定上腹部腧穴的纵向距离
	两肩胛骨喙突内侧缘之间	12	用于确定胸部腧穴的横向距离
	两乳头之间	8	用于确定胸腹部腧穴的横向距离

续表

部位	起止点	折量寸	说明
背腰部	肩胛骨内侧缘至后正中线	3	用于确定背腰部腧穴的横向距离
上肢部	腋前纹头至肘横纹（平尺骨鹰嘴）	9	用于确定上臂前侧及其内侧部腧穴的纵向距离
	腋后纹头至肘横纹（平尺骨鹰嘴）	9	用于确定上臂外侧及其后侧部腧穴的纵向距离
	肘横纹（平尺骨鹰嘴）至腕掌（背）侧远端横纹	12	用于确定前臂部腧穴的纵向距离

续表

部位	起止点	折量寸	说明
下肢部	耻骨联合上缘至髌底	18	用于确定大腿部前部及其内侧部腧穴的纵向距离
	髌底至髌尖	2	
	髌尖（平膝中）至内踝尖	15	用于确定小腿内侧部腧穴的纵向距离
	胫骨内侧髁下方（阴陵泉）至内踝尖	13	用于确定小腿内侧部腧穴的纵向距离
	股骨大转子至腘横纹（平髌尖）	19	用于确定大腿部前外侧部腧穴的纵向距离
	臀沟至腘横纹	14	用于确定大腿后部腧穴的纵向距离
	腘横纹（平髌尖）至外踝尖	16	用于确定小腿外侧部及其后侧部腧穴的纵向距离
	内踝尖至足底	3	用于确定足内侧部腧穴的纵向距离

第五单元 十四经腧穴、奇穴

考点 手太阴肺经腧穴

穴位	主治		定位
尺泽	①肺系实热性病证（鼻衄、咯血、咳嗽气喘、咽喉肿痛）。②肘臂挛痛	急性吐泻，小儿惊风	肘横纹上，肱二头肌桡侧缘凹陷中
列缺	肺系疾患（咳嗽、气喘、咽痛）	头面疾患，手腕痛	腕掌侧远端横纹上 1.5 寸，拇短伸肌腱和拇长展肌腱之间，拇长展肌腱沟的凹陷中
太渊		无脉症，腕臂痛	桡骨茎突与舟状骨之间，拇长展肌腱尺侧凹陷中
鱼际	肺系热性病证	掌中热，小儿疳积	第 1 掌骨桡侧中点赤白肉际处
少商		高热，昏迷，癫狂，指肿，麻木	拇指末节桡侧，指甲根角侧上方 0.1 寸

考点　手阳明大肠经腧穴（助理医师不考：手三里）

穴位	主治	定位
合谷	①五官疾病（头痛，目赤肿痛，鼻衄，齿痛，口眼㖞斜、耳聋）②热病 。③上肢疼痛。④发热恶寒外感。⑤经闭、滞产。⑥针麻	手背，第 2 掌骨桡侧的中点
手三里	①上肢病证。②腹痛腹泻。③咽肿齿痛	阳溪和曲池连线，肘横纹下 2 寸
曲池	①上肢病证。②腹痛腹泻。③咽肿齿痛；①热病眩晕。②皮外科（湿疹）。③癫狂	尺泽与肱骨外上髁连线中点凹陷
肩髃	肩、上肢病证，瘾疹，瘰疬	肩峰外侧缘前端与肱骨大结节两骨间凹陷中
迎香	鼻病，口歪，胆道蛔虫症	鼻翼外缘中点旁，鼻唇沟中

考点 手厥阴心包经腧穴（助理医师不考：郄门）

穴位	主治		定位
曲泽	心胸病证	胃痛呕吐，热病中暑	肱二头肌腱的尺侧凹陷
郄门		热性出血证，疔疮癫痫	腕掌侧远端横纹上5寸
内关	心与神志疾患，胃痛呕吐，肘臂挛痛，中风头痛		腕掌侧远端横纹上2寸
劳宫	急症（中风、昏迷、中暑），心与神志疾患，口疮口臭，鹅掌风		握拳，中指尖下

考点 手太阳小肠经腧穴

穴位	主治		定位
少泽	乳痈、乳少，热病昏迷，头面五官病		小指末节尺侧，指甲根上0.1寸
后溪	肩肘腰背痛	盗汗，疟疾	手内侧，第5掌指关节尺侧近端赤白肉际凹陷中
养老		目视不明	腕背横纹上1寸，尺骨头桡侧凹陷
天宗	肩胛疼痛，乳痈，气喘		肩胛冈中点与肩胛下角连线上1/3与下2/3交点凹陷中
听宫	齿痛，耳鸣，耳聋，癫、狂、痫		耳屏正中与下颌髁状突之间的凹陷

考点 手少阳三焦经腧穴

<table>
<tr><th>穴位</th><th colspan="2">主治</th><th>定位</th></tr>
<tr><td>中渚</td><td colspan="2">五官病证，消渴，肩腕痛，疟疾</td><td>第 4 掌指关节近端凹陷</td></tr>
<tr><td>外关</td><td rowspan="2">热病，耳鸣耳聋，胁肋痛，瘰疬</td><td>上肢不遂</td><td>腕背横纹上 2 寸</td></tr>
<tr><td>支沟</td><td>便秘</td><td>腕背横纹上 3 寸</td></tr>
<tr><td>肩髎</td><td colspan="2">肩臂不遂，风疹</td><td>肩峰角与肱骨大结节两骨凹陷</td></tr>
<tr><td>翳风</td><td colspan="2">耳聋耳鸣，口眼歪斜，牙闭颊肿</td><td>耳垂后方，乳突下端前方凹陷处</td></tr>
<tr><td>丝竹空</td><td colspan="2">头痛，目赤肿痛，齿痛，癫痫</td><td>眉梢凹陷处</td></tr>
</table>

考点 手少阴心经腧穴（助理医师不考：少海、阴郄）

<table>
<tr><th>穴位</th><th colspan="2">主治</th><th colspan="2">定位</th></tr>
<tr><td>少海</td><td colspan="2">心病，上肢病证，瘰疬，癔病，头项痛</td><td colspan="2">平肘横纹，肱骨内上髁前缘</td></tr>
<tr><td>通里</td><td rowspan="2">心病</td><td>舌强不语，腕臂痛</td><td>腕掌侧远端横纹上 1 寸</td><td rowspan="2">尺侧腕屈肌腱桡侧</td></tr>
<tr><td>阴郄</td><td>骨蒸盗汗，吐血衄血</td><td>腕掌侧远端横纹上 0.5 寸</td></tr>
<tr><td>神门</td><td rowspan="2">心与神志病证</td><td>高血压，胸胁痛</td><td colspan="2">腕掌侧远端横纹尺侧端</td></tr>
<tr><td>少冲</td><td>热病，目赤，胸胁痛</td><td colspan="2">小指末节桡侧，指甲根上 0.1 寸</td></tr>
</table>

考点 足少阴肾经腧穴（助理医师不考：复溜）

<table>
<tr><th>穴位</th><th colspan="3">主治</th><th>定位</th></tr>
<tr><td>涌泉</td><td rowspan="2">肺系病证</td><td rowspan="2">妇科疾病,男科疾病</td><td>急症、神志病证，奔豚，足心热</td><td>足心最凹陷处</td></tr>
<tr><td>太溪</td><td>五官热性病证，消渴，腰脊足踝痛、下肢厥冷</td><td>内踝尖与跟腱之间凹陷处</td></tr>
<tr><td>照海</td><td colspan="3">五官热性病证，精神神志病证</td><td>内踝尖下1寸，内踝下缘边际凹陷</td></tr>
<tr><td>复溜</td><td colspan="3">胃肠疾患，水肿汗证，下肢瘫痪，腰脊强痛</td><td>内踝尖上2寸，跟腱前缘</td></tr>
</table>

考点 足太阴脾经腧穴

<table>
<tr><th>穴位</th><th>一般主治</th><th>特殊主治</th><th>定位</th></tr>
<tr><td>隐白</td><td>脾胃病证</td><td>妇科病，出血证，癫狂多梦，惊风</td><td>大趾末节内侧，趾甲根后0.1寸</td></tr>
<tr><td>公孙</td><td>脾胃肠病证</td><td>心烦失眠，狂证，奔豚</td><td>第1跖骨基底部前下方赤白肉际</td></tr>
<tr><td>三阴交</td><td rowspan="2">脾胃病证，妇科病证，下肢痿痹</td><td>①不孕、滞产。②心悸失眠。③阴虚诸证。④湿疹、荨麻疹。⑤遗精、遗尿</td><td>内踝尖上3寸，胫骨后缘</td></tr>
<tr><td>阴陵泉</td><td>小便不利，水肿，黄疸，遗精，遗尿</td><td>胫骨内侧髁下缘与胫骨内侧缘之间的凹陷</td></tr>
<tr><td>血海</td><td>妇科病</td><td>①湿疹、丹毒。②膝内侧痛</td><td>髌底内侧端上2寸，股内肌隆起处</td></tr>
</table>

考点　足厥阴肝经腧穴（助理医师不考：行间）

<table>
<tr><th>穴位</th><th colspan="2">主治</th><th>定位</th></tr>
<tr><td>大敦</td><td rowspan="2">妇科病证，男科病证，泌尿病证</td><td>癫痫</td><td>足大趾末节外侧，趾甲根后0.1寸</td></tr>
<tr><td>行间</td><td>肝经风热证，胸胁满痛</td><td>第1、2趾间，趾蹼后赤白肉际</td></tr>
<tr><td>太冲</td><td colspan="2">妇科病证，男科病证，下肢痿痹，肝经风热证，肝胃病证</td><td>第1、2跖骨，跖骨底结合部前方凹陷</td></tr>
<tr><td>期门</td><td colspan="2">肝胃病证，奔豚，乳痈</td><td>胸部，第6肋间隙，前正中线旁开4寸</td></tr>
</table>

考点　足阳明胃经腧穴

<table>
<tr><th>穴位</th><th colspan="2">主治</th><th colspan="2">定位</th></tr>
<tr><td>地仓</td><td rowspan="3">面口病证（口歪、齿痛、牙关不利、颊肿）</td><td></td><td colspan="2">口角旁0.4寸</td></tr>
<tr><td>颊车</td><td></td><td colspan="2">下颌角前上方一横指</td></tr>
<tr><td>下关</td><td>耳聋耳鸣</td><td colspan="2">颧弓下缘中央与下颌切迹之间凹陷处</td></tr>
<tr><td>天枢</td><td rowspan="2">月经不调，痛经</td><td>便秘、泄泻等脾胃肠病证</td><td rowspan="2">前正中线旁开2寸</td><td>横平脐中</td></tr>
<tr><td>归来</td><td>小腹胀痛，疝气</td><td>脐中下4寸</td></tr>
</table>

续表

穴位	主治		定位	
足三里	胃肠病证，下肢痿痹	神志疾病，乳痈、肠痈，强壮保健	犊鼻下3寸	犊鼻与解溪连线上
上巨虚			犊鼻下6寸	
条口		转筋，肩臂痛	犊鼻下8寸	
丰隆		头痛、眩晕、癫狂，咳嗽、痰多等痰饮病证	外踝尖上8寸，胫骨前肌外缘	
内庭	五官病，热病	胃病，足背肿痛	第2、3趾间，趾蹼缘后方赤白肉际处	

考点　足太阳膀胱经腧穴

足太阳膀胱经腧穴（一）★

穴位	主治			定位
睛明	目疾	急性腰扭伤	心悸、怔忡	目内眦内上方眶内凹陷
攒竹			眉棱骨痛，呃逆	眉头凹陷

续表

穴位	主治		定位	
肺俞	肺疾	阴虚病证，皮肤病	T_3 棘突下	后正中线旁开 1.5 寸
心俞		心与神志病证，盗汗遗精	T_5 棘突下	
膈俞	上逆之证，血证，阴虚病证，皮肤病		T_7 棘突下	
肝俞	肝胆病证，目疾，癫狂痫，脊背痛		T_9 棘突下	
脾俞	胃肠疾患，多食消瘦，背痛		T_{11} 棘突下	
肾俞	腰痛腹泻	头晕耳鸣，男科妇科病证	L_2 棘突下	
大肠俞			L_4 棘突下	
次髎	男科病证，妇科病证，小便不利，腰骶痛，下肢痿痹		第 2 骶后孔	

足太阳膀胱经腧穴（二）

穴位	主治		定位
委中	腰腿痛，小便不利，急性吐泻，丹毒疔疮		腘横纹中点
承山	腰腿痛，便秘痔疮，腹痛疝气		腓肠肌两肌腹与肌腱交角
昆仑	头痛目眩，癫、狂、痫，腰腿痛	后头痛，项强，滞产	外踝尖与跟腱之间凹陷
申脉			外踝下缘与跟骨间凹陷
至阴	头痛目痛，胎位不正，滞产，鼻塞鼻衄		足小趾末节外侧，趾甲根角侧后方 0.1 寸

考点 足少阳胆经腧穴（助理医师不考：率谷、风市、足临泣）

<table>
<tr><th>穴位</th><th colspan="2">主治</th><th>定位</th></tr>
<tr><td>率谷</td><td colspan="2">偏头痛，眩晕，小儿急、慢惊风</td><td>在头部，耳尖直上入发际 1.5 寸</td></tr>
<tr><td>阳白</td><td colspan="2">眼睑瞤动，视物模糊，前额痛，眩晕</td><td>眉上 1 寸，瞳孔直上</td></tr>
<tr><td>风池</td><td colspan="2">内风外风，目赤肿痛，鼻衄咽痛</td><td>胸锁乳突肌上端与斜方肌上端间的凹陷</td></tr>
<tr><td>肩井</td><td colspan="2">颈项强痛，难产，乳痈，乳汁不下，瘰疬</td><td>第 7 颈椎棘突下与肩峰最外侧端连线中点</td></tr>
<tr><td>环跳</td><td rowspan="6">下肢痿痹</td><td>风疹</td><td>股骨大转子最凸点与骶管裂孔连线外 1/3 与内 2/3 交点处</td></tr>
<tr><td>风市</td><td>遍身瘙痒</td><td>腘横纹上 9 寸，髂胫束后缘</td></tr>
<tr><td>阳陵泉</td><td>黄疸胁痛，吞酸口苦，小儿惊风</td><td>腓骨小头前下凹陷</td></tr>
<tr><td>悬钟</td><td>痴呆中风，项强胁痛，脚气</td><td>外踝尖上 3 寸，腓骨前缘</td></tr>
<tr><td>丘墟</td><td>偏头痛，疟疾，胸胁胀痛</td><td>外踝前下方，趾长伸肌腱外侧凹陷</td></tr>
<tr><td>足临泣</td><td colspan="2">偏头痛，月经不调，乳痈，瘰疬，疟疾</td><td>第 4、5 跖骨底结合部的前方，第 5 趾长伸肌腱外侧凹陷</td></tr>
</table>

考点　督脉腧穴（助理医师不考：神庭）

<table>
<tr><th>穴位</th><th colspan="2">主治</th><th colspan="2">定位</th></tr>
<tr><td>腰阳关</td><td colspan="2">腰脊痛，下肢痿痹，妇科病证，男科病证</td><td>L_4 棘突下</td><td rowspan="3">后正中线</td></tr>
<tr><td>大椎</td><td rowspan="2">项脊痛，神志病证</td><td>身热外感，骨蒸潮热，风疹痤疮</td><td>C_7 棘突下</td></tr>
<tr><td>哑门</td><td>舌强不语</td><td>C_2 棘突上</td></tr>
<tr><td>百会</td><td colspan="2">头面病证，神志病证，痴呆健忘，中风失语，下陷性病证</td><td colspan="2">前发际正中直上 5 寸</td></tr>
<tr><td>神庭</td><td colspan="2">癫狂痫、不寐、惊悸等神志病，头痛、眩晕、目赤、目翳、鼻渊、鼻衄等头面五官病证</td><td colspan="2">在头部，前发际正中直上 0.5 寸</td></tr>
<tr><td>水沟</td><td colspan="2">急危重症，神志病证，鼻口病证，闪挫腰痛，风水面肿</td><td colspan="2">人中沟上 1/3 与中 1/3 交点处</td></tr>
<tr><td>印堂</td><td colspan="2">痴呆健忘，头痛眩晕，鼻病，小儿惊风，产后血晕，子痫</td><td colspan="2">两眉内侧中间的凹陷中</td></tr>
</table>

考点　任脉腧穴（助理医师不考：承浆）

<table>
<tr><th>穴位</th><th colspan="2">主治</th><th colspan="2">定位</th></tr>
<tr><td>中极</td><td rowspan="3">妇科病证，男科、泌尿系病证</td><td></td><td>脐下 4 寸</td><td rowspan="7">前正中线上</td></tr>
<tr><td>关元</td><td rowspan="2">元气虚损病证，肠腑病证，保健灸常用穴</td><td>脐下 3 寸</td></tr>
<tr><td>气海</td><td>脐下 1.5 寸</td></tr>
<tr><td>神阙</td><td colspan="2">元阳暴脱，肠腑病证，水肿，小便不利；保健灸常用穴</td><td>脐中央</td></tr>
<tr><td>中脘</td><td colspan="2">腹痛，腹胀，呕吐，胃痛，黄疸，癫狂，脏躁，失眠，哮喘</td><td>脐上 4 寸</td></tr>
<tr><td>膻中</td><td colspan="2">①胸中气机不畅（咳喘，闷痛，呃逆）。②乳少，乳痈，乳癖</td><td>第 4 肋间隙</td></tr>
<tr><td>廉泉</td><td colspan="2">①咽喉口舌病证（中风失语，吞咽困难，口舌生疮）</td><td>舌骨上凹陷</td></tr>
<tr><td>承浆</td><td colspan="2">①口面部病证（口㖞流涎）。②暴喑。③癫狂</td><td colspan="2">颏唇沟正中凹陷处</td></tr>
</table>

考点　奇穴（助理医师不考：十七椎、阑尾）

穴位	主治	定位
太阳	①头痛。②目疾。③面瘫面痛	眉梢与目外眦之间，向后约 1 横指凹陷

续表

<table>
<tr><th colspan="2">穴位</th><th colspan="2">主治</th><th colspan="2">定位</th></tr>
<tr><td rowspan="3">夹脊</td><td>上胸部</td><td colspan="2">心肺、上肢病证</td><td rowspan="3">正中线旁 0.5 寸</td><td rowspan="3">$T_{1\sim5}$棘突下，一侧 17 穴</td></tr>
<tr><td>下胸部</td><td colspan="2">胃肠病证</td></tr>
<tr><td>腰部</td><td colspan="2">腰腹、下肢病证</td></tr>
<tr><td colspan="2">十七椎</td><td colspan="2">①腰腿痛，下肢瘫痪。②崩漏，痛经，月经不调。③小便不利</td><td colspan="2">在腰区，第 5 腰椎棘突下凹陷中</td></tr>
<tr><td colspan="2">外劳宫</td><td colspan="2">①落枕。②手臂肿痛。③脐风</td><td>手背</td><td>2、3 掌骨间，掌指关节后 0.5 寸</td></tr>
<tr><td colspan="2">十宣</td><td colspan="2">①昏迷癫痫。②高热咽痛。③手指麻木</td><td>手指</td><td>十指尖端，距指甲游离缘 0.1 寸，左右共 10 穴</td></tr>
<tr><td colspan="2">内膝眼</td><td colspan="2">①膝痛腿痛。②脚气</td><td colspan="2">屈膝，髌韧带内侧凹陷的中央</td></tr>
<tr><td colspan="2">胆囊</td><td>急慢性胆囊炎</td><td rowspan="2">下肢痿痹</td><td colspan="2">腓骨小头直下 2 寸</td></tr>
<tr><td colspan="2">阑尾</td><td>①急慢性阑尾炎。②消化不良</td><td colspan="2">髌韧带外侧凹陷下 5 寸，胫骨前缘旁一横指</td></tr>
</table>

第六单元 毫针刺法

考点 针刺准备

体位	适用部位
仰卧位	头、面、胸、腹部和上、下肢
侧卧位	身体侧面少阳经和上、下肢
俯卧位	头、项、脊背、腰骶部和下肢背侧及上肢
仰靠坐位	前头、颜面和颈前
俯伏坐位	后头和项、背部
侧伏坐位	头部的一侧、面颊及耳前后

考点 进针方法

进针方法	适用的针具/适用部位
指切进针法	短针
夹持进针法	长针
舒张进针法	皮肤松弛部位
提捏进针法	皮肉浅薄部位，如印堂穴

考点　针刺角度

分类	概念	应用
直刺	针身与皮肤呈 90°	人体大部分
斜刺	针身与皮肤呈 45°	肌肉浅薄处或深部有重要脏器
平刺	针身与皮肤呈 15°	皮薄肉少部位

考点　针刺补泻（助理医师不考：疾徐补泻、迎随补泻、呼吸补泻、开阖补泻）

补泻手法	补法	泻法
捻转补泻	捻转角度小，用力轻，频率慢，操作时间短，结合拇指向前用力重，向后用力轻	捻转角度大，用力重，频率快，操作时间长，结合拇指向后用力重，向前用力轻
疾徐补泻	徐入疾出	疾入徐出
提插补泻	先浅后深，重插轻提，提插幅度小，频率慢，操作时间短	先深后浅，轻插重提，提插幅度大，频率快，操作时间长
迎随补泻	顺经为补	逆经为泻
呼吸补泻	呼气时进针，吸气时出针	吸气时进针，呼气时出针
开阖补泻	出针后迅速揉按针孔	出针时摇大针孔而不立即揉按
平补平泻	进针得气后均匀地提插、捻转后即可出针	

第七单元　灸法

考点　间接灸

间接灸分类	功效	主治
隔姜灸	温胃止呕，散寒止痛	因寒而致的呕吐、腹痛以及风寒痹痛
隔蒜灸	清热，解毒，杀虫	肿疮疡初起，瘰疬，肺痨
隔盐灸	回阳，救逆，固脱	伤寒阴证，吐泻并作，中风脱证
隔附子饼灸	温肾壮阳	命门火衰而致的阳痿、早泄或疮疡久溃不敛

第八单元　内科病证的针灸治疗

考点　头痛★

治法	调和气血，通络止痛	
主穴	百会、风池、阿是穴、合谷	
配穴	太阳头痛	天柱、后溪、昆仑
	阳明头痛	阳白、内庭
	少阳头痛	率谷、外关、足临泣
	厥阴头痛	四神聪、太冲、内关
	风寒头痛	风门、列缺
	风热头痛	曲池、大椎
	风湿头痛	头维、阴陵泉
	肝阳头痛	太溪、太冲
	痰浊头痛	中脘、丰隆
	瘀血头痛	血海、膈俞
	血虚头痛	脾俞、足三里
	肾精不足	肾俞、太溪、三阴交

考点　面痛

治法	疏通经络，祛风止痛	
主穴	四白、下关、地仓、合谷、太冲、内庭	
配穴	眼部疼痛	丝竹空、外关、阳白
	上颌支痛	迎香、颧髎
	下颌支痛	承浆、颊车、翳风
	外感风寒	风池、列缺
	外感风热	曲池、外关
	气血瘀滞	内关、三阴交
	肝胃郁热	行间、内庭
	阴虚阳亢	风池、太溪

考点　坐骨神经痛

治法	通经止痛
主穴	足太阳经：腰夹脊、阿是穴、秩边、委中、承山、昆仑 足少阳经：腰夹脊、阿是穴、环跳、阳陵泉、悬钟、丘墟

续表

配穴	寒湿证	命门、腰阳关
	血瘀证	血海、阿是穴
	气血不足证	足三里、三阴交

考点　面瘫★

治法	祛风通络，疏调经筋	
主穴	攒竹、阳白、四白、颧髎、颊车、地仓、翳风、合谷、太冲	
配穴	风寒外袭	风池、风府
	风热侵袭	外关、关冲
	气血不足	足三里、气海
	眼睑闭合不全	鱼腰、申脉
	鼻唇沟变浅	迎香
	人中沟歪斜	水沟
	颏唇沟歪斜	承浆
	乳突部疼痛	翳风
	舌麻、味觉减退	廉泉、足三里
	听觉过敏	听宫、中渚

针灸学

考点 中风★

中风中经络、中脏腑的治法和主穴

	中风——中经络	中风——中脏腑	
治法	疏通经络，醒脑调神	闭证：平肝息风，醒脑开窍	脱证：回阳固脱
主穴	水沟、内关、三阴交、极泉、尺泽、委中	水沟、十二井、太冲、丰隆、劳宫	关元、神阙

中风——中经络的配穴

配穴	肝阳暴亢：太冲、太溪	上肢不遂：肩髃、曲池、手三里、合谷	口角歪斜：地仓、颊车、合谷、太冲
	风痰阻络：丰隆、风池	下肢不遂：环跳、足三里、风市、阳陵泉、悬钟、太冲	语言謇涩：廉泉、通里、哑门

续表

配穴	痰热腑实：曲池、内庭、丰隆	肢体拘挛	肘部：曲泽	吞咽困难：廉泉、金津、玉液
			腕部：大陵	
	气虚血瘀：气海、血海、足三里		膝部：曲泉	
			踝部：太溪	
			足内翻：丘墟透照海	
	阴虚风动：太溪、风池		足外翻：太溪、中封	
			足下垂：解溪	

考点　眩晕

	实证	虚证
治法	平肝潜阳，化痰定眩	益气养血，填精定眩
主穴	百会、风池、太冲、内关	百会、风池、肝俞、肾俞、足三里
配穴	肝阳上亢：行间、侠溪、太溪	气血两虚：气海、脾俞、胃俞
	痰湿中阻：头维、中脘、丰隆	肾精不足：太溪、悬钟、三阴交
	高血压：曲池、足三里	
	颈性眩晕：风府、天柱、颈夹脊	

考点　不寐

治法	舒脑宁心，安神利眠	
主穴	百会、安眠、神门、三阴交、照海、申脉	
配穴	心脾两虚	心俞、脾俞
	心肾不交	太溪、肾俞、心俞
	心胆气虚	心俞、胆俞
	肝火扰神	行间、侠溪
	脾胃不和	足三里、内关
	噩梦多	厉兑、隐白
	头晕	风池、悬钟
	重症不寐	夹脊、四神聪

考点　感冒

治法	祛风解表
主穴	列缺、合谷、风池、大椎、太阳

续表

配穴	风寒感冒	风门、肺俞
	风热感冒	曲池、尺泽
	夹湿	阴陵泉
	夹暑	委中
	体虚感冒	足三里
	咽喉疼痛	少商、商阳
	鼻塞	迎香
	全身酸楚	身柱

考点 哮喘（助理医师不考）

	实证	虚证
治法	祛邪肃肺，化痰平喘	补益肺肾，止哮平喘
主穴	列缺、尺泽、肺俞、中府、定喘	肺俞、肾俞、膏肓、太渊、太溪、定喘、足三里
配穴	风寒外袭：风门、合谷	肺气虚：气海
	痰热阻肺：丰隆、曲池	肾气虚：关元
	喘甚：天突	

考点 胃痛、呕吐（助理医师不考）

	胃痛	呕吐
治法	和胃止痛	和胃理气，降逆止呕
主穴	中脘、内关、足三里	中脘、内关、足三里
配穴	寒邪客胃：胃俞	寒邪客胃：上脘、胃俞
	饮食伤胃：梁门、下脘	饮食停滞：梁门、天枢
	肝气犯胃：期门、太冲	肝气犯胃：期门、太冲
	瘀血停胃：膈俞、三阴交	痰饮内停：丰隆、公孙
	脾胃虚寒：脾俞、胃俞、关元	脾胃虚寒：脾俞、胃俞
	胃阴不足：胃俞、三阴交、内庭	热邪内蕴：合谷、金津、玉液

考点 便秘

治法	理肠通便
主穴	天枢、大肠俞、上巨虚、支沟

续表

配穴	热秘：曲池、内庭	
	气秘：太冲、中脘	
	阴伤津亏：照海、太溪	
	冷秘：神阙、关元	
	虚秘：足三里、脾俞、气海	

考点　腰痛

治法	通经止痛	
主穴	大肠俞、阿是穴、委中	
配穴	督脉病证	后溪
	足太阳经证	申脉
	腰椎病变	腰夹脊
	寒湿腰痛	命门、腰阳关
	瘀血腰痛	膈俞、次髎
	肾虚腰痛	肾俞、太溪

考点 痹证

治法	通络止痛	
主穴	阿是穴、局部经穴	
配穴	行痹	膈俞、血海
	痛痹	肾俞、关元
	着痹	阴陵泉、足三里
	热痹	大椎、曲池

第九单元　妇儿科病证、皮外伤科病证的针灸治疗

考点 月经不调（助理医师不考）

	月经先期	月经后期	月经先后无定期
治法	调理冲任，清热调经	温经散寒，行血调经	调补肝肾，理血调经
主穴	关元、三阴交、血海	气海、三阴交、归来	关元、三阴交、肝俞

续表

配穴	实热：行间；虚热：太溪	寒凝：关元、命门	肝郁：期门、太冲
	气虚：足三里、脾俞	血虚：足三里、血海	肾虚：肾俞、太溪
	月经过多：隐白		脾虚：脾俞、足三里

考点　痛经

	实证	虚证
治法	行气活血，调经止痛	调补气血，温养冲任
取经	任脉、足太阴经	
		足阳明经
主穴	中极、地机、三阴交、次髎、十七椎	关元、足三里、三阴交、次髎、十七椎
配穴	气滞血瘀：太冲、血海	气血虚弱：气海、脾俞
	寒凝血瘀：关元、归来	肾气亏虚：太溪、肾俞

针灸学

考点　崩漏（助理医师不考）

	实证	虚证
主穴	关元、三阴交、隐白	气海、三阴交、肾俞、足三里
配穴	血热：中极、血海	脾虚：百会、脾俞
	血瘀：血海、膈俞	肾虚：肾俞、太溪
	湿热：中极、阴陵泉	
	气郁：膻中、太冲	

考点　遗尿

治法	调理膀胱，温肾健脾	
主穴	关元、中极、膀胱俞、三阴交	
配穴	肾气不足	肾俞、命门、太溪
	脾肺气虚	肺俞、气海、足三里
	肝经郁热	行间、阳陵泉
	夜梦多	百会、神门

考点　落枕

治法	舒经活络，调和气血	
主穴	外劳宫、天柱、阿是穴、后溪、悬钟	
配穴	病在督脉、太阳经	大椎、束骨
	病在少阳经	肩井、外关
	风寒袭络	风池、合谷
	气滞血瘀	内关、合谷
	肩痛	肩髃
	背痛	天宗

第十一篇

诊断学基础

第一单元　症状学

考点　发热

热型与临床意义★

<table>
<tr><th>热型</th><th colspan="2">概念</th><th>临床意义</th></tr>
<tr><td>稽留热</td><td colspan="2">39℃以上，24 小时波动不超过 1℃，达数天或数周</td><td>肺炎链球菌肺炎，伤寒和斑疹伤寒高热期</td></tr>
<tr><td>弛张热</td><td colspan="2">39℃以上，24 小时波动超过 2℃，都在正常水平以上</td><td>败血症，重症肺结核，化脓性炎症</td></tr>
<tr><td>波状热</td><td>逐渐升至 39℃以上</td><td rowspan="2">高热期与无热期各持续数天</td><td>布鲁菌病</td></tr>
<tr><td>回归热</td><td>急骤升至 39℃以上</td><td>回归热、霍奇金淋巴瘤</td></tr>
<tr><td>间歇热</td><td colspan="2">骤升至高峰，高热期持续数小时，间歇期持续数天</td><td>疟疾，急性肾盂肾炎</td></tr>
<tr><td>不规则热</td><td colspan="2">发热的体温曲线无一定规律</td><td>结核病，肺炎，心内膜炎，胸膜炎</td></tr>
</table>

考点　胸痛

胸痛的问诊要点及临床意义

问诊要点	临床表现	临床意义
部位	一侧肋间神经分布区域疼痛	带状疱疹
	第1、2肋软骨疼痛	非化脓性肋软骨炎
	胸骨后、心前区疼痛，牵涉左肩背、左臂内侧	心绞痛，急性心梗
	胸骨后疼痛	食管，膈和纵隔肿瘤
	患侧的腋前线及腋中线疼痛	自发性气胸，急性胸膜炎
性质	剧烈疼痛，伴恐惧、濒死感	心肌梗死
	尖锐刺痛、撕裂痛，呼吸时加重，屏气时消失	干性胸膜炎
	胸部闷痛	原发性肺癌，纵隔肿瘤
	突发剧烈刺痛、绞痛，伴呼吸困难与发绀	肺梗死
诱因、缓解因素	胸痛在体力活动后减轻	心脏神经症
	因深呼吸与咳嗽而加剧	胸膜炎，自发性气胸
伴随症状	咳嗽、咳痰	急慢性支气管炎，肺炎
	咯血	肺结核，肺炎，肺脓肿

考点 腹痛

腹痛的问诊要点及临床意义

问诊要点	临床表现	临床意义
部位	中上腹痛	胃、十二指肠疾病，急性胰腺炎
	右上腹痛	肝、胆疾患
	脐周/上腹痛，数小时后转至右下腹	急性阑尾炎早期
性质与程度	慢性、周期性、节律性中上腹隐痛	消化性溃疡
	胀痛，于呕吐后减轻	幽门梗阻
	剧烈绞痛	胆石症，泌尿道结石，肠梗阻
诱发、加重或缓解因素	①胆囊炎发作前有进油腻食物史。②急性胰腺炎发作前有暴饮暴食、酗酒史。③十二指肠溃疡腹痛发生在空腹，进食或服碱性药后缓解。④胃溃疡疼痛在进食后发作	
伴随症状	寒战，高热	急性化脓性胆管炎，肝脓肿
	血尿	尿路结石
	血便	急性菌痢，肠套叠，绞窄性肠梗阻
	腹胀，呕吐隔日食物	幽门梗阻
	腹胀，呕吐，停止排便排气	肠梗阻

考点 咳嗽与咳痰

咳嗽与咳痰的问诊要点及临床意义

问诊要点	临床表现	临床意义
性质	干性咳嗽	急性咽喉炎，急性支气管炎
时间与节律	突发咳嗽	急性咽喉炎，气管异物
	阵发性咳嗽	支气管肺癌，百日咳
	长期慢性咳嗽、晨咳	慢支，支扩，肺脓肿
	夜咳	左心衰，肺结核
音色	声音嘶哑	声带炎，喉炎，喉癌
	金属调	纵隔肿瘤，支气管癌
	犬吠样	喉头水肿或气管受压
	鸡鸣样	百日咳
痰的性质与量	分层现象	支扩，肺脓肿
	黄绿色	铜绿假单胞菌感染
伴随症状	伴高热、胸痛	肺炎，肺脓肿，脓胸，胸膜炎
	伴呼吸困难	喉头水肿，喉肿瘤，慢性阻塞性肺疾病

考点　咯血

咯血的问诊要点及临床意义

问诊要点	临床表现	临床意义
量及性状	大量咯血（每日超过500mL或一次性咯血量超过100mL）	空洞性肺结核，支扩，肺脓肿
	中等量咯血（每日100～500mL）	二尖瓣狭窄
伴随症状	发热	肺结核，肺炎链球菌肺炎
	脓痰	支扩，肺脓肿

考点　呼吸困难

呼吸困难的临床表现

<table>
<tr><th colspan="2">呼吸困难的分类</th><th>临床表现</th><th>临床意义</th></tr>
<tr><td rowspan="3">肺源性</td><td>吸气性</td><td>吸气费力，“三凹征”，伴干咳与高调吸气性喉鸣</td><td>喉头水肿，支气管肿瘤</td></tr>
<tr><td>呼气性</td><td>呼气费力，呼气时间延长而缓慢，干啰音</td><td>支气管哮喘，慢阻肺</td></tr>
<tr><td>混合性</td><td>吸、呼气都困难，呼吸浅快，病理性呼吸音</td><td>重症肺炎，大块肺梗死</td></tr>
<tr><td rowspan="3">心源性</td><td>劳力性</td><td>体力活动加重</td><td rowspan="3">左心衰竭</td></tr>
<tr><td>端坐呼吸</td><td>平卧时加重</td></tr>
<tr><td>夜间阵发性</td><td>坐起咳喘，面色青紫，呼吸哮鸣音，粉红色痰</td></tr>
<tr><td rowspan="2">中毒性</td><td>代谢性酸中毒</td><td>库斯莫尔呼吸</td><td>尿毒症、糖尿病酮症酸中毒</td></tr>
<tr><td>药物中毒</td><td>潮式呼吸</td><td>吗啡、有机磷杀虫剂中毒等</td></tr>
<tr><td colspan="2">中枢性</td><td>呼吸深慢</td><td>脑出血，颅内压增高</td></tr>
<tr><td colspan="2">精神或心理性</td><td>呼吸浅表、频数，换气过度</td><td>癔症、抑郁症</td></tr>
</table>

考点 呕血与黑便

呕血与黑便的问诊要点及临床意义

问诊要点	临床表现	临床意义
出血量	大便隐血试验（+）	5mL 以上
	黑便	50mL 以上
	呕血	250 ~ 300mL
	头昏眼花，口干乏力	500 ~ 800mL
	周围循环衰竭	800mL 以上
伴随症状	伴慢性、周期性、节律性上腹痛	消化性溃疡
	伴肝掌、腹水	肝硬化
	伴皮肤黏膜出血	血液病，急性传染病
	伴右上腹痛、黄疸、寒战高热	急性梗阻性化脓性胆管炎

诊断学基础

考点　黄疸★

分类	病因	临床表现	实验室检查			
			血清胆红素	尿胆原	尿胆红素	其他
溶血性	各种溶血性贫血	急性：寒战、高热、头痛；慢性：贫血、黄疸、脾大	总胆红素↑	↑	(-)	大便色深
肝细胞性	肝炎，肝硬化，肝癌，钩端螺旋体病	黄疸呈浅黄至深黄，乏力倦怠，食欲缺乏，出血倾向，肝脾大	结合/非结合↑	↑	(+)	转氨酶↑
阻塞性	肝外梗阻性黄疸，肝内胆汁淤积	黄疸深而色暗，皮肤瘙痒，心率减慢	结合↑	↓	(+)	大便灰白色

考点　意识障碍

病因	感染，脑血管疾病，颅脑占位/外伤，癫痫，内分泌与代谢障碍，心血管疾病，中毒	
临床表现	嗜睡	持续睡眠，轻刺激唤醒，反应迟钝，刺激停止后迅速入睡
	昏睡	处于熟睡状态，不易唤醒，强刺激唤醒，答非所问，很快入睡
	昏迷	意识丧失，任何刺激都不能唤醒
	意识模糊	有简单精神活动，定向力障碍
	谵妄	意识模糊、幻觉、谵语，定向力障碍
伴随症状及其意义	伴发热	先发热后意识障碍：脑膜炎、败血症；先意识障碍后发热：脑出血、蛛网膜下腔出血
	伴呼吸缓慢	药物中毒，颅内高压
	伴高血压	脑出血，高血压脑病
	伴脑膜刺激征	脑膜炎，蛛网膜下腔出血
	伴瞳孔异常	散大：酒精中毒，癫痫；缩小：有机磷中毒，脑桥出血

第二单元　检体诊断

考点　基本检查法

常见叩诊音★

叩诊音	生理意义	病理意义
清音	正常肺部	
鼓音	胃泡区，腹部	肺空洞，气胸，气腹
过清音		阻塞性肺气肿
浊音	被肺覆盖的肝脏、心脏	肺组织含气减少
实音	心、肝	大量胸腔积液，肺实变

考点　全身状态检查及临床意义

面容检查

常见面容	临床表现	临床意义
黏液性水肿面容	面色苍白，颜面浮肿，睑厚面宽，毛发稀疏	甲减
二尖瓣面容	双颊暗红，口唇发绀	二尖瓣狭窄，风心病
伤寒面容	无欲状态，表情淡漠，反应迟钝	伤寒，脑炎
苦笑面容	苦笑状，牙关紧闭，面肌痉挛	破伤风
满月面容	面圆如满月，发红，伴胡须、痤疮	①库欣综合征。②长期用肾上腺皮质激素
肢端肥大症面容	头大，耳鼻大，面长唇舌厚，下颌增大前凸，眉弓及两颧隆起	肢端肥大症
面具面容	面部呆板，无表情	帕金森病，脑炎

体位及步态检查

	分类		临床意义
体位检查	被动体位		极度衰弱，意识丧失
	强迫体位	强迫仰卧位	急性腹膜炎
		强迫侧卧位	一侧胸膜炎，胸腔积液
		强迫坐位	心肺功能不全
		辗转体位	胆绞痛，肾绞痛，肠绞痛
		角弓反张	破伤风，小儿脑膜炎
步态检查	蹒跚步态		佝偻病，大骨节病
	醉酒步态		小脑疾病
	共济失调步态		小脑或脊髓后索疾病
	慌张步态		震颤麻痹
	剪刀步态		脑瘫或截瘫
	痉挛性偏瘫步态		脑血管疾病后遗症
	间歇性跛行		闭塞性动脉硬化、高血压动脉硬化

考点 淋巴结检查★

临床表现	临床意义
局部淋巴结肿大	①非特异性淋巴结炎。②淋巴结结核。③转移性淋巴结肿大：腹腔脏器癌肿转移→左锁骨上淋巴结肿大，胸腔脏器癌肿转移→右锁骨上淋巴结肿大
全身浅表淋巴结肿大	①淋巴细胞性白血病。②淋巴瘤。③传染性单核细胞增多症。④系统性红斑狼疮

考点 颈部检查

临床表现		临床意义
颈静脉怒张		右心功能不全，缩窄性心包炎，心包积液
颈动脉搏动明显		主动脉瓣关闭不全，甲亢，高血压，严重贫血
甲状腺肿大	Ⅰ度：能触及，不能看出	单纯性甲状腺肿，甲亢，甲状腺肿瘤
	Ⅱ度：能看到，胸锁乳突肌以内	
	Ⅲ度：超过胸锁乳突肌外缘	
气管	向健侧移位	大量胸腔积液，气胸，纵隔肿瘤
	向患侧移位	肺不张，胸膜粘连

考点　肺和胸膜检查★

肺与胸膜的视诊、触诊、叩诊、听诊

		临床表现	临床意义
视诊		库斯莫尔呼吸：呼吸深大	尿毒症，糖尿病酮症酸中毒
		潮式呼吸：浅慢→深快，深快→浅慢，停止片刻	脑炎，颅内压增高
		间停呼吸：深度相同的呼吸，间隔一段时间	临终极危征象
触诊		一侧胸廓扩张受限	大量胸腔积液、气胸、胸膜增厚、肺不张
		语颤加强	肺实变，压迫性肺不张，浅大肺空洞
		语颤减弱或消失	肺泡含气量增多，支气管阻塞，胸膜粘连
		腋中线 5～7 肋间隙，胸膜摩擦感	胸膜炎
叩诊		浊音与实音	肺组织含气量减少，胸腔积液
		鼓音	胸腔积气，肺大疱，空洞性肺结核
		过清音	阻塞性肺气肿，支气管哮喘发作时
听诊	正常	支气管呼吸音：正常人在喉、胸骨上窝、背部 C_6～T_2 闻及	
		支气管肺泡呼吸音：正常人在胸骨角、肩胛间 $T_{3/4}$、右肺尖闻及	
	病理	肺泡呼吸音增强	进入肺泡的空气↑（运动、发热、甲亢）
		肺泡呼吸音减弱	进入肺泡的空气↓（肋骨软化、支气管炎）

啰音、胸膜摩擦音检查

		听诊特点	临床意义
啰音检查	干啰音	呼气明显，多变，调高	支气管病变
	湿啰音	吸气明显，固定，咳嗽减轻	肺与支气管病变
胸膜摩擦音检查		吸气末、呼气初明显	①胸膜炎症。②胸膜肿瘤。③胸膜干燥

呼吸系统常见疾病的体征★（助理医师不考：阻塞性肺不张）

		肺实变	阻塞性肺气肿	胸腔积液	阻塞性肺不张	气胸
视诊	胸廓	对称	桶状胸	患侧饱满	患侧下陷	患侧饱满
	呼吸动度	患侧减弱/消失	两侧减弱	患侧减弱/消失		
触诊	气管	居中		偏向健侧	偏向患侧	偏向健侧
	语颤加强	√				
	语颤减弱		√	√	√	√

续表

		肺实变	阻塞性肺气肿	胸腔积液	阻塞性肺不张	气胸
叩诊	浊音			√	√	
	实音	√		√	√	
	鼓音					√
	过清音		√			
听诊	肺泡呼吸音	患侧消失	两侧减弱	患侧减弱/消失	患侧消失	患侧减弱/消失
	病理性支气管呼吸音	√		√		

考点　心脏、血管检查

心脏视诊、触诊、叩诊

		临床表现	临床意义
视诊	心尖搏动	左移	右心室增大
		健侧移位	一侧胸腔积液，气胸
		患侧移位	一侧肺不张，胸膜粘连
		强度增加	左心室肥大，甲亢，发热，重症贫血
		强度减弱	心包积液，左侧胸腔积液、气胸，阻塞性肺气肿
		负性心尖搏动	粘连性心包炎，显著右心室肥大
触诊		心脏震颤（猫喘）	器质性心血管疾病
		心包摩擦感	干性心包炎
叩诊		浊音界移向患侧	胸膜增厚粘连，肺不张
		浊音界移向健侧	胸腔积液、积气
		靴形	主动脉瓣关闭不全，高血压性心脏病
		梨形	二尖瓣狭窄
		烧瓶形	心包积液

心律、心音听诊★

		临床表现	临床意义
心律听诊		房颤：心律绝对不规则、S_1强弱不等、脉搏短绌	二尖瓣狭窄，甲亢，冠心病
心音听诊	心音增强	$S_1\uparrow$	发热，甲亢，二尖瓣狭窄
		$A_2\uparrow$	高血压，动脉粥样硬化
		$P_2\uparrow$	肺动脉高压，二尖瓣狭窄，室间隔缺损
	心音减弱	$S_1\downarrow$	心肌炎，心肌病，心肌梗死，二尖瓣关闭不全
		$A_2\downarrow$	低血压，主动脉瓣狭窄和关闭不全
		$P_2\downarrow$	肺动脉瓣狭窄或关闭不全
	奔马律	舒张早期奔马律	心肌功能严重障碍
	开瓣音	二尖瓣开放拍击音	二尖瓣狭窄而瓣膜弹性尚好

收缩期杂音听诊★

	二尖瓣区	主动脉瓣区	肺动脉瓣区	胸骨左缘 3、4 肋间
时期	全收缩期，遮盖 S_1	不遮盖 S_1		
性质	递减型吹风样，粗糙响亮	喷射性/吹风样，粗糙响亮，递增-递减	喷射性，粗糙响亮	粗糙响亮
强度	3/6 级以上		3/6 级以上	3/6 级以上
传导	左腋下/左肩胛下	颈部	四肢背部	心前区
体位	左侧卧位明显			
临床意义	二尖瓣关闭不全、二尖瓣脱垂	主动脉瓣狭窄	先天性肺动脉瓣狭窄	室间隔缺损

舒张期杂音听诊★

	二尖瓣区	主动脉瓣区	肺动脉瓣区
时期	舒张中晚期		
性质	隆隆样杂音，低调局限，递增型	叹气样，递减型	叹气样，柔和，递减型
传导		胸骨下端左侧或心尖部	
体位	左侧卧位明显	坐位呼气末	卧位吸气末
临床意义	二尖瓣狭窄	风湿性主动脉瓣关闭不全	二尖瓣狭窄

循环系统常见疾病的体征★（助理医师不考：二尖瓣关闭不全、主动脉瓣狭窄、主动脉瓣关闭不全、心包积液）

		二尖瓣狭窄	二尖瓣关闭不全	主动脉瓣狭窄	主动脉瓣关闭不全	右心衰竭	心包积液
视诊	心尖搏动	左移	左下	左下	左下		减弱
触诊	震颤	舒张期	收缩期	收缩期	抬举搏动	肝大	肝大
周围血管征				迟脉	水冲脉		奇脉
叩诊	浊音界	梨形	左下扩大	左下扩大	靴形	扩大	烧瓶状

续表

			二尖瓣狭窄	二尖瓣关闭不全	主动脉瓣狭窄	主动脉瓣关闭不全	右心衰竭	心包积液
听诊	心音		S_1亢进	S_1减弱	S_1减弱			心音遥远，心率加快
	杂音	部位	心尖部	心尖部	主动脉瓣区	主动脉瓣第二听诊区	剑突下	
		时期	舒张中晚期	全收缩期	全收缩期	舒张期	舒张早期	
		性质	隆隆样杂音	吹风样粗糙	喷射性粗糙	叹气样	奔马律	
		强度	局限递增	3/6级以上	递增－递减	递减型		
		传导		左腋下、左肩胛下角	颈部			
		体位	左侧卧位			前倾坐位		

腹部常见疾病的体征（助理医师不考：肝硬化门静脉高压、肠梗阻）

	肝硬化门静脉高压	急性腹膜炎	肠梗阻
视诊	肝病面容	急性病容	
	蜘蛛痣，肝掌	强迫仰卧位，腹式呼吸消失	腹部呼吸减弱，肠型及蠕动波
触诊	质硬，脾大，腹水	腹膜刺激征（腹壁紧张＋压痛＋反跳痛）	压痛，绞窄性肠梗阻有腹肌紧张及反跳痛
叩诊	晚期肝浊音区缩小，移动性浊音阳性	肝浊音区缩小，渗出液多时移动性浊音阳性	腹腔有多量渗出液时，可出现移动性浊音
听诊	肠鸣音正常	肠鸣音减弱	①机械性肠梗阻：肠鸣音亢进呈金属调。②麻痹性肠梗阻——肠鸣音减弱

考点　四肢检查

临床表现	临床意义
匙状甲	缺铁性贫血
杵状指	支气管扩张，发绀型先心病

考点 神经系统检查及临床意义

生理及病理反射检查★

检查项目	临床表现	临床意义
浅反射	角膜反射减弱或消失	三叉神经、面神经病变
	腹壁反射消失	昏迷，急性腹膜炎，锥体束病损
	提睾反射消失	第1、2腰椎及锥体束局部病变
深反射	深反射减弱	末梢神经、神经根炎，脊髓灰质炎，脑或脊髓休克状态
病理反射	脑膜刺激征阳性	脑膜炎，蛛网膜下腔出血
	拉塞格征阳性	坐骨神经痛，腰骶神经根炎，腰椎间盘突出

第三单元　实验室诊断

考点　血液的一般检查★

检查项目		正常值		临床意义	
		男性	女性	数值增加	数值减少
血红蛋白(g/L)		130～175	115～150	严重慢性心肺疾病，缺氧，真性红细胞增多症	红细胞生成减少，红细胞破坏或丢失过多
红细胞($\times 10^{12}$/L)		4.3～5.8	3.8～5.1		
白细胞	中性	($3.5 \sim 9.5$) $\times 10^{9}$/L		急性感染，内出血，中毒性痢疾	病毒感染，药物，理化因素
	嗜酸			变态反应，寄生虫，血液病	伤寒，副伤寒
	淋巴			病毒或杆菌感染，血液病	放射线，应用皮质激素
血小板		($125 \sim 350$) $\times 10^{9}$/L		真性红细胞增多症，出血性血小板增多症，白血病	生成障碍，破坏或消耗增多
网织红细胞		($24 \sim 84$) $\times 10^{9}$/L		反映骨髓造血功能	

续表

检查项目	正常值		临床意义	
	男性	女性	数值增加	数值减少
红细胞沉降率（mm/h）	0～15	0～20	炎症，组织损伤及坏死，恶性肿瘤，贫血和高胆固醇血症	
C 反应蛋白	<10mg/L		急性化脓性炎症，菌血症，组织坏死，恶性肿瘤等的早期	

考点 肝脏病实验室检查

检查项目	检查结果	临床意义
血清总胆红素（STB）、结合胆红素（CB）、非结合胆红素（UCB）	STB>17.1μmol/L	可诊断为黄疸
	STB 17.1～34.2μmol/L	隐性黄疸
	STB>34.2μmol/L	显性黄疸
	UCB 增高为主	溶血性黄疸
	三者均增高	肝细胞性黄疸
	CB 增高为主	阻塞性黄疸

诊断学基础

续表

检查项目	检查结果	临床意义
尿胆红素	阳性	肝细胞性黄疸
	强阳性	阻塞性黄疸
	阴性	溶血性黄疸
尿胆原	增高	肝细胞性黄疸
	降低	阻塞性黄疸
	明显增高	溶血性黄疸
ALT/AST	增高	急性病毒性肝炎，肝硬化
碱性磷酸酶	增高	胆道阻塞，肝脏疾病，用于黄疸的鉴别，骨骼疾病
γ-谷氨酰转移酶	增高	胆道阻塞性疾病，肝脏疾病
乳酸脱氢酶	增高	急性心肌梗死，急慢性活动性肝炎、肝癌
抗-HBs（+）	阳性	注射过乙肝疫苗、曾感染过 HBV 和乙肝恢复期
抗-HBc（+）	阳性	肝细胞受乙肝病毒侵害，HBV 在体内持续复制
抗-HBe（+）	阳性	乙肝病毒复制减少，传染性降低

考点　肾功能检查

检查项目	检查结果	临床意义
内生肌酐清除率	正常	80 ~ 120mL/min
	降低	早期肾损害，判断肾小球损害的敏感指标
血肌酐	增高	肾小球滤过功能减退，实质性肾损害
尿素氮	增高	肾血流不足，蛋白分解过多，严重肾病致慢性肾衰，尿路梗阻
β_2 - 微球蛋白	增高	肾小球滤过功能下降
昼夜尿比密试验	夜尿多、比密低	肾小管功能受损

考点　淀粉酶检查及心肌损伤标志物

检查项目	临床意义（↑）	特征
血清淀粉酶	急性胰腺炎	2 ~ 3 小时↑，12 ~ 24 小时达高峰，2 ~ 5 日后恢复正常，超过 5000U/L 即有诊断价值
尿淀粉酶		12 ~ 24 小时↑，3 ~ 10 日后恢复正常
肌酸激酶（CK）	急性心梗（AMI）	3 ~ 8 小时↑，10 ~ 36 小时高峰，3 ~ 4 日后恢复正常
肌钙蛋白 T	急性心梗的确定性标志物，判断微小心肌损伤	
脑钠肽（BNP）	NT - ProBNP > 2000pg/mL，可确定心衰	

诊断学基础

考点 常用生化检查

<table>
<tr><th rowspan="2">检查项目</th><th rowspan="2">正常值
（mmol/L）</th><th colspan="3">临床意义</th></tr>
<tr><th>升高</th><th colspan="2">降低</th></tr>
<tr><td>血钾</td><td>3.5～5.5</td><td>急慢性肾功能不全，肾上腺皮质功能不全</td><td colspan="2">①低钾饮食、禁食。②呕吐，腹泻</td></tr>
<tr><td>血钠</td><td>137～147</td><td>①输注大量高渗盐水。②原发性醛固酮增多症</td><td colspan="2">①幽门梗阻。②利尿激素过多。③经尿、皮肤失钠过多</td></tr>
<tr><td>血钙</td><td>2.20～2.7</td><td>①吸收增加。②溶骨增强</td><td colspan="2">①摄入不足。②成骨增加</td></tr>
<tr><td>空腹血糖</td><td>3.9～6.1</td><td>①诊断糖尿病。②肢端肥大症，皮质醇增多症，甲亢</td><td colspan="2">①肾上腺皮质激素、生长激素缺乏。②肝糖原储存缺乏</td></tr>
<tr><td>血清总胆固醇</td><td><5.18</td><td rowspan="2">①动脉粥样硬化，冠心病。②肾病综合征，糖尿病，甲减</td><td rowspan="2">①甲亢。
②重症肝病</td><td>恶性贫血</td></tr>
<tr><td>血清三酰甘油</td><td><1.7</td><td></td></tr>
</table>

考点　尿液检查

一般性状检查

检查项目	临床表现	临床意义
尿量	尿量 1000～2000mL/24h	正常
	尿量 >2500mL/24h	多尿
	尿量 <400mL/24h	少尿
	尿量 <100mL/24h	无尿
颜色	血尿	泌尿系结石、炎症、结核，凝血障碍
	血红蛋白尿	阵发性睡眠性血红蛋白尿，蚕豆病
	胆红素尿	阻塞性/肝细胞性黄疸
	乳糜尿	丝虫病
	脓尿和菌尿	肾盂肾炎，膀胱炎
气味	烂苹果味	糖尿病酮症酸中毒
	氨味	膀胱炎，慢性尿潴留
尿比重	尿比重增高	急性肾炎，糖尿病，肾病综合征
	尿比重减低	尿崩症，慢性肾炎，慢性肾衰

化学检查、显微镜检查（助理医师不考：菌落计数）

检查项目			临床意义
化学检查	蛋白尿（尿蛋白定性实验阳性/定量试验>150mg/24h）		①肾小球性：肾小球疾病。②肾小管性：肾盂肾炎，间质性肾炎。③混合性：慢性肾炎，糖肾，狼疮肾。④溢出性：多发性骨髓瘤，巨球蛋白血症。⑤组织性：肾脏肾炎
	尿糖		①糖尿病，甲亢，库欣综合征。②精神刺激，颅脑外伤。③慢性肾炎
	尿酮体		糖尿病酮症酸中毒，妊娠呕吐，重症不能进食
显微镜检查	红细胞		镜下血尿>3/HP——急/慢性肾小球肾炎，急性膀胱炎，肾结石
	白、脓细胞		镜下脓尿>5/HP——肾盂肾炎，膀胱炎，尿道炎，肾结核
	管型	透明管型	肾实质病（肾病综合征）
		细胞管型	红细胞管型——急性肾炎，慢性肾炎急性发作，狼疮性肾炎
			白细胞管型——肾盂肾炎，间质性肾炎
		颗粒管型	急、慢性肾炎及肾小球损害
		蜡样管型	慢性肾炎晚期
		脂肪管型	肾病综合征、慢性肾炎急性发作
	菌落计数		尿路感染（$\geqslant 10^5$/mL）

考点　粪便检查（助理医师不考：粪胆原及粪胆素）

检查项目	临床表现	临床意义
一般性状检查	米泔水样	霍乱
	冻状便	肠易激综合征，慢性菌痢
	鲜血便	肠道下段出血
	柏油样	上消化道出血
	灰白色	阻塞性黄疸
	细条状	直肠癌
	绿色便	消化不良
	黏液脓样	痢疾，溃疡性结肠炎，直肠癌
	暗红色果酱样	阿米巴痢疾
显微镜检查	白细胞增多	菌痢，溃疡性结肠炎
	红细胞增多	肠道下段炎症或出血
	巨噬细胞增多	菌痢，溃疡性结肠炎
化学检查	隐血试验阳性（出血量>5mL）	消化性溃疡活动期
	粪胆原及粪胆素	增多——溶血性黄疸；减少——阻塞性黄疸

考点　浆膜腔穿刺液检查

漏出液与渗出液的鉴别

类别	漏出液	渗出液
原因	非炎症所致	炎症，肿瘤，物理化学刺激
外观	淡黄，浆液性	不定，黄色、脓性、血性、乳糜性等
透明度	透明或混浊	混浊
凝固	不自凝	自凝
比重	<1.015	>1.018
黏蛋白定性	(-)	(+)
蛋白质定量	<25g/L	>30g/L
葡萄糖定量	≈血糖	<血糖
乳酸脱氢酶	<200U/L	>200U/L
细胞计数	$<100\times10^6/L$	$>500\times10^6/L$
细胞分类	淋巴细胞为主，无病菌	中性和淋巴为主，有病菌
细菌学检查	(-)	可找到病原菌

第四单元　心电图诊断

考点　常见异常心电图（助理医师不考：血钾异常）

常见病证		心电图表现
心房肥大	左房肥大	P 波增宽，呈双峰型，多见于二尖瓣狭窄，故称“二尖瓣型 P 波”
	右房肥大	P 波高尖，Ⅱ、Ⅲ、aVF 明显，又称“肺型 P 波”
心室肥大	左室肥大	①QRS 波群电压增高、时间延长。②T 波低平、双向。③电轴左偏
	右室肥大	①QRS 波群形态改变。②电轴右偏。③$R_{v1}+S_{v5}>1.05mV$。④V_1R 或 V_3R 导联 ST 段下移 >0.05mV
心肌梗死		缺血性 T 波改变，ST 段抬高，坏死型 Q 波

续表

常见病证		心电图表现
心律失常	房性期前收缩(过早搏动)	提早出现的房性 P′，P′R 间期≥0.12 秒，房性 P′波后有正常的 QRS 波群，代偿间歇不完全
	室性期前收缩	提前出现宽大畸形的 QRS 波，其前无相关的 P 波或 P′波，T 波方向与 QRS 主波方向相反，完全性代偿间歇
	阵发性室上性心动过速	相当于一系列连续出现的房性/交界性期前收缩，QRS 波群形态正常，ST－T 无变化/呈继发性 ST 段下移和 T 波倒置
	室性心动过速	相当于一系列连续的室性期前收缩，频率多在 100～250 次/分，节律可稍不齐，QRS 波宽大畸形，偶有心室夺获或室性融合波
	心房颤动	P 波消失，代以 f 波，RR 间距绝对不匀齐，QRS 波群形态通正常
	房室传导阻滞	一度：PR 间期延长≥0.12 秒，窦性 P 波后均有 QRS 波群
		二度Ⅰ型：P 波规律出现，PR 间期进行性延长，直至 P 波后无 QRS 波群
		二度Ⅱ型：PR 间期恒定，部分 P 波后无 QRS 波群（心室漏搏）
		三度：P 波与 QRS 波完全无关，心房率>心室率，QRS 波群形态正常

常见病证		心电图表现
血钾异常	高血钾	T 波呈“帐篷状”，QRS 波群增宽，R 波降低，S 波加深，PR 及 QT 间期延长，P 波形态逐渐消失，ST 段压低
	低血钾	ST 段压低，T 波低平/倒置，U 波增高 > 0.1mV，T、U 波融合时，QU（QT）间期明显延长

第十二篇

药理学

第一单元　药物作用的基本规律

考点　药物效应动力学

药物的不良反应

分类	概念	举例
副作用	药物在治疗剂量时产生与治疗目的无关的作用	
毒性反应	药物剂量过大、时间过长引起的机体损害性反应	巴比妥类引起呼吸抑制
变态反应	即过敏反应	巴比妥类引起皮疹、发热
后遗效应	停药后血药浓度降至阈浓度以下残存的药理效应	服巴比妥类催眠药后，困倦头晕
继发反应	药物发挥治疗作用所引起的不良后果	长期服用抗生素，肠道菌群失衡
致畸作用	药物影响胚胎正常发育而引起畸胎	
药物依赖性	连用某药物后，产生不可停用的渴求现象	

考点　药物代谢动力学（助理医师不考：半衰期）

药物的吸收	口服给药	首关效应（药物在胃肠道吸收后先经门静脉进入肝脏，被代谢灭活，进入体循环后药量减少）
	舌下给药	吸收面积小，优点是血流丰富，吸收快
	直肠给药	避免刺激上消化道
影响药物分布的因素	血浆蛋白结合率	药物吸收后可不同程度地与血浆蛋白结合
	体内屏障	血脑屏障、胎盘屏障
药物的转化	肝脏转化（主要），其次在肠、肾、肺	
药物的排泄	肾脏、胆汁排泄	
半衰期	血药浓度下降一半所需要的时间	

第二单元　拟胆碱药

分类	常用药	作用	应用	不良反应	
M受体兴奋药	毛果芸香碱	缩瞳、降眼内压、调节痉挛	青光眼，虹膜睫状体炎	M样症状（流涎发汗、恶心呕吐）阿托品可对抗	
		腺体分泌增加	口腔干燥		
抗胆碱酯酶药	新斯的明	兴奋骨骼肌	重症肌无力（兴奋N_2胆碱受体）		胆碱能危象
		收缩平滑肌	①术后腹胀尿潴留。②阵发性室上性心动过速。③肌松药过量的解救		

第三单元 抗胆碱药★

常用药	作用	应用	不良反应	禁忌证
阿托品(阻断M受体)	抑制腺体分泌	全麻给药，盗汗，流涎症	口干，皮肤干燥	前列腺肥大，青光眼
	松弛平滑肌	解除内脏绞痛	排尿困难，便秘	
	扩瞳、升眼压、松睫状肌	眼科应用	视物模糊，扩瞳	
	兴奋心脏、扩血管、兴奋中枢	缓慢型心律失常	心悸，高热，眩晕，中毒	
		感染性休克		
		解救有机磷酸酯类中毒		
山莨菪碱	平滑肌解痉	胃肠绞痛		
	心血管抑制作用	感染中毒性休克		

第四单元 拟肾上腺素药★

<table>
<tr><th>常用药</th><th>对受体的作用</th><th colspan="2">作用</th><th>应用</th></tr>
<tr><td>间羟胺</td><td>兴奋 α 受体，对 β_1 受体作用弱</td><td></td><td rowspan="2">升高血压，收缩血管</td><td>休克早期</td></tr>
<tr><td>肾上腺素</td><td>兴奋 α 和 β 受体</td><td rowspan="2">①加快心率。②舒张支气管平滑肌。③增强代谢</td><td>①过敏性休克（首选）。②延长麻醉时间。③局部出血</td></tr>
<tr><td>异丙肾上腺素</td><td>兴奋 β 受体，使对 β_1、β_2 受体选择性低</td><td>降低血压</td><td>房室传导阻滞</td></tr>
<tr><td>多巴胺</td><td>兴奋 α 和 β_1、多巴胺受体</td><td colspan="2">①加强心肌收缩力，输出量↑。②舒张血管。③增加肾血流，利尿</td><td>①各种休克（尤其是伴有心肌收缩力减弱，尿量减少而血容量已补足）。②急性肾衰竭（与利尿药合用）</td></tr>
</table>

第五单元 抗肾上腺素药

常用药	作用	应用
α受体阻滞剂（酚妥拉明）	①加快心率，增加心排血量。 ②增加胃酸分泌	①外周血管痉挛性疾病。 ②静滴 NA 药液时外漏
β受体阻滞剂（普萘洛尔、美托洛尔）	①减慢心率、减少排血量。 ②收缩支气管平滑肌。 ③抑制肾素释放。 ④抑制交感神经兴奋，抑制甲亢症状。 ⑤降眼压	①窦性心动过速。 ②心绞痛、心肌梗死。 ③高血压。 ④甲亢和甲状腺危象。 ⑤青光眼

第六单元　镇静催眠药

常用药	作用	应用	不良反应
苯二氮䓬类（地西泮）	①抗焦虑	焦虑症	①“宿醉”现象：嗜睡、乏力、头晕。②长期使用有依赖性和戒断症状。③过量中毒用氟马西尼抢救
	②镇静催眠	失眠及术前镇静	
	③抗惊厥癫痫	惊厥和癫痫	
	④中枢性肌松	肌痉挛	

第七单元　抗癫痫药

分类	应用
苯妥英钠	①癫痫大发作首选。②外周神经痛（减轻疼痛，减少发作次数）。③室性心律失常
苯巴比妥	①癫痫大发作及癫痫持续状态。②癫痫局限性和精神运动性发作
卡马西平	①癫痫单纯性部分性发作和大发作的首选药。②神经痛（疗效优于苯妥英钠）
乙琥胺	癫痫小发作首选

续表

分类	应用
丙戊酸钠	强直阵挛性发作效果不及苯妥英钠和卡马西平
地西泮	癫痫持续状态首选
硝西泮	小发作阵挛性发作，幼儿阵挛性发作
氯硝西泮	①广谱抗癫痫药。②小发作疗效比地西泮好。③静注治疗癫痫持续状态。④阵挛性发作

第八单元　抗精神失常药

考点　抗精神分裂症药

常用药	作用	应用	不良反应
氯丙嗪	①抗精神病（Ⅱ型精神病和抑郁症无效）	精神分裂症	①中枢抑制作用、视物模糊、口干、心悸。②锥体外系反应：帕金森病
	②安定作用（易耐受）	躁狂症，神经症	
	③镇吐	顽固性呃逆	
	④调节体温（抑制下丘脑体温调节中枢），与哌替啶、异丙嗪组成“冬眠合剂”	低温麻醉，人工冬眠	

考点 抗抑郁症药

常用药	作用	应用	不良反应
氟西汀	抑制 5 - HT 再摄取	①抑郁症。②强迫症。③贪食症	口干，食欲减退；禁止合用单胺氧化酶抑制剂
丙咪嗪	①提高情绪。②引起阿托品样副作用	内源性、反应性、更年期抑郁症，精神分裂症所致的抑郁症疗效差	由抑郁转为躁狂，剂量大时易发生

第九单元 治疗中枢神经系统退行性疾病药

考点 抗帕金森病药（助理医师不考：苯海索）

常用药	作用	应用
左旋多巴	进入脑组织，在中枢多巴脱羧酶作用下转为DA，补充纹状体中DA的不足，使DA和Ach平衡，降低肌张力	①帕金森病。②肝性脑病（急性肝衰竭所致，左旋多巴在脑内转为DA，进而转为NA，与伪递质竞争）
卡比多巴	外周脱羧酶抑制药，抑制左旋多巴转为多巴胺	左旋多巴辅助药

药理学

续表

常用药	作用	应用
苯海索(安坦)	①阻断中枢胆碱受体而减弱黑质－纹状体通路中Ach的作用。②抗震颤作用。③外周抗胆碱作用	①帕金森病。②改善运动障碍和肌肉强直

考点　治疗阿尔兹海默病药(助理医师不考)

常用药	作用	应用	不良反应
石杉碱甲	属于高选择性、强效、可逆性中枢AchE抑制药。能显著改善衰老性记忆障碍及老年痴呆患者的记忆和认知能力	各型痴呆	恶心、头晕、多汗、腹痛、视物模糊等。严重心动过缓、低血压、心绞痛、哮喘、肠梗阻患者慎用
美金刚	属于非竞争性NMDA受体拮抗药。能改善中度至重度AD患者的认知能力和日常生活能力	中晚期重症AD	轻微眩晕不安、头重、口干等

第十单元　镇痛药

考点　吗啡★

作用	应用	记忆点
①镇痛	疼痛	治疗胆绞痛需加解痉药
②镇静、抑制呼吸	心源性哮喘	呼吸抑制是吗啡急性中毒致死的主因
③缩瞳		吗啡中毒可引起针尖样瞳孔
④催吐		致恶心、呕吐
⑤镇咳（直接抑制中枢）	咳嗽	
⑥兴奋胃肠道平滑肌，抑制肠液分泌；兴奋胆道奥狄括约肌	腹泻	致便秘；诱发或加重胆绞痛
⑦扩张外周血管	心源性哮喘	致体位性低血压
⑧扩张脑血管，颅内压升高		颅脑损伤致颅内压增高者禁用
⑨提高膀胱括约肌张力		致尿潴留、排尿困难
⑩降低分娩子宫张力、收缩频率和幅度，延长产程		分娩止痛、哺乳妇女止痛禁用
⑪大剂量可收缩支气管平滑肌		支气管哮喘、肺心病患者禁用

考点　人工合成镇痛药

常用药	作用	应用
哌替啶（度冷丁）	①镇痛，镇静。②抑制呼吸。③扩张血管。④提高胃肠道张力和减少推进性蠕动，不引起便秘。⑤中枢性止咳作用不明显	①代替吗啡用于镇痛和心源性哮喘的治疗。②麻醉前给药

第十一单元　解热镇痛药

常用药	作用	应用	不良反应
阿司匹林	解热镇痛	感冒发热，头痛，牙痛，神经痛	①胃肠道反应（刺激胃黏膜）。②凝血障碍。③过敏反应。④瑞夷综合征。⑤水杨酸反应
	抗炎	风湿性关节炎、类风湿关节炎	
	抗血栓形成	急性心梗，冠心病的二级预防	

续表

<table>
<tr><th>常用药</th><th>作用</th><th colspan="2">应用</th><th>不良反应</th></tr>
<tr><td>对乙酰氨基酚</td><td>解热镇痛强，抗炎作用弱</td><td colspan="2">轻、中度疼痛，感冒发热</td><td rowspan="3"></td></tr>
<tr><td>布洛芬</td><td>抗炎镇痛强</td><td rowspan="2">风湿性关节炎、类风湿关节炎、骨关节炎</td><td>一般的解热镇痛</td></tr>
<tr><td>塞来昔布</td><td>抑制 COX－2，抑制 PGI_2 合成</td><td>术后疼痛，牙痛，痛经</td></tr>
<tr><td>日夜百服宁</td><td>含有对乙酰氨基酚的复方解热镇痛药</td><td colspan="2">减轻感冒发热、头痛、鼻塞、咳嗽等症状</td><td></td></tr>
</table>

第十二单元 抗组胺药

考点 H_1 受体阻滞药、H_2 受体阻滞药（助理医师不考：H_2 受体阻滞剂）

<table>
<tr><th>分类</th><th>常用制剂</th><th>作用</th><th colspan="2">应用</th></tr>
<tr><td rowspan="5">H_1 受体阻滞药</td><td>氯苯那敏</td><td rowspan="5">①阻断 H_1 受体。
②抑制中枢（镇静催眠）。
③抗胆碱作用。
④防晕作用。
⑤镇痛作用</td><td rowspan="2">皮肤黏膜过敏</td><td rowspan="2"></td></tr>
<tr><td>阿司咪唑（无抑制中枢作用）</td></tr>
<tr><td>苯海拉明</td><td>呕吐</td><td rowspan="2">晕动病，失眠</td></tr>
<tr><td>异丙嗪</td><td></td></tr>
<tr><td>赛庚啶</td><td colspan="2">过敏，偏头痛，支气管哮喘</td></tr>
<tr><td>H_2 受体阻滞药</td><td>西咪替丁、雷尼替丁、法莫替丁、尼扎替丁、罗沙替丁</td><td>①选择性阻滞 H_2 受体。
②抑制胃酸分泌</td><td colspan="2">消化性溃疡</td></tr>
</table>

第十三单元 利尿药、脱水药

考点 利尿药★

常用药	相同作用	不同作用	应用	不良反应
呋塞米	利尿（抑制 NaCl 重吸收）	扩张血管	①严重水肿（肺、脑水肿）。②急慢性肾衰竭。③加速毒物排出。④高钾血症、高钙血症	①水电解质紊乱。②耳毒性。③胃肠道反应。④高尿酸血症
氢氯噻嗪	利尿（抑制远曲小管对 NaCl 重吸收）	①抗利尿。②降压	①轻、中度水肿首选。②高血压。③尿崩症	①低血钾、低血钠。②血糖、血脂、尿酸升高
螺内酯	利尿	排钠保钾	醛固醇增多的顽固性水肿	高血钾，性激素样作用

考点 脱水药（助理医师不考：氨苯蝶啶）

常用药	作用	应用	不良反应
氨苯蝶啶	利尿，排钠保钾	与排钾利尿药合用治疗顽固性水肿	久用高血钾引起叶酸缺乏
甘露醇	利尿，脱水	脑水肿、青光眼	头痛，眩晕，视力模糊。慢性心功能不全、尿闭者禁用

第十四单元 抗高血压药

考点 利尿降压药、肾素-血管紧张素系统抑制药

分类	代表药	降压作用	应用	不良反应
利尿降压药	氢氯噻嗪	排钾利尿降压	轻度高血压，联合用药可防止水钠潴留，尤其适用于伴有心力衰竭的高血压患者	低血钾，高血糖，高血脂，高尿酸；痛风患者和肾功能减退者慎用
肾素-血管紧张素系统抑制药	卡托普利	抑制血管紧张素Ⅰ转化酶，减少AngⅡ形成	高血压，充血性心力衰竭	高血钾，咳嗽，血管神经性水肿
	厄贝沙坦	选择性与AT_1受体结合，阻断AngⅡ引起的血管收缩	各型高血压，也可用于高血压合并糖尿病肾病患者，减轻肾损害	高血钾，头晕，体位性低血压

考点　β受体阻滞药、钙通道阻滞药、α_1受体阻滞药（助理医师不考）

分类	代表药	降压作用	应用	不良反应
β受体阻滞药	美托洛尔	①减少心排血量。②抑制肾素分泌	高血压伴冠心病	①眩晕。②抑郁。③心率过慢、传导阻滞、心衰加重等
钙通道阻滞药	硝苯地平	①抑制细胞外钙离子内流。②选择性松弛血管平滑肌	各型高血压	
α_1受体阻滞药	哌唑嗪	①舒张小动脉和静脉血管平滑肌。②阻断α_1受体	轻、中度高血压伴肾障碍	①首剂现象。②水钠潴留

考点　血管扩张药（助理医师不考）

分类	代表药	降压作用	应用	不良反应
血管扩张药	硝普钠	松弛小动脉和静脉平滑肌，释放 NO	高血压危象，麻醉时控制性降压	头胀痛，面部潮红，恶心呕吐、出汗和心悸等，该药对光敏感

第十五单元　抗心律失常药

抗心律失常药（一）

常用药	作用	应用
普罗帕酮	①降低自律性（抑制 4 相钠离子内流）。②减慢传导速度。③适度延长 ERP 和 APD。④轻度抑制心肌收缩力	适用于室上性、室性期前收缩，室性和室上性心动过速，伴发心动过速和心房颤动的预激综合征

续表

常用药	作用	应用	
利多卡因	①降低自律性。②改变传导速度。③相对延长 ERP	室性心律失常	①急性心梗。②对强心苷中毒所致者有效
美托洛尔	明显抑制窦房结及房室结的自律性、传导性	对儿茶酚胺诱发的室性、室上性心律失常疗效较好	

抗心律失常药（二）（助理医师不考：维拉帕米）

常用药	相同作用	不同作用	应用
胺碘酮	①降低自律性，延长有效不应期。②减慢传导。③扩张血管	阻滞心肌细胞膜钾通道	广谱抗心律失常药
维拉帕米		①阻滞心肌细胞膜钙通道。②抑制心肌收缩力	阵发性室上性心动过速首选药

第十六单元　抗慢性心功能不全药

分类		常用药	作用		应用	不良反应
强心苷类		地高辛	①加强心肌收缩力。②减慢心率。③降低窦房结传导性。④缩短心室 ERP		①治疗 CHF。②房颤、房扑，阵发性室上性心动过速	①强心苷中毒（视觉障碍、低血钾）。②室早、室颤（最严重的毒性反应）。③胃肠道反应（厌食恶心呕吐）。④中枢系统反应（眩晕头痛）
减负荷药	利尿药	氢氯噻嗪	减轻心脏负荷			
	扩血管药	硝酸甘油		扩静脉		
		肼屈嗪		扩动脉		
		硝普钠		扩动静脉		
ACEI、AT_1		卡托普利、厄贝沙坦	①抑制 ACE。②抑制心室重构		治疗 CHF 的一线药	
β 受体阻滞剂		美托洛尔	恢复心肌对儿茶酚胺的敏感性		减少心室重构	
		卡维地洛				

第十七单元 抗心绞痛药

<table>
<tr><th>分类</th><th>常用药</th><th colspan="3">作用</th><th>应用</th><th>不良反应</th></tr>
<tr><td rowspan="3">硝酸酯类</td><td rowspan="3">硝酸甘油</td><td rowspan="9">降低心肌耗氧量</td><td rowspan="9">增加心肌供血</td><td rowspan="3">不加重心衰不诱发哮喘</td><td rowspan="3">①各类型心绞痛，稳定型心绞痛首选。②预防发作宜选单硝酸异山梨酯口服、硝酸甘油贴剂</td><td>血管扩张</td></tr>
<tr><td>大剂量－体位性低血压</td></tr>
<tr><td>超剂量－高铁血红蛋白症</td></tr>
<tr><td rowspan="3">β受体阻滞药</td><td>普萘洛尔</td><td rowspan="3"></td><td rowspan="3">稳定型和不稳定型心绞痛</td><td rowspan="3">变异型心绞痛不宜应用</td></tr>
<tr><td>美托洛尔</td></tr>
<tr><td>阿替洛尔</td></tr>
<tr><td rowspan="3">钙通道阻滞药</td><td>硝苯地平</td><td rowspan="3">减轻钙超载</td><td rowspan="2">变异型心绞痛禁用</td><td rowspan="3"></td></tr>
<tr><td>维拉帕米</td></tr>
<tr><td>地尔硫䓬</td><td>各型心绞痛</td></tr>
</table>

第十八单元　抗动脉粥样硬化药

分类	常用药	作用	应用	不良反应
他汀类调血脂药	洛伐他汀、普伐他汀、辛伐他汀	①调血脂作用。②非调脂作用	用于高胆固醇血症和以胆固醇升高为主的混合性高脂血症。首选治疗：伴胆固醇升高的Ⅱ和Ⅲ型高脂血症，糖尿病和肾病性高脂血症	①强烈肌痛。②肝毒性表现。③胃肠道反应、皮肤潮红、头痛等暂时性反应
	依折麦布	抑制肠道内胆固醇的吸收，降低 TC 和 LDL	主要用于原发性高胆固醇血症，纯合子家族性高胆固醇血症，纯合子谷甾醇血症	
抗氧化药	普罗布考	①抗氧化作用。②调血脂作用	主要与其他调节治疗合用，治疗高胆固醇血症	

第十九单元　血液系统药

考点　抗贫血药

分类	作用	应用
铁制剂	合成血红素	营养不良引起的缺铁性贫血
叶酸	合成 DNA	巨幼红细胞性贫血，改善血象
维生素 B_{12}	促进叶酸合成	恶性贫血、巨幼红细胞性贫血

考点　抗凝血药

分类	作用	应用	不良反应
肝素	抗凝，抗血小板聚集	①血栓栓塞性疾病。②缺血性心脏病。③DIC。④体外抗凝（手术时防止血栓）	①自发性出血。②过敏反应
香豆素	①拮抗维生素 K。②抑制凝血因子的合成	①防止血栓形成与发展。②心梗辅助用药。③术后防止静脉血栓发生	①过量可致自发性出血。②皮肤、软组织坏死。③胃肠道反应

药理学

第二十单元　消化系统药

考点　抗消化性溃疡药

分类	常用药	作用	应用
抗酸药	氢氧化镁、三硅酸镁、氢氧化铝、碳酸镁、碳酸氢钠	①中和胃酸，抑制胃蛋白酶的活性。②降低或消除胃酸、胃蛋白酶对胃、十二指肠黏膜的侵蚀和对溃疡面的刺激。③缓解疼痛，促进溃疡面的愈合	

续表

分类	常用药	作用	应用	
H_2受体阻断药	西咪替丁	①抑制胃酸分泌。②对免疫的影响，阻滞H_2受体	①胃、十二指肠溃疡。②反流性食道炎	胃肠道出血 卓－艾综合征
	雷尼替丁	抑制胃酸分泌		手术后溃疡
	法莫替丁	抑制胃酸和胃蛋白酶分泌，止血		出血性胃炎
质子泵抑制药	奥美拉唑	①抑制胃酸分泌。②迅速缓解疼痛。③减少胃液总量和胃蛋白酶分泌量，胃血流量↑		卓－艾综合征
黏膜保护药	前列腺素，衍生素	抑制胃酸分泌，增强胃黏膜的保护屏障作用	消化性溃疡的防治	
抗幽门螺杆菌药	克拉霉素、阿莫西林、四环素等抗菌药，质子泵抑制药，铋制剂	根除幽门螺杆菌，促进溃疡愈合，还可以明显降低消化性溃疡的复发率		

第二十一单元　呼吸系统药

考点　镇咳药、祛痰药

分类			常用药	作用
镇咳药	中枢性镇咳药	成瘾	可待因	直接抑制延髓咳嗽中枢而发挥镇咳作用
		非成瘾	喷托维林、右美沙芬、氯哌斯汀	
	外周性镇咳药		苯佐那酯、那可丁	抑制咳嗽反射弧末梢感受器、传入或传出神经的传导而起镇咳作用
祛痰药	促进黏液分泌药		氯化铵、愈创甘油醚、碘化钾、酒石酸锑钾	刺激呼吸道腺体分泌，稀化痰液，适用于急性呼吸道炎症痰稠难咳者
	溶解黏痰药		乙酰半胱氨酸、溴己新、糜蛋白酶、泰洛沙泊	改变痰中黏性成分，降低痰的黏滞度，适用于术后咳痰困难或急、慢性呼吸系统疾病所致痰液稠厚难咳者

考点　平喘药

分类	常用药	作用	应用
β_2 受体兴奋药	沙丁胺醇	平喘特点：强、快、中效	①各型哮喘。②喘息性支气管肺部疾患
	福莫特罗	平喘特点：强、快、长效	①慢性哮喘。②COPD
氨茶碱		①松弛支气管平滑肌。②强心利尿。③兴奋中枢及促进胃酸分泌	主要用于哮喘持续状态或 β_2 受体激动药不能控制的严重哮喘
抗过敏平喘药		①稳定肥大细胞膜。②抑制由二氧化碳、冷空气等刺激引起的支气管痉挛。③降低支气管反应性	①色甘酸二钠（预防用药，外源性哮喘效果好）。②扎普司特（过敏性哮喘）。③酮替芬（儿童哮喘）
抗炎平喘药	糖皮质激素	是目前治疗哮喘最有效的抗炎抗过敏药物	常吸入给药，主要用于气道扩张药不能有效控制的慢性支气管哮喘、反复发作的顽固性哮喘和哮喘持续状态

第二十二单元　糖皮质激素

作用	应用	不良反应、禁忌证
①抗炎。 ②抑制免疫。 ③抗内毒素。 ④抗休克。 ⑤影响血液系统。 ⑥解热、兴奋中枢、促消化。 ⑦物质代谢的影响	①肾上腺皮质功能不全。 ②休克。 ③严重感染。 ④自身免疫性疾病。 ⑤器官移植排斥反应。 ⑥过敏性疾病。 ⑦血液病。 ⑧皮肤病	①肾上腺皮质功能亢进。 ②诱发或加重感染。 ③消化系统并发症。 ④骨质疏松，延缓愈合。 ⑤肾上腺皮质萎缩。 ⑥反跳现象。 ⑦精神异常，白内障，青光眼 禁忌：抗生素不能控制的病毒、真菌感染，角膜溃疡等

第二十三单元　降血糖药

考点　口服降糖药

分类	作用	应用	不良反应
磺酰脲类	①降血糖。②抗利尿。③影响凝血功能	①糖尿病。②尿崩症（单用氯磺丙脲）	①皮肤过敏，粒细胞减少，胆汁淤积性黄疸。②低血糖
二甲双胍	①促进葡萄糖的摄取。②降低肠道吸收	①饮食控制无效的轻、中度2型糖尿病。②肥胖且伴胰岛素抵抗者	①厌食、口苦、口腔金属味。②低血糖。③乳酸血症、酮症
α-葡萄糖苷酶抑制药	减慢水解及产生葡萄糖的速度，延缓吸收	轻、中度2型糖尿病	胃肠道反应
胰岛素增敏药	增加肌肉和脂肪组织对胰岛素的敏感性	2型糖尿病	

第二十四单元 合成抗菌药

分类	作用	应用	不良反应
氟喹诺酮类	抗菌(革兰阴性菌、铜绿假单胞菌)	①青霉素高度耐药的肺炎链球菌感染(首选左氧氟沙星、莫西沙星、万古霉素合用)。②泌尿系统感染(首选环丙沙星、氧氟沙星与β-内酰胺类合用)。③肠道感染与伤寒	①胃肠道反应。②中枢神经系统毒性。③光敏反应。④心脏毒性。⑤软骨损害
磺胺类	广谱抗菌	①泌尿系感染。②敏感菌所致的轻中度感染。③肠道感染。④局部感染	①肾损害(结晶尿、血尿)。②过敏反应。③肝损害。④粒细胞减少、血小板减少、溶血性贫血
甲氧苄啶	抗菌增效(与磺胺药合用)	常与SMZ或SD制成复方,用于敏感细菌引起的感染	
甲硝唑	各种厌氧菌感染	①敏感菌感染所致腹腔、盆腔感染、牙周脓肿等。②肠内外阿米巴病及阴道滴虫病	

第二十五单元　抗生素★

分类		特点	应用	不良反应
青霉素	青霉素G	金葡菌无效	革兰阳性、阴性球菌，螺旋体	过敏性休克
	青霉素V	耐酸不耐酶	革兰阳性球菌引起的感染，风湿热预防	
	苯唑西林	耐酸耐酶	耐青霉素的金葡菌感染	
	氨苄西林	耐酸不耐酶	革兰阴性杆菌（伤寒、副伤寒菌）	
	阿莫西林	耐酸不耐酶	呼吸道感染，金葡菌无效	
	羧苄西林	抗铜绿假单胞菌	铜绿假单胞菌和变形杆菌感染	
头孢	第一代	抗革兰阳性菌强	头孢拉定：呼吸道、尿路感染	过敏、肾毒、神经系统表现、血液系统表现、二重感染、双硫仑样反应
	第二代	厌氧菌有效	头孢呋辛：肺炎，菌血症，尿路感染	
	第三代	铜绿假单胞菌有效	头孢他啶：尿路感染及败血症	
阿奇霉素		抑制肺炎支原体	急性咽炎，扁桃体炎，支气管炎，肺炎	胃肠道反应
林可霉素		厌氧菌	金葡菌致急慢性骨髓炎及关节感染	伪膜性肠炎

续表

分类	特点	应用	不良反应
链霉素	鼠疫杆菌	结核病	前庭功能、耳蜗
氯霉素	伤寒沙门菌	斑疹伤寒，副伤寒，流感杆菌性脑膜炎	抑制骨髓造血功能，灰婴综合征，胃肠道反应，二重感染，过敏等
四环素	广谱，多种革兰阳性/阴性菌、立克次体、衣原体、支原体、螺旋体、放线菌等。间接抑制阿米巴原虫	立克次体病、衣原体病、支原体肺炎等；革兰阳性或阴性杆菌所致的感染	局部刺激，二重感染，影响骨、牙的生长，肝、肾功能损害，过敏反应等

第二十六单元　抗真菌药与抗病毒药

考点　抗真菌药

常用药	作用	应用
两性霉素 B	广谱抗真菌，抑制深部真菌作用强	①静滴用于深部真菌感染。②口服仅用于肠道真菌感染。③局部应用治疗浅部真菌感染
制霉菌素	抑制白色念珠菌和隐球菌，毒性大	①用于口腔、皮肤及阴道局部念珠菌感染。②口服用于胃肠道感染。③与广谱抗生素合用防止真菌引起的二重感染
咪康唑	咪唑类广谱抗真菌药	用于五官、皮肤及阴道局部念珠菌感染
特比萘芬	丙烯类广谱抗真菌药	皮肤癣菌引起的甲癣、体癣、足癣、手癣
氟胞嘧啶	抗菌谱窄，抑制酵母菌和酵母样菌	敏感菌引起的深部感染

药理学

考点　抗病毒药

药物	作用	应用
阿昔洛韦	①广谱抗疱疹病毒药。②对单纯疱疹病毒作用强。③对乙肝病毒有作用。④对 RNA 病毒无效	①HSV 感染首选。②口服或静注治疗生殖器疱疹、疱疹病毒脑炎。③对乙肝有明显效果
利巴韦林	①广谱抗病毒药。②对多种 DNA、RNA 病毒有效	流感病毒引起的呼吸道感染、疱疹病毒性角膜炎，对甲肝有一定疗效

第二十七单元　抗结核病药

常用药	作用	应用	不良反应
异烟肼	结核分枝杆菌	抗结核首选	神经系统毒性
利福平	①广谱抗菌。②抗结核杆菌，麻风杆菌	各种结核病	
链霉素	结核杆菌抑菌作用	与其他抗结核药合用疗效好	
乙胺丁醇		抗药性结核杆菌引起的结核及肺外结核	球后视神经炎

第十三篇

传染病学

第一单元　病毒感染

考点　病毒性肝炎

病毒性肝炎的病原学、流行病学、发病机制、病理

分型		甲型	戊型	乙型	丙型	丁型
病原学		RNA 病毒		DNA 病毒	RNA 病毒	
流行病学	传染源	急性期患者和亚临床感染者		急、慢性患者和无症状 HBsAg 携带者		
	传播途径	粪－口		①输血及血制品。②母婴传播。③性传播		
	易感人群	没有特异性免疫力的人群		普遍易感		HBsAg 阳性的急、慢性肝炎或 HBV 携带者
发病机制		①免疫途径破坏肝细胞。②直接损伤肝细胞				
病理		①肝细胞变性和坏死。②炎症渗出反应。③肝细胞再生。④纤维组织增生				

急性肝炎的临床表现

分型	分期	临床表现
急性黄疸型肝炎（甲、戊肝）	黄疸前期	消化道症状：乏力，食欲减退，恶心呕吐，肝区胀痛，腹胀
	黄疸期	消化道症状轻，黄疸加重，皮肤瘙痒，大便淡灰白色，肝大触痛
	恢复期	肝脾回缩，肝功能正常
急性无黄疸型肝炎（急性丙型肝炎）		同黄疸前期

慢性肝炎的临床表现

分度	临床表现
轻度	病程超过半年，肝生化轻度异常，或反复波动
中度	症状和体征介于轻度和重度之间
重度	明显/持续的肝炎（乏力、食欲不振、尿黄、便溏），肝病面容，蜘蛛痣，脾大，无门脉高压

重型肝炎、淤胆型肝炎、肝炎肝硬化的临床表现

<table>
<tr><th colspan="2">分型</th><th colspan="2">临床表现</th></tr>
<tr><td rowspan="4">重型肝炎</td><td>急性重型肝炎</td><td rowspan="4">①极度乏力，严重消化道症状；②神经、精神症状；③明显出血倾向；④凝血酶原时间显著延长及 PTA < 40%；⑤黄疸进行性加深；⑥肝臭，扑翼样震颤及病理反射阳性，胆酶分离等</td><td>2 周内出现以Ⅱ度以上肝性脑病为特征的肝衰竭症候群</td></tr>
<tr><td>亚急性重型肝炎</td><td>起病较急，易转化为慢性肝炎或肝硬化</td></tr>
<tr><td>慢性重型肝炎</td><td>慢性肝病基础上短期内出现急性肝功能失代偿</td></tr>
<tr><td>慢性肝衰竭</td><td>慢性肝功能失代偿</td></tr>
<tr><td colspan="2">淤胆型肝炎</td><td colspan="2">肝内胆汁淤积，皮肤瘙痒、大便灰白、肝肿大，血清胆红素升高</td></tr>
<tr><td colspan="2">肝炎肝硬化</td><td colspan="2">门脉高压征，肝缩小、脾增大、门静脉增宽</td></tr>
</table>

病毒性肝炎的肝生化指标

检查项目	检查结果
血清转氨酶	↑
血清胆红素	↑
血清蛋白	白蛋白↓，球蛋白↑，A/G↓

续表

检查项目	检查结果
凝血酶原时间（PT）	↑
凝血酶原活动度（PTA）	↓
血胆固醇（Ch）	肝病严重↓，淤胆型肝炎↑
转肽酶（GGT）	↑
碱性磷酸酶（ALP）	↑
甲胎蛋白（AFP）	↑

考点 流行性感冒

病原学		流感病毒属正黏病毒科，100℃ 1 分钟或 56℃ 30 分钟灭活
流行病学	传染源	流感患者、隐性感染者
	传播途径	呼吸道传播（飞沫传播和气溶胶传播）
	易感人群	普遍易感
	流行特征	暴发，迅速蔓延，波及面广，有季节性，流行 6~8 周自然停止。 甲流——大流行，乙流——局部流行/散发
发病机制	病毒在呼吸道上皮细胞内复制，使其变性、坏死、溶解，产生炎症反应	
病理	单纯型	纤毛柱状上皮细胞变性坏死，黏膜充血水肿，单核细胞浸润
	肺炎型	肺充血水肿，支气管黏膜坏死，气道血性分泌物，黏膜下层灶性出血
临床表现	单纯型	骤起畏寒、发热、头痛、咽干、乏力等全身症状明显，呼吸道症状轻
	肺炎型	发病后 24 小时内出现高热、烦躁、呼吸困难、咳血痰和明显发绀
	并发症	呼吸道并发症——细菌性气管炎，细菌性支气管炎，细菌性肺炎
		肺外并发症——雷耶综合征，中毒性休克，骨骼肌溶解，心肌炎
检查	白细胞（WBC）↓或正常，淋巴细胞相对增加；病毒核酸检测；病毒抗原检测	
治疗	隔离，早期治疗，支持治疗，防治并发症，儿童忌用阿司匹林；抗病毒药——奥司他韦	

考点　人禽流感

病原学		禽流感病毒属正黏病毒科
流行病学	传染源	被甲型流感病毒感染的禽类动物
	传播途径	呼吸道传播
	易感人群	人类对禽流感病毒不易感
发病机制		病毒与呼吸道表面的纤毛柱状上皮细胞的受体结合后进入细胞，并在细胞内复制；病毒颗粒释放并播散，继续感染其他细胞
病理		主要特征为肺泡和支气管黏膜损伤严重，肺急性渗出性炎症改变，肺出血、弥漫性肺泡损伤和透明膜形成等；伴多器官组织损伤
临床表现		因感染的病毒亚型不同而异，从轻微的上呼吸道感染（发热和咳嗽）到严重肺炎、急性呼吸窘迫综合征、休克甚至死亡等不同表现
检查	血常规	白细胞正常或减少，淋巴细胞和血小板减少
	血生化	ALT↑、AST↑
	病原及血清学	对患者呼吸道标本进行禽流感病毒核酸检测（最常用的实验室确诊数据）
治疗	对症及支持治疗	氧疗、物理降温、解热药，止咳祛痰药；维持水、电解质平衡，加强营养，防治继发感染
	抗流感病毒	神经氨酸酶抑制剂——奥司他韦
		M_2 离子通道阻滞剂——金刚烷胺、金刚乙胺

考点　艾滋病

艾滋病的病原学、流行病学、发病机制与病理

病原学		单链 RNA 病毒
流行病学	传染源	艾滋病患者和无症状携带者
	传播途径	①性接触（主要）。②血源传播（输血注射、器官移植）。③母婴传播
	易感人群	普遍易感
发病机制		①HIV 借助 gp120 在体内复制。②HIV 破坏 CD_4^+ T 淋巴细胞→细胞免疫缺陷
病理		①淋巴结病变。②神经胶质细胞灶性坏死，血管周围炎，脱髓鞘改变

艾滋病的分期及其临床表现

分期	临床表现
急性期	①发热，头痛，眼眶痛，肌肉痛，咽痛，淋巴结肿大。②无瘙痒的红斑疹。③口腔念珠菌病和食管或肛肠溃疡。④中枢神经系统病变。⑤胃肠道症状（呕吐腹泻）
无症状期	临床无症状，血清检出 HIV 及 HIV 核心蛋白和包膜蛋白抗体，有传染性
艾滋病期	①发热，盗汗，腹泻，体重减轻 10% 以上。②神经精神症状（头痛、癫痫、进行性痴呆、下肢瘫痪）。③持续性全身淋巴结肿大。④机会性感染及肿瘤

艾滋病的各种机会性感染及肿瘤

呼吸系统——卡氏肺孢子菌肺炎	皮肤——带状疱疹
中枢神经系统——病毒性脑膜炎	眼部——巨细胞病毒性视网膜炎
消化系统——肠道隐孢子虫感染	肿瘤——卡波西肉瘤
口腔——鹅口疮	

艾滋病的检查、诊断、治疗

检查	免疫学检查		CD_4^+ T 淋巴细胞减少，$CD_4^+/CD_8^+ < 1.0$
	病原学检查	抗体检测（金标准）	包括筛查试验和补充试验，筛查试验阳性需经补充试验确定
		抗原检测	检测血清 p24 抗原
		核酸检测	
		耐药检测	
诊断	急性感染期：有流行病学史和相关临床表现，相关实验室检查		

续表

治疗	抗病毒治疗	抗逆转录病毒疗法（ART），需终身治疗
	免疫重建	使患者受损的免疫功能恢复或接近正常
	机会性感染及恶性肿瘤的治疗	①肺孢子菌肺炎：首选复方磺胺甲噁唑。②结核病：异烟肼、利福平、利福布汀、乙胺丁醇、吡嗪酰胺等。③非结核分枝杆菌感染：克拉霉素 + 利福布汀，或阿奇霉素 + 乙胺丁醇 + 利福布汀。④巨细胞病毒感染：更昔洛韦或缬更昔洛韦。⑤弓形虫脑病：乙胺嘧啶 + 磺胺嘧啶。⑥念珠菌感染：氟康唑。⑦隐球菌感染：两性霉素 B + 5 - 氟胞嘧啶、氟康唑。⑧淋巴瘤和卡波西肉瘤：手术、化疗和放疗等
	一般治疗及对症支持治疗	

考点 肾综合征出血热

肾综合征出血热的病原学、流行病学、发病机制、病理、临床表现

病原学		汉坦病毒属，单股负链 RNA 病毒
流行病学	传染源	黑线姬鼠和褐家鼠
	传播途径	呼吸道、消化道、接触、垂直、虫媒传播
	流行特征	地区性（欧亚）；季节性和周期性；人群分布（青壮年男性农民多见）
发病机制		直接侵犯和诱导免疫损伤
病理		全身小血管和毛细血管内皮细胞变性、坏死，肾脏病变最明显
临床表现	发热期	①感染中毒症状——“三痛”（头痛、腰痛、眼眶痛）。②毛细血管损伤——“三红”（颜面、颈部、上胸部呈弥漫性潮红）。③肾脏损伤——蛋白尿、血尿、少尿
	低血压休克期	热退后病情反而加重，出现低血容量休克
	少尿期	24 小时尿量<400mL 为少尿，<50mL 为无尿，内脏出血，水电解质紊乱
	多尿期	氮质血症，水电解质紊乱，甚至出现感染性休克
	恢复期	24 小时尿量恢复到 2000mL 以内

肾综合征出血热的检查、诊断、治疗★

检查	血常规	WBC↑
	尿常规	大量尿蛋白、尿中出现膜状物
	生化	尿素氮和肌酐↑
	凝血	血小板↓
诊断		发热、出血、肾脏受损症状；“三痛”“三红”；热退病重；典型的五期经过
治疗	发热期	①抗病毒（利巴韦林）。②减轻外渗（芦丁、维生素C）。③改善中毒症状（地塞米松）
	休克期	①补充血容量。②纠正酸中毒（碳酸氢钠）。③血管活性药物与糖皮质激素
	少尿期	①补液维持水、电解质、酸碱平衡。②高糖、高维生素、低蛋白饮食减少蛋白分解。③碳酸氢钠纠正代酸。④呋塞米促进利尿。⑤甘露醇导泻和放血疗法。⑥透析
	多尿期	①维持水与电解质平衡。②防治继发感染

考点 狂犬病

病原学		病死率几乎100%。狂犬病毒易被紫外线、甲醛、70%乙醇等灭活
流行病学	传染源	主要是病犬
	传播途径	被患病动物咬伤
	易感人群	普遍易感
发病机制		感染过程分为局部组织内小量繁殖期、侵入中枢神经期、向各器官扩散期
病理		主要为急性弥漫性脑脊髓炎
表现	前驱期	发热、头痛、乏力、恶心、周身不适，对光敏感，有咽喉紧缩感
	兴奋期	高度兴奋，表现为极度恐惧、恐水、恐风，大汗流涎，体温可达40℃，心率快，血压高，瞳孔大
	麻痹期	痉挛减少，出现弛缓性瘫痪
治疗		隔离患者、对症治疗、抗病毒治疗
预防		①管理传染源（捕杀病犬）。②处理伤口（挤压出血，肥皂水冲洗，反复涂拭碘酊）。③预防接种

考点 流行性脑脊髓膜炎、流行性乙型脑炎★

流行性脑脊髓膜炎和流行性乙型脑炎的病原学、流行病学、发病机制与病理

病名		流行性脑脊髓膜炎（细菌感染）	流行性乙型脑炎（病毒感染）
病原学		脑膜炎奈瑟菌，分为A群（大流行，我国主要流株）、B群、C群	虫媒病毒乙组的黄病毒科；对热、乙醚和酸敏感，100℃ 2分钟、56℃半小时灭活
流行病学	传染源	带菌者和患者	主要为猪，蝙蝠可为长期寄存宿主
	传播途径	呼吸道飞沫直接传播	蚊虫叮咬
	易感人群	6个月～2岁的儿童常见	普遍易感（隐性感染），可获得持久免疫
	流行特征	冬春季发病，流行菌株以A群为主	严格的季节性（7～9月）
发病机制		细菌→血液→短暂的菌血症后的败血症→内毒素→血脑屏障→脑脊髓膜	病毒侵袭致神经细胞坏死、胶质细胞增生及炎性细胞浸润
病理		败血症期：血管内皮损害；脑膜炎期：软脑膜、蛛网膜（化脓性炎症）	神经细胞肿胀、变性及坏死；脑实质淋巴细胞和大单核细胞浸润

流行性脑脊髓膜炎和流行性乙型脑炎的临床表现、实验室检查

病名		流行性脑脊髓膜炎	流行性乙型脑炎
临床表现		①前驱期：上呼吸道感染症状。②败血症期：毒血症（皮疹、瘀点瘀斑）。③脑膜炎期：中枢神经症状——头痛呕吐、烦躁谵妄，脑膜刺激征（+）	①初期：急骤，发热，头痛（最常见、最早出现），食欲不振，呕吐。②极期：高热，意识障碍，惊厥或抽搐，呼吸衰竭，颅内高压及脑膜刺激征（+）
实验室检查	血象	WBC↑，以中性粒细胞为主	
	脑脊液	脑脊液压力↑	
		尿蛋白↑，糖↓，氯化物↓	糖及氯化物正常
	血清学	细菌培养（+），流脑特异性血清免疫检测（+）	血清特异性 IgM 或脑脊液抗原检测（+）

流行性脑脊髓膜炎和流行性乙型脑炎的鉴别诊断、治疗

病名	流行性脑脊髓膜炎	流行性乙型脑炎
鉴别诊断	结核性脑膜炎：脑脊液毛玻璃样改变	
	中毒性菌痢：脑膜刺激征（－）	
治疗	①抗菌：青霉素（首选），头孢菌素，氯霉素或磺胺类药	①降温：物理降温，药物降温，亚冬眠疗法
	②对症：脱水降颅压	②止痉：20% 甘露醇快速静滴或静推；地西泮；巴比妥钠
	③暴发型：抗休克（扩充血容量、纠正酸中毒、血管活性药）	③防治呼吸衰竭：氧疗；脑水肿用脱水剂；呼吸兴奋剂（山梗菜碱）；吸痰、加强翻身引流；血管扩张剂（东莨菪碱）

第二单元　细菌感染

考点　伤寒

伤寒的病原学、流行病学、发病机制、病理、临床表现

病原学			伤寒杆菌（沙门菌属D组），对热抵抗力不强
流行病学			粪－口传播，水和食物污染是主因
发病机制			伤寒杆菌→肠壁淋巴结繁殖→菌血症→内毒素→全身器官及皮肤→再度侵入原已致敏的肠壁→溃疡、出血、穿孔
病理			全身单核－巨噬细胞系统的增生性反应，回肠末端的集合淋巴结和孤立淋巴结显著
临床表现	典型伤寒	初期	缓慢起病，弛张热
		极期	高热，特殊中毒面容，相对缓脉，皮疹（玫瑰疹），肝脾大
		缓解期	体温下降，食欲好转，腹胀消失
	不典型伤寒	轻型	全身毒血症状轻，多见于发病前曾接受伤寒菌苗注射者
		暴发型	毒血症状严重，有畏寒、高热、腹痛、腹泻、中毒性脑病、心肌炎、休克症状
		迁延型	发热持续不退，热程可达5周以上。伴有慢性血吸虫病的伤寒患者常属此型
	并发症		肠出血，肠穿孔，中毒性心肌炎，中毒性肝炎、肺炎、胆囊炎

伤寒的实验室检查、治疗

实验室检查	常规检查	白细胞↓，便隐血试验（+）
	血清学	肥达反应（+）——"O"抗体凝集效价≥1:80，"H"抗体凝集效价≥1:160，或"O"抗体效价有4倍以上升高，才有诊断价值
	病原学	①细菌培养是确诊依据，病程第1周阳性率达80%。②骨髓培养阳性率达90%。③粪便培养，病程第3~4周阳性率最高，达75%。④尿培养，病程第3~4周阳性率25%
治疗		氟喹诺酮类药物为首选，第三代头孢菌素适用于孕妇、儿童、哺乳期妇女

考点 细菌性痢疾、霍乱★

	细菌性痢疾	霍乱
病原学	痢疾杆菌属肠杆菌科志贺菌属	霍乱弧菌，O_1 群是主要流行株
流行病学	粪－口传播	粪－口传播（主要）
发病机制	志贺菌→肠黏膜上皮细胞（乙状结肠和直肠为主）繁殖→肠黏膜炎症、坏死→黏液脓血便	小肠黏膜黏液层→霍乱肠毒素→隐窝细胞＋杯状细胞分泌并抑制绒毛膜吸收→米泔水大便

传染病学

续表

	细菌性痢疾	霍乱
病理	急性弥漫性纤维蛋白渗出性炎症	脱水、电解质紊乱、代酸
表现	急性菌痢：①典型菌痢：发热、腹痛、腹泻、里急后重、黏液或脓血便；②中毒性菌痢：感染性休克，剧烈头痛、昏迷等中枢神经系统表现。慢性菌痢：病程超2个月	①泻吐期：剧烈腹泻，米泔/洗肉水样便；先泻后吐，喷射状；无里急后重及发热。②脱水期：低血钾（肠胀气），低血钠（肌肉痉挛），代酸（深大呼吸）
检查	WBC≥15/HP，便培养志贺菌是金标准	便培养 O_1 群或 O_{139} 群霍乱弧菌，血清凝集试验呈4倍以上/杀弧菌抗体8倍以上增长
鉴别	大便培养阳性前5天内有腹泻症状，为轻型霍乱	
治疗	喹诺酮类，头孢类，阿奇霉素、小檗碱	补液疗法：541液，最初24小时输入3000～4000mL（轻）、4000～8000mL（中）、8000～12000mL（重）

考点　鼠疫

鼠疫的病原学、流行病学、病理与临床表现

病原学		鼠疫耶尔森菌，兼性厌氧菌；对光、热、干燥及一般消毒剂均甚敏感
流行病学	传染源	主要是鼠类和其他啮齿动物，褐家鼠、黄胸鼠是人间鼠疫的主要传染源
	传播途径	媒介（蚤叮咬是最主要的传播途径）、直接接触、呼吸道、消化道传播
	易感人群	人群对鼠疫普遍易感
病理		淋巴管、血管内皮细胞受损和急性出血性坏死性炎症
临床表现		①腺鼠疫：最常见，突发寒战、高热、头痛等全身中毒症状，受侵部位淋巴结炎。②肺鼠疫：全身中毒症状明显，肺部体征与全身症状严重程度不一致。③败血症型鼠疫：最凶险，又称暴发型鼠疫，有休克和 DIC 表现。④轻型鼠疫。⑤其他类型鼠疫

鼠疫的检查、治疗

检查	常规检查	白细胞（中性粒细胞为主）↑，红细胞、血红蛋白与血小板↓，蛋白尿、血尿及红细胞、白细胞和上皮细胞管型，粪便潜血可阳性
	病原学检查	①检出病原菌：细菌培养、涂片镜检、动物接种等。②检测鼠疫杆菌核酸：PCR 或实时荧光 PCR。③检测鼠疫杆菌 F1 抗原：胶体金、反向间接血凝试验（RIHA）或酶联免疫吸附试验（ELISA）
	血清学检查	IHA 或 ELISA 检测血清鼠疫杆菌 F1 抗体阳转或恢复期较急性期滴度呈 4 倍及以上升高
	胸部影像学检查	早期肺内浸润性阴影，后发展为双肺大片实变
治疗	①一般及支持对症治疗：隔离消毒，适当补液，降温，镇静止痛，血小板及肝素抗凝治疗等。②病原治疗：首选链霉素	

考点　结核病

<table>
<tr><td colspan="2">病原学</td><td colspan="2">人类结核病的主要病原体为人结核分枝杆菌</td></tr>
<tr><td rowspan="3">流行病学</td><td>传染源</td><td colspan="2">开放性肺结核患者的排菌</td></tr>
<tr><td>传播途径</td><td colspan="2">呼吸道、消化道、垂直、经皮肤伤口感染和上呼吸道直接接种传播</td></tr>
<tr><td>易感人群</td><td colspan="2">社会经济落后地区人群，婴幼儿、青春后期少年及老年人发病率较高</td></tr>
<tr><td colspan="2">发病机制</td><td colspan="2">T细胞介导的细胞免疫对结核病发病、演变及转归产生决定性影响</td></tr>
<tr><td colspan="2">病理</td><td colspan="2">渗出型、增生型病变，干酪样坏死</td></tr>
<tr><td colspan="2">临床表现</td><td colspan="2">以肺结核表现为主。①发热（多为长期低热），伴乏力、夜间盗汗等。②浸润性病灶咳嗽轻微，干咳或仅有少量黏液痰。合并支气管结核则咳嗽加剧，刺激性呛咳，伴局限性哮鸣。③继发性肺结核听诊闻及细湿啰音等</td></tr>
<tr><td rowspan="4">检查</td><td>细菌学检查</td><td colspan="2">痰结核分枝杆菌检查（最特异），抗酸杆菌阳性肺结核诊断即基本成立</td></tr>
<tr><td rowspan="3">X线检查</td><td>原发型</td><td>肺内原发灶、淋巴管炎和肿大的肺门或纵隔淋巴结组成的哑铃状病灶</td></tr>
<tr><td>急性血行播散型</td><td>粟粒状阴影</td></tr>
<tr><td>继发性</td><td>云絮片状，或斑点（片）结节状，干酪性病变密度偏高面不均匀，常有透亮区或空洞形成</td></tr>
<tr><td colspan="2">预防</td><td colspan="2">①建立防治系统；②早期发现和彻底治疗；③疫苗</td></tr>
</table>

考点 布鲁菌病

布鲁菌病的病原学、流行病学

病原学		布鲁菌属是一组革兰阴性短小杆菌
流行病学	传染源	羊、牛、猪、犬、鹿、马、骆驼等
	传播途径	经皮肤及黏膜接触、消化道、呼吸道传染，苍蝇携带，蜱虫叮咬等
	易感人群	普遍易感，农牧民、兽医、皮毛加工及屠宰工的感染率较高
	流行特征	主要流行于西北、东北、青藏高原及内蒙古等牧区，于春夏之间为发病高峰，我国以牛种菌和羊种菌为主要病原体
发病机制		布鲁菌→淋巴结→局部原发病灶→吞噬细胞破裂→内毒素→菌血症、毒血症、败血症
病理		几乎所有组织器官均可被侵犯，以单核－吞噬细胞系统最常见
临床表现	主要表现	寒战、发热（多为不规则热，少数为典型波状热）、多汗、乏力、肌肉和关节疼痛等
	并发症或后遗症	①骨关节：脊柱炎（最常见），外周关节炎和骶髂关节炎。②泌尿生殖系统：睾丸炎、卵巢炎、肾小球肾炎等。③呼吸系统：肺炎、胸腔积液。④神经系统：脑脊髓膜炎、颅神经病变、脑脓肿等。⑤心血管系统：心内膜炎、血管炎等。⑥皮肤：斑疹、丘疹、结节性红斑等

布鲁菌病的实验室检查、治疗

<table>
<tr><td rowspan="3">实验室检查</td><td>一般检查</td><td colspan="3">白细胞计数正常或↓，淋巴细胞相对或绝对↑，可出现少数异型淋巴细胞，ESR在急性期加快</td></tr>
<tr><td>病原学检查</td><td colspan="3">急性期细菌培养阳性率高</td></tr>
<tr><td>免疫学检查</td><td colspan="3">①初筛试验：虎红平板凝集试验或平板试验、胶体金免疫层析试验、酶联免疫吸附试验。②确证试验：试管凝集试验、补体结合试验、抗人免疫球蛋白试验</td></tr>
<tr><td rowspan="6">治疗</td><td rowspan="5">急性感染</td><td>对症和一般治疗</td><td colspan="2">休息，补充营养，高热者物理降温，持续不退者用退热剂；合并睾丸炎者短期加用小剂量糖皮质激素；合并脑膜炎者需脱水</td></tr>
<tr><td rowspan="4">病原治疗</td><td>成人、8岁以上儿童</td><td>多西环素联合利福平或链霉素</td></tr>
<tr><td>8岁以下儿童</td><td>利福平联合复方新诺明或氨基糖苷类</td></tr>
<tr><td>孕妇</td><td>利福平联合复方新诺明。妊娠2周内用三代头孢菌素类药物联合复方新诺明</td></tr>
<tr><td>并发症</td><td>三联或三联以上药物</td></tr>
<tr><td>慢性感染</td><td colspan="3">病原治疗、脱敏治疗及对症治疗</td></tr>
</table>

第十四篇

医学伦理学

考点　医学伦理学与医学目的、医学模式、中国医学的道德传统

	细目	要点	记忆点
医学伦理学与医学目的、医学模式	医学伦理学	研究对象	①医务人员与患者（包括患者家属）的关系。②医务人员之间的关系。③医务人员与社会的关系。④医务人员与医学发展的关系
	医学模式	医学模式的类型	生物-心理-社会医学模式
中国医学的道德传统	中国古代医学家的道德境界		张仲景："上以疗君亲之疾，下以救贫贱之厄"
			孙思邈："论大医习业""论大医精诚"

考点　医学道德的规范体系

细目	要点	记忆点
医学道德原则	内容	尊重、有利、公正
医学道德情感	概念	对患者、对医疗卫生工作的职业态度和内心体验
	内容	同情感、责任感、事业感
医学道德良心	概念	在履行义务的过程中形成的道德责任感和自我评价能力
	作用	医疗行为前的选择作用，医疗行为中的监督作用，医疗行为后的评价作用

考点　处理与患者关系的道德要求

细目	要点	记忆点	
医患关系的特点	医患关系	技术方面	医患间因诊疗方案、措施的制定和实施而产生的关系
		非技术方面	医患交往过程中在社会、法律、道德、心理、经济等方面建立起来的人际关系
	医患关系模式	主动-被动型、指导-合作型、共同参与型	
与患者沟通的道德要求	与患者沟通的原则	尊重、自律、科学原则	

考点　临床诊疗的道德要求

细目	要点	记忆点
临床诊疗的道德原则	临床诊疗的道德原则	最优化原则（最普通、最基本）、知情同意原则、保密原则、生命价值原则

续表

细目	要点	记忆点
临床诊断的道德要求	中医四诊的道德要求	安神定志、实事求是
	辅助检查的道德要求	①目的明确，诊治需要。②知情同意，尽职尽责。③综合分析，切忌片面。④密切联系，加强协作
	体格检查的道德要求	①全面系统，认真细致。②关心体贴，减少痛苦。③尊重患者，心正无私
新技术临床应用的道德要求	人体器官移植的伦理原则	知情同意、尊重、效用、禁止商业化、保密、公正原则
	人类胚胎干细胞研究和应用的伦理原则	尊重、知情同意、安全和有效、防止商品化原则

考点 医学研究的道德要求、医学道德的评价与良好医德的养成

	细目	要点	记忆点
医学研究的道德要求	人体试验的道德要求	人体试验的道德原则	知情同意、维护受试者利益、医学目的、特殊保护、伦理审查与科学审查统一原则
医学道德的评价与良好医德的养成	医学道德评价	医学道德评价的标准	疗效、社会、科学标准
	医学道德评价的原则	医学道德评价的方式	内心信念、社会舆论、传统习俗

第十五篇

卫生法规

考点　卫生法的概念和渊源、卫生法律责任

	细目	要点	记忆点		
卫生法的概念和渊源	概念和渊源	渊源	宪法	国家的根本大法，由全国人民代表大会制定	
			法律	由全国人民代表大会制定的基本法律和由全国人民代表大会常务委员会制定的非基本法律，其法律效力仅次于《宪法》	
			卫生行政法规	国务院根据宪法和法律制定行政法规，由总理签署国务院令公布	
	基本原则和作用	基本原则	卫生保护、预防为主、公平、保护社会健康、患者自主原则		
卫生法律责任	民事责任	承担方式	停止侵害；排除妨碍；消除危险；返还财产；恢复原状；修理、重作、更换；继续履行；赔偿损失（主要形式）；支付违约金；消除影响、恢复名誉；赔礼道歉		
	行政责任	处分种类	警告、记过、记大过、降级、撤职、开除等		
	刑事责任	实现方式	刑罚	主刑	管制、拘役、有期徒刑、无期徒刑、死刑
				附加刑	罚金、剥夺政治权利、没收财产

考点　中华人民共和国医师法

细目	要点	记忆点		
医师资格考试制度	执业、助理医师资格考试的条件	执业	医学专业本科以上	参加医学专业工作实践满1年
			医学专业专科学历	取得助理医师执业证书后2年
		助理	医学专业专科学历	参加医学专业工作实践满1年
			师承/确有专长	经考核合格并推荐可报考
医师执业注册制度	注册条件及办理	卫生健康主管部门应当自受理申请之日起20个工作日内准予注册		

考点　中华人民共和国药品管理法

细目	要点	记忆点
禁止生产/配制、销售假药药	假药	①药品所含成分与国家药品标准规定的成分不符。②以非药品/他种药品冒充。③变质的药品。④药品所标明的适应证/功能主治超出规定范围
	劣药	药品成分的含量不符合国家药品标准；超过有效期的药品等

续表

<table>
<tr><th>细目</th><th>要点</th><th colspan="2">记忆点</th></tr>
<tr><td rowspan="4">特殊药品的管理</td><td>分类</td><td colspan="2">麻醉药品、精神药品、医疗用毒性药品、放射性药品</td></tr>
<tr><td rowspan="2">麻醉药品和精神药品</td><td>为门（急）诊患者开具</td><td>①麻醉药品注射剂：一次常用量。②控缓释制剂：每张处方不得超过 7 日常用量。③其他剂型：每张处方不得超过 3 日常用量</td></tr>
<tr><td>保存期限</td><td>①普通处方、急诊处方、儿科处方：1 年。②医疗用毒性药品、第二类精神药品处方：2 年。③麻醉药品和第一类精神药品处方：3 年</td></tr>
<tr><td>医疗用毒性药品</td><td colspan="2">每次处方剂量不得超过 2 日极量</td></tr>
</table>

考点 中华人民共和国传染病防治法

细目	要点	记忆点	
概述	我国的传染病防治方针	预防为主、防治结合、分类管理、依靠科学、依靠群众	
	法定传染病的分类	甲类	鼠疫、霍乱
		乙类	传染性非典型肺炎、艾滋病、病毒性肝炎、人感染高致病性禽流感、流行性出血热、狂犬病、流行性乙型脑炎、炭疽等
		丙类	流行性感冒、流行性腮腺炎、风疹、麻风病等
		对乙类传染病中传染性非典型肺炎、炭疽中的肺炭疽采取甲类传染病的预防、控制措施	
传染病预防与疫情报告	各级医疗和疾病预防控制机构的传染病预防控制职责	医疗机构	防止传染病的医源性感染和医院感染等
		疾病预防控制机构	实施预防控制计划、方案；传染病监测、预测；流行病学调查；开展实验室检测、诊断；普及知识等
疫情控制措施	医疗机构发现传染病时应采取的措施	医疗机构发现甲类传染病时，应对患者、病原携带者予以隔离治疗；对疑似患者，确诊前在指定场所单独隔离治疗等	

考点 突发公共卫生事件应急条例、医疗纠纷预防和处理条例、中华人民共和国中医药法

	细目	要点	记忆点
突发公共卫生事件应急条例	概述	突发公共卫生事件应急工作的方针及原则	预防为主、常备不懈；统一领导、分级负责、反应及时、措施果断、依靠科学、加强合作
	突发公共卫生事件的报告与信息发布	突发事件的报告时限要求	2小时内
医疗纠纷预防和处理条例	医疗纠纷的处理	病历资料、现场实物等的封存	对死因有异议的应在患者死亡后48小时内进行尸检，具备尸体冻存条件的可延长至7日
中医药法	概述	发展中医药事业的方针	中西医并重

考点 医疗损害责任★

细目	要点	记忆点
概述	医疗损害责任的赔偿主体	患者在诊疗活动中受到损害，由医疗机构承担赔偿责任
医疗机构承担赔偿责任的情形	泄露患者隐私或个人信息	泄露患者的隐私和个人信息，或者未经患者同意公开其病历资料的，应当承担侵权责任
紧急情况下的医疗措施	紧急情况下实施相应医疗措施的条件和程序	因抢救生命垂危的患者等紧急情况，不能取得患者或者其近亲属意见的，经医疗机构负责人或者授权的负责人批准，可以立即实施相应的医疗措施
病历资料	复制	患者有权复印或者复制其门诊病历、住院志、体温单、医嘱单、化验单（检验报告）、医学影像检查资料、特殊检查同意书、手术同意书、手术及麻醉记录单、病理资料、护理记录以及国务院卫生行政部门规定的其他病历资料

考点 中华人民共和国基本医疗卫生与健康促进法

细目	要点	记忆点
概述	尊重、保护公民的健康权	国家建立基本医疗卫生制度，建立健全医疗卫生服务体系，保护和实现公民获得基本医疗卫生服务的权利
基本医疗卫生服务	基本医疗卫生服务的组成	基本医疗卫生服务包括基本公共卫生服务和基本医疗服务。基本公共卫生服务由国家免费提供
医疗机构	医疗卫生机构的分类管理	国家对医疗卫生机构实行分类管理